体重管理师培训体系

许锦鸿　雷敏◎主编

河北科学技术出版社
·石家庄·

主　编：许锦鸿　雷　敏
编　者：杨　鹏　闫　正　郑海蓉　刘志英　孙秀梅　马卫国
滑丽美　董钊钊　宋世靖　秦文熙　赵　宁　刘　枝
步瑜婷　付翰可　张梓桐　贾宸宇　张怡然　李华蕊

图书在版编目（CIP）数据

体重管理师培训体系 / 许锦鸿，雷敏主编. -- 石家庄：河北科学技术出版社，2025. 4. -- ISBN 978-7-5717-2331-6

Ⅰ. R151. 3；G883

中国国家版本馆 CIP 数据核字第 2025DC4990 号

体重管理师培训体系
TIZHONG GUANLISHI PEIXUN TIXI
许锦鸿　雷　敏　主　编

选题策划：北京兴盛乐书刊发行有限责任公司
责任编辑：李　虎
特约编辑：段会敏
责任校对：刘　洁
美术编辑：张　帆
封面设计：李爱雪
出　　版：河北科学技术出版社
地　　址：石家庄市友谊北大街 330 号（邮编：050061）
印　　刷：北京天恒嘉业印刷有限公司
经　　销：全国新华书店
开　　本：710mm × 960mm　1/16
印　　张：20
字　　数：260 千字
版　　次：2025 年 4 月第 1 版
印　　次：2025 年 4 月第 1 次印刷
书　　号：978-7-5717-2331-6
定　　价　78.00 元

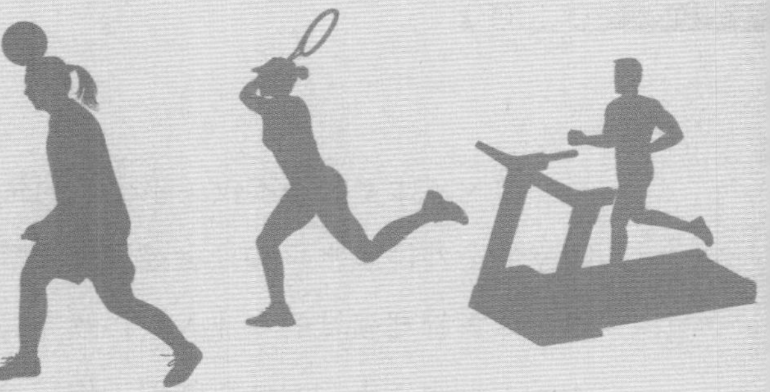

前　言 / PREFACE

随着社会经济的蓬勃发展和人民生活水平的持续提高，体重问题已经逐渐成为威胁人类健康的危险因素之一。《2024世界肥胖报告》指出，到2025年，全球预计有46%的成年人超重或肥胖。而《中国居民营养与慢性病状况报告（2020年）》指出，我国18岁及以上的居民超重率为34.3%、肥胖率为16.4%。此外，与超重或肥胖相关的疾病，如糖尿病、脑卒中、冠心病、高血压和呼吸睡眠暂停综合征等，对居民健康构成了严重威胁，超重及肥胖已成为我国乃至全球的一个重要公共卫生问题。

近年来，国务院颁布的《“健康中国2030”规划纲要》《健康中国行动（2019—2030年）》等一系列政策文件均提出了防治居民肥胖的目标任务。2023年，国家卫健委推出了《基层卫生健康便民惠民十项服务举措》，其中特别提到，要帮助慢性病患者通过适量运动、健康饮食等方式来控制肥胖，并且自2024年起，国家卫健委联合民政部、教育部等15个部门启动实施了首期3年的“体重管理年”活动，旨在在全社会形成重视体重、管理体重、健康饮食、积极参与运动锻炼等良好的生活方式。

因此，体重管理不仅关乎个人的生活质量和幸福指数，更与国家的公共健康水平和社会经济发展紧密相连。基于此，我们组织了体重管理领域的专业人员，倾力编著此书。参与本书编写工作的人员均有丰富的体重管理工作经验，编著过程中参考了国内外的权威教材、重要指南和最新研究成果，确保内容扎实，有据可循。

本书综合运用食物营养、临床营养、运动医学和医学心理等多学科的知识，深入探讨体重管理过程的复杂性，揭示体重管理的奥秘，旨在提供一套高效的方法，帮助我国居民更加科学地管理体重，并全面提升他们在体重管理方面的知识和技能。本书共10章，包括从医学角度认识奥妙的人体、健康体重的内涵与肥胖、体重管理的背景调查、体重管理的营养干预、体重管理的膳食干预、体重管理的心理干预、体重管理的行为干预、体重管理的运动干预、合并不同病症人群的体重管理方法、体重管理干预后的随访。附录部分介绍了轻刻纤生体重管理方法。

本书的出版得到了许多专家的大力支持和协助，对此我们深表感激并致以诚挚的感谢！

尽管我们在撰写本书的过程中进行了多次详尽的讨论和修订，但随着体重管理领域知识的持续更新，加之编著团队的能力及时间限制，书中可能存在不完善之处。在此，恳请读者朋友们不吝赐教，提出您的批评意见和修改建议，以助本书的进一步完善。

编者

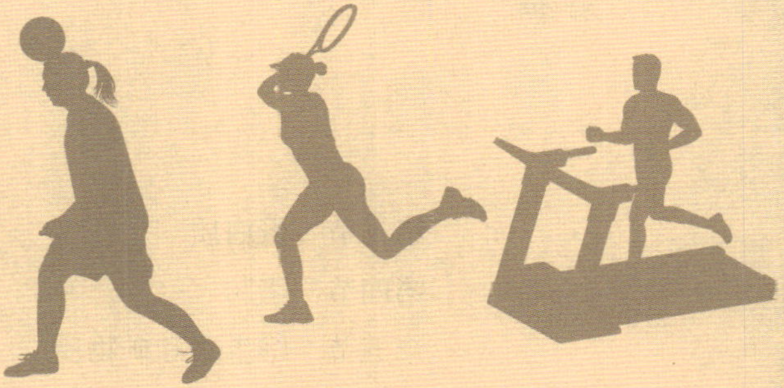

目　录 / CONTENTS

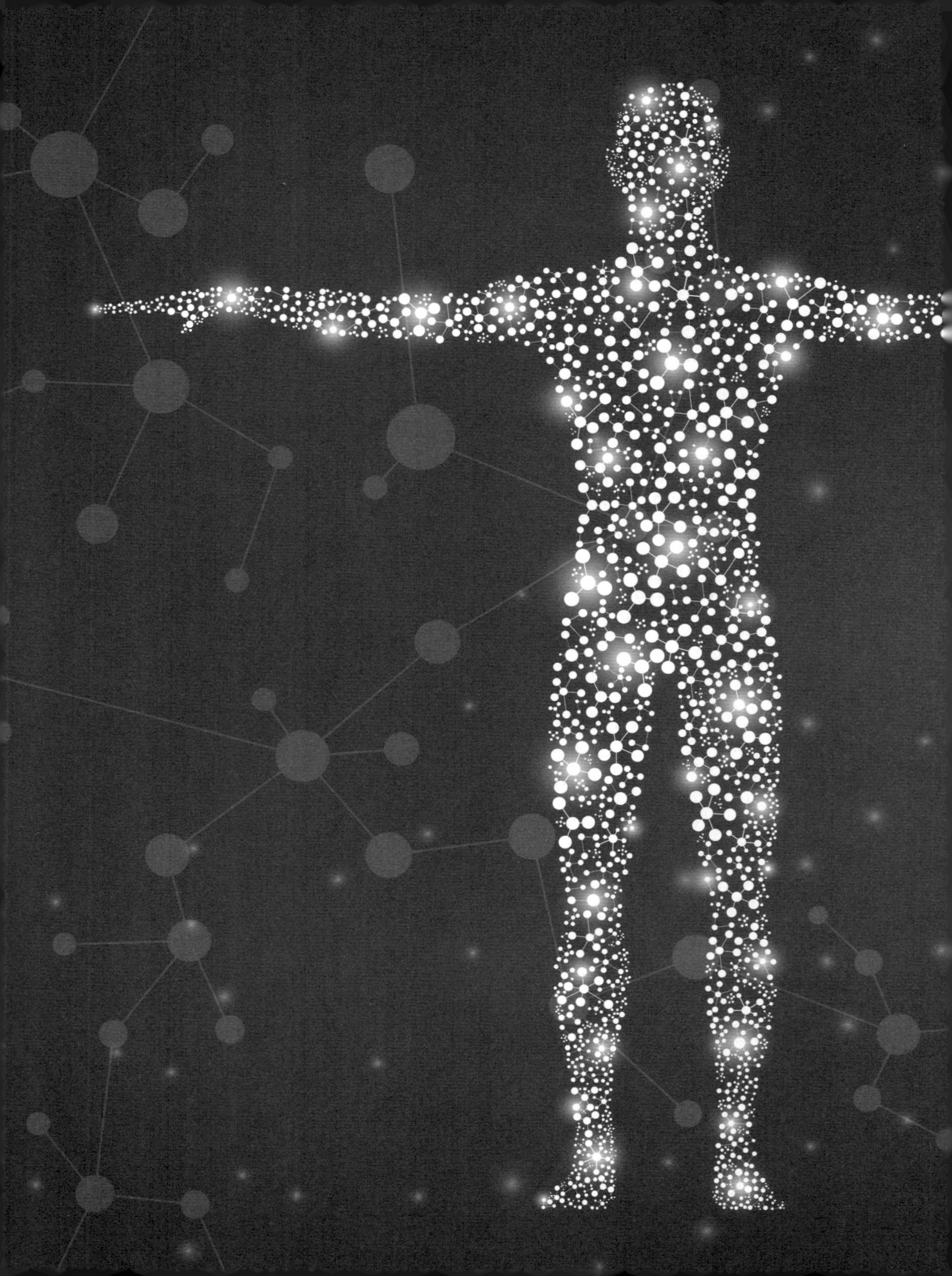

第一章

从医学角度认识奥妙的人体

每个人都是宇宙中一个神秘而珍贵的存在。揭开人体奥秘的面纱，一直是人们无尽的好奇与探索的源泉，激发着我们对自身了解的深切渴望。人类为什么有生老病死？身材为什么有高矮胖瘦？人体中的每一种现象都会引发人们的无限遐想。我们渴望理解，渴望揭示人体的奥秘。从古至今，科学家们以各种方式试图揭开这层神秘面纱。我们的身体中到底存在着哪些秘密？接下来，请大家跟随我们的脚步，一同探索人体的奥秘吧！

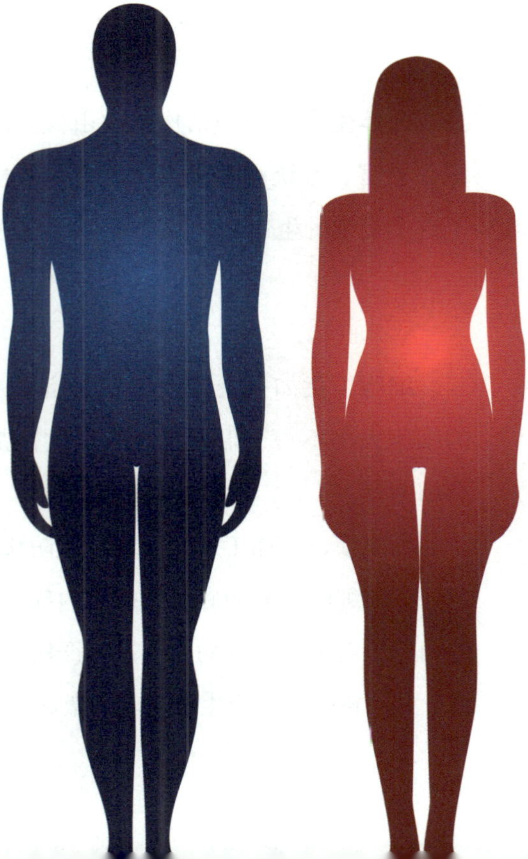

第一节 人体的解剖生理结构

想要了解人体的奥秘，就必须知道身体的解剖学结构。人体解剖学是基础医学的核心领域，它涵盖了人体的基础结构和各个系统的生理功能。掌握基本的人体解剖学知识对于理解营养需求以及进行有效的体重管理至关重要。

一、人体的基本结构

人体生命系统的结构层次由低到高可以分为五个层次，依次为细胞、组织、器官、系统和整个人体。每个层次都有其独特的结构和功能，共同构成了这个复杂的生命系统。

√ 细胞

细胞，犹如一个庞大工厂的缩影，奇迹般支撑着人体的生命。各式各样的细胞大小不一，形态各异，但它们都有三个共同的部分：细胞膜、细胞质和细胞核。

细胞膜，宛如工厂的围墙，既防止宝贵物资外泄，又抵挡外部杂质入侵。它守护着细胞世界的底线，确保内部环境的稳定。同时，细胞膜还扮演着门卫的角色，对进出细胞的物质进行严格把关。人体的众多细胞通过细胞膜进行交流，共同构建起一个生机勃勃的微观世界。

细胞质，包含细胞质基质和各种细胞器。细胞质基质中，水分占据主导地位，营养物、无机盐等应有尽有。形态各异的细胞器，如同工厂中的不同部门，各司其职，进行着控制、生产、运输等任务，维持着细胞的正常运转。

细胞核，这个细胞的“指挥中心”，就像是工厂的领导层。其中，DNA承载了细胞的遗传信息，掌控着细胞的代谢和遗传。想象一下，这个微小的细胞核，是如何像一位英明的领导者，指引着细胞质的各个部门协同合作，共同完成生命的奇迹的呢？

√ 组织

许多形态相似、功能相关的细胞及其周围的细胞间质一起构成组织。人体基本组织分为四种，即上皮组织、结缔组织、肌组织和神经组织（见表1–1），每种组织在机体中执行着不同的生理功能。

表 1–1　人体组织的基本构成

组织	构成
上皮组织	上皮细胞、细胞间质
结缔组织	疏松结缔组织、致密结缔组织、脂肪组织、网状结缔组织、软骨、骨骼、血液
肌组织	骨骼肌、平滑肌、心肌
神经组织	神经元、神经胶质细胞

√ 器官

不同的组织组合在一起形成了器官，例如心脏、肝脏、脾脏和肾脏等。这些器官根据功能的不同，被分成九大系统：消化系统、内分泌系统、循环

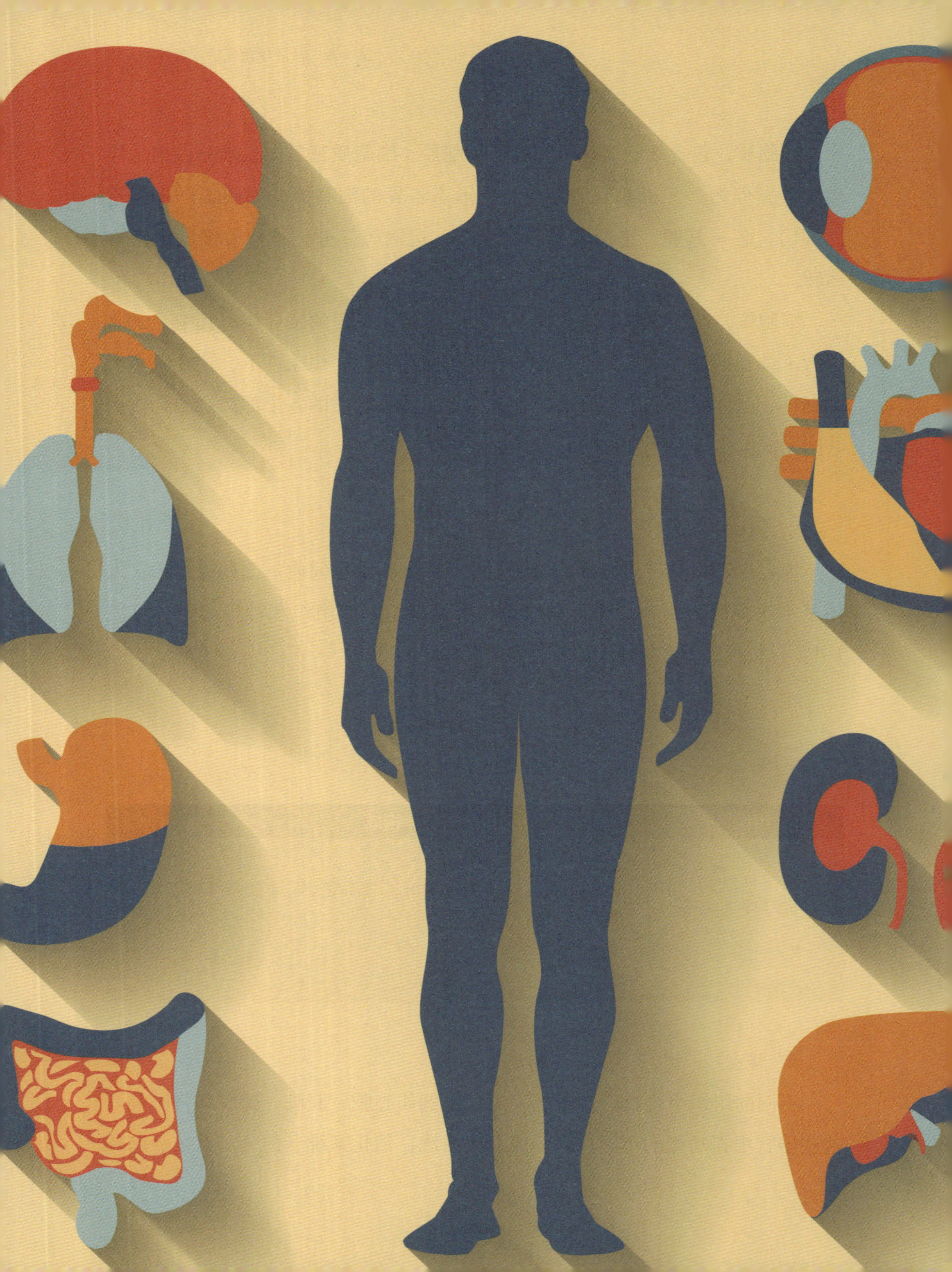

系统、运动系统、呼吸系统、免疫系统、泌尿系统、生殖系统和神经系统。每一个系统都与人体的营养和健康密切相关，它们携手守护着我们的生命，让我们在世界的舞台上尽情绽放。

二、人体的消化系统

人体的消化系统由消化道和消化腺两部分组成，犹如一位技艺精湛的工程师，将我们摄入的食物转化为能量，滋养着我们的生命。

消化道，一条始于口腔、终于肛门的奇妙管道，沿途串联起口腔、咽、食管、胃、小肠以及大肠等部位。这些部位各司其职，形态和功能各异，共同担负起消化食物的重任。

与此同时，消化腺家族也在默默地为我们的身体付出。它们包括唾液腺、肝脏、胰腺以及消化管壁内的小腺体。这些腺体如同尽职尽责的工人，分泌出各种消化酶和液体，助力食物消化和营养吸收。

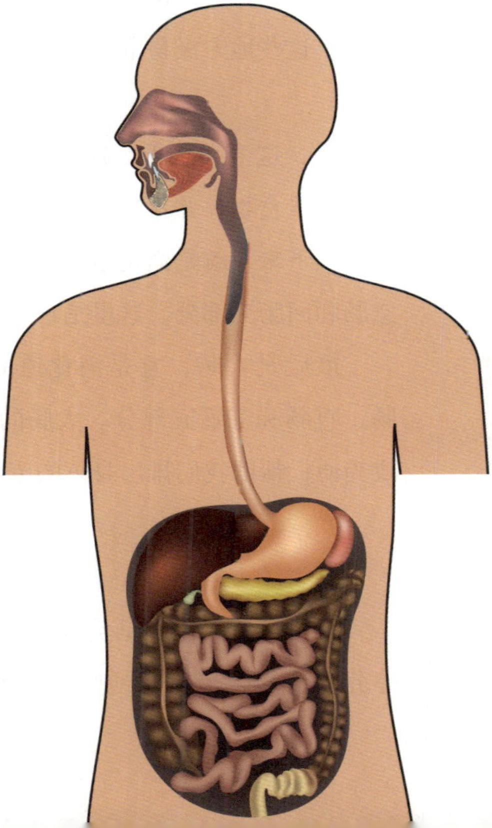

消化系统，这个神奇的人体器官网络，肩负着我们“舌尖上的幸福”。它的基本任务是什么呢？那就是捕捉美食，将其化为营养，滋养我们的生命，并将剩余的残渣打包，以粪便的形式排出体外。这个过程如同一场精彩的魔术表演，将食物转化为可吸收利用的能量和营养。

√ 消化道

口腔，是消化系统的起始之地，犹如一个繁忙的港口。它的前壁是由上、下唇组成的，两侧则是颊部，上部为腭，下部为口腔底部。口腔后部通过咽峡与咽部相通，为食物的下行通道。

在口腔中，牙齿是食物的粉碎机，它们协同工作，将食物嚼碎、磨碎。而舌头则是一位能干的助手，它协助咀嚼、吞咽，还能感受美食的滋味，并为发音提供支持。

咽部，就像是消化系统和呼吸系统的交会点，分为鼻咽、口咽和喉咽三部分。口咽和喉咽既是消化道的通道，也是呼吸道的通道。当我们吞咽时，食物经过喉咙，进入食管，然后抵达胃。

食管，作为连接口腔和胃的通道，虽然只有短短的一段，却有三个狭窄的地方，这些地方极易卡住食物，也是发生食管癌的高频地，因此我们需要格外留意。

胃，这个大袋子，连接着食管和小肠。成人胃的容量约为1500ml，它能容纳大量食物，并且还能分泌胃液，帮助消化食物。

接下来，就是消化道的下一站——小肠。小肠长5～7m，分为十二指肠、空肠和回肠三部分。这里是食物消化和营养吸收的主要战场。

最后是大肠，它是消化道的下段，全长约1.5m，包括盲肠、阑尾、结肠、直肠和肛管五部分。大肠的主要职责是吸收水分、维生素、无机盐并形成粪便，帮助我们排出身体的废物。

√ 消化腺

人体内的消化腺是负责分泌消化液的奇妙器官，它们携手合作，助力人体分解食物，最大化地吸收营养。消化腺的大家庭包括唾液腺、胃腺、肠腺、胰腺和肝脏等。

唾液腺就像人体内的微型喷泉，它分泌的唾液能湿润食物，让进食变得轻松。更妙的是，唾液中含有的唾液淀粉酶，能将食物中的淀粉神奇地转化为麦芽糖。

胃腺则挥洒着强劲的胃酸和胃蛋白酶。其中，胃酸能分解食物，让食物变得更容易消化，而胃蛋白酶则专注于分解蛋白质，助力人体吸收营养。

肠腺和胰腺分别分泌肠液和胰液，它们携带各种消化酶，悄悄地分解蛋白质、脂肪和碳水化合物等营养物质，同时胰液还能帮助身体吸收维生素。值得一提的是，胰腺还分泌胰岛素和胰高血糖素，这两种神秘激素负责调控血糖水平，保持身体的稳定运行。

肝脏，作为人体最大的消化腺，它身兼多职，既参与消化，又参与代谢和解毒。肝脏分泌的胆汁能帮助分解脂肪，让其变得更易消化。

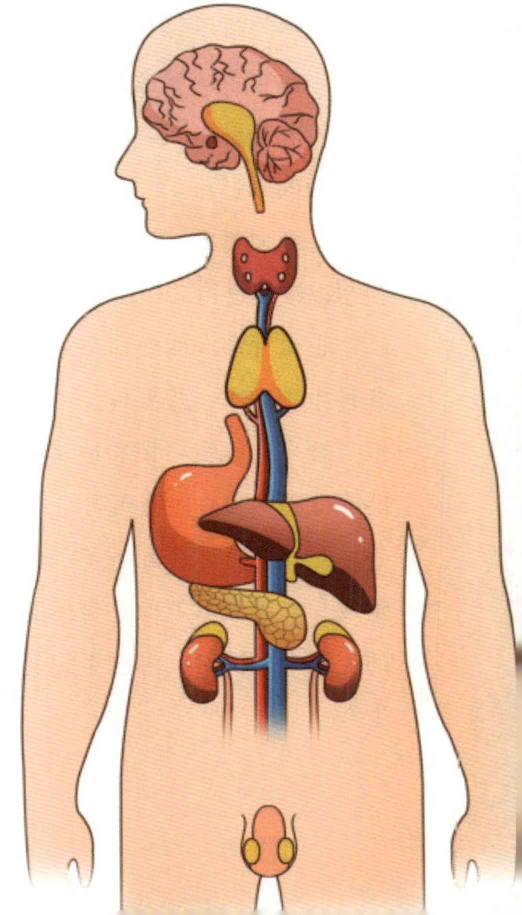

三、人体的内分泌系统

神秘的内分泌系统，犹如我们身体的“隐形管家”，时刻守护着我们的健康。它通过分泌各种神奇的激素，调控着我们的生长发育、新陈代谢、情绪反应等，确保人体内部的平衡与稳定。

人体的内分泌系统由一群特殊的腺体和组织构成，其中包括垂体、甲状腺、甲状旁腺、肾上腺、松果体、胸腺和生殖腺等。这些腺体宛如身体的小型工厂，源源不断地生产出各种激素。而激素就像是身体内的邮递员，穿梭在各个角落，传递着至关重要的信息，协调着身体的各种生理活动。

比如，当我们面临压力时，肾上腺会分泌肾上腺素，帮助我们勇敢应对困难；甲状腺则通过分泌甲状腺素，调控新陈代谢，让我们的身体保持活力。这正是内分泌系统的魅力所在，它如同一位隐形的天才指挥家，悄无声息地调控着我们的身体机能，确保我们的健康与活力。

四、人体的循环系统

人体的循环系统由两部分组成，一个是心血管系统，另一个是淋巴系统。

心血管系统就像是我们身体里的一张高速公路网，它由心脏、动脉、毛细血管和静脉组成。心脏作为高速公路网的总指挥，连接着动脉和静脉，确保血液的顺畅流动。动脉是血液离心的通道，而静脉则负责引导血液回归心脏。毛细血管如同连接动脉和静脉的小型桥梁，让血液与组织之间的物质交换得以顺利进行。

心血管系统的使命是将满载营养和能量的血液输送至全身，满足人体的各种生理需求。想要保持心血管系统的健康运行，控制饮食和适当运动是关键。合理的饮食习惯和适量的运动不仅能促进血液循环、减轻心脏负担，还能降低肥胖和心血管疾病的发生风险。

此外，身体还配备了一套淋巴系统，由淋巴管道、淋巴组织和淋巴器官组成。淋巴器官就像是身体的守护者，它们协助淋巴结过滤病菌，增强我们的免疫力。同时，淋巴系统还助力消化系统，帮助我们吸收脂肪和脂溶性维生素。

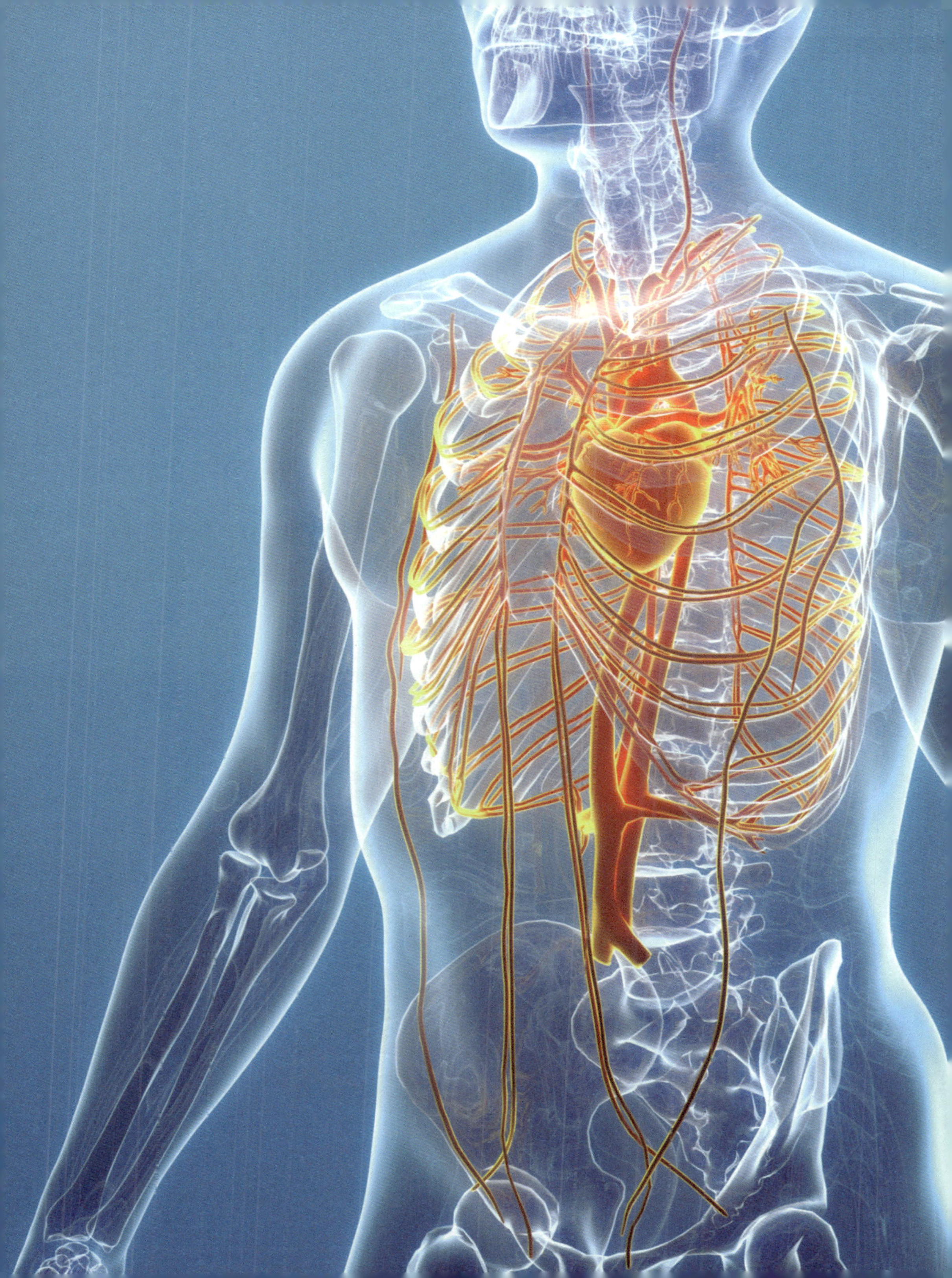

五、人体的运动系统

每天进行适当的运动是减轻体重以及维持健康必不可少的一部分，而要完成这些运动，运动系统的帮助是不可或缺的。人体的运动系统由骨、骨连接和骨骼肌三部分组成，三部分之间紧密联系、相互配合，共同完成每一项身体活动。

√ 骨

成人共有206块骨，按部位可分为颅骨、躯干骨和四肢骨，按形态可分为长骨、短骨、扁骨和不规则骨。这些骨通过骨连接互相连接在一起组成骨骼，构成人体的支架。

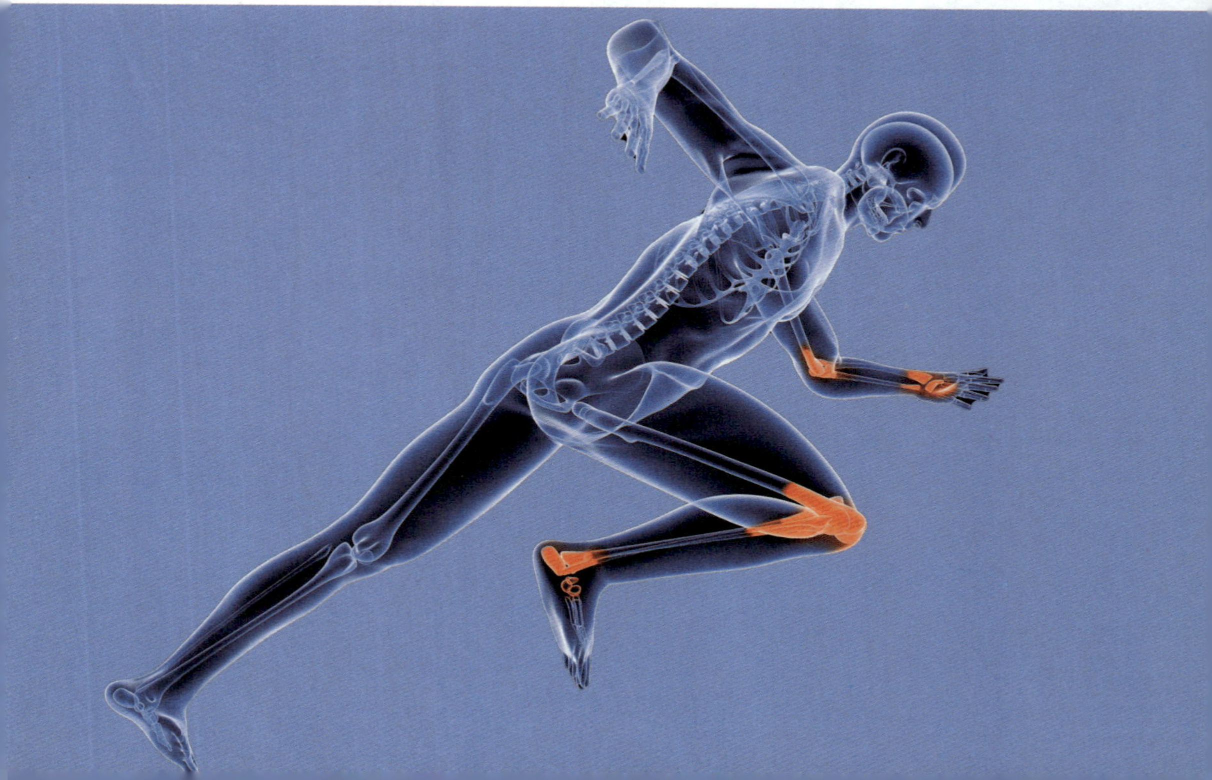

√ 骨连接

骨与骨之间通过纤维结缔组织、软骨或骨组织相连，构成骨连接。根据连接方式的不同，骨连接可以分为直接连接和间接连接两大类。直接连接是通过纤维结缔组织将两块骨连接在一块。间接连接又称关节，由关节面、关节和关节腔三部分组成，有些关节还具有韧带和关节盘。

√ 骨骼肌

骨骼肌顾名思义就是长在骨头上的肌肉，比如胸肌、肱二头肌、腹肌都属于骨骼肌。骨骼肌在运动过程中可以提供动力，在神经的支配下，通过收缩和舒张牵引骨骼做出各种动作。

骨骼肌除了在运动系统中发挥作用，还是维持全身葡萄糖稳定的重要器官，它可以通过影响胰岛素的水平与代谢综合征（高血压、高血脂、高血糖等）产生联系。

六、人体的呼吸系统

我们身体中的数万亿细胞要完成它们的工作，需要依靠氧气和营养物质，而呼吸系统就可以为这些细胞提供充足的氧气。人体通过呼吸系统从外界环境中摄取氧气，用于营养物质的氧化分解，同时获取能量，并将体内产生的二氧化碳排出体外，以确保机体的正常新陈代

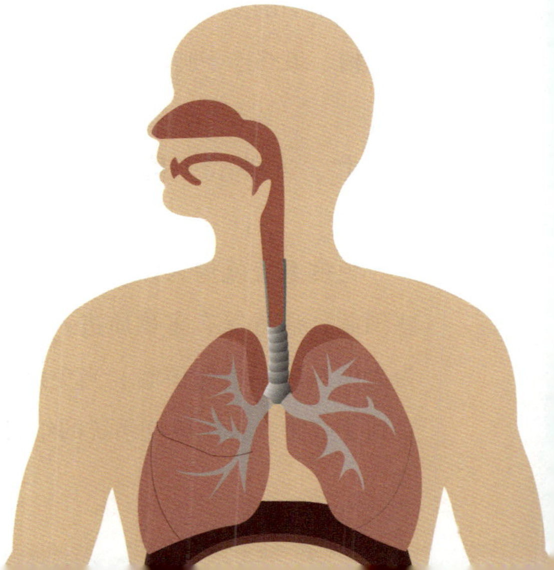

谢和内环境的相对稳定。

人体的呼吸系统由呼吸道和肺两部分组成。

√ 呼吸道

呼吸道是气体进出肺的通道，分为上呼吸道和下呼吸道。呼吸道的组成及功能见表1-2。

表 1-2 呼吸道的组成及功能

呼吸道		功能
上呼吸道	鼻	吸入空气并湿润气体，参与发声、嗅觉
	咽	通气换气
	喉	发声，通气换气
下呼吸道	支气管及其分支	清洁气体，通气换气

√ 肺

肺是气体交换的器官，左右各一个。左肺有两个肺叶，右肺有三个肺叶。肺的结构像一块海绵，具有很强的弹性，内部充满了大量的空气。

肺里面的支气管就像一棵大树，它们进入肺内后不断分叉并变细，形成支气管树，最终连于肺泡。肺泡周围有许多毛细血管，与肺泡进行气体交换。

七、人体的免疫系统

免疫系统就像人体中一支训练有序的军队，负责保护人体的健康，当那些细菌、病毒等有害物质进入人体后，免疫系统便会识别并清除有害物质，为人体筑起一道保护墙。当免疫系统出现问题时，也就意味着整个人的安全受到了威胁。人体免疫系统的组成见表1-3。

表 1-3　人体免疫系统的组成

免疫系统	组成	
免疫器官	中枢免疫器官	胸腺、骨髓
	外周免疫器官	脾脏、淋巴结、弥散性淋巴组织
免疫细胞	造血干细胞、淋巴细胞、单核吞噬细胞、中性粒细胞、肥大细胞等	
免疫分子	免疫球蛋白、补体、细胞因子等	

八、人体的泌尿系统

泌尿系统是人体最主要的代谢产物排泄途径，它由肾、输尿管、膀胱及尿道四部分组成。

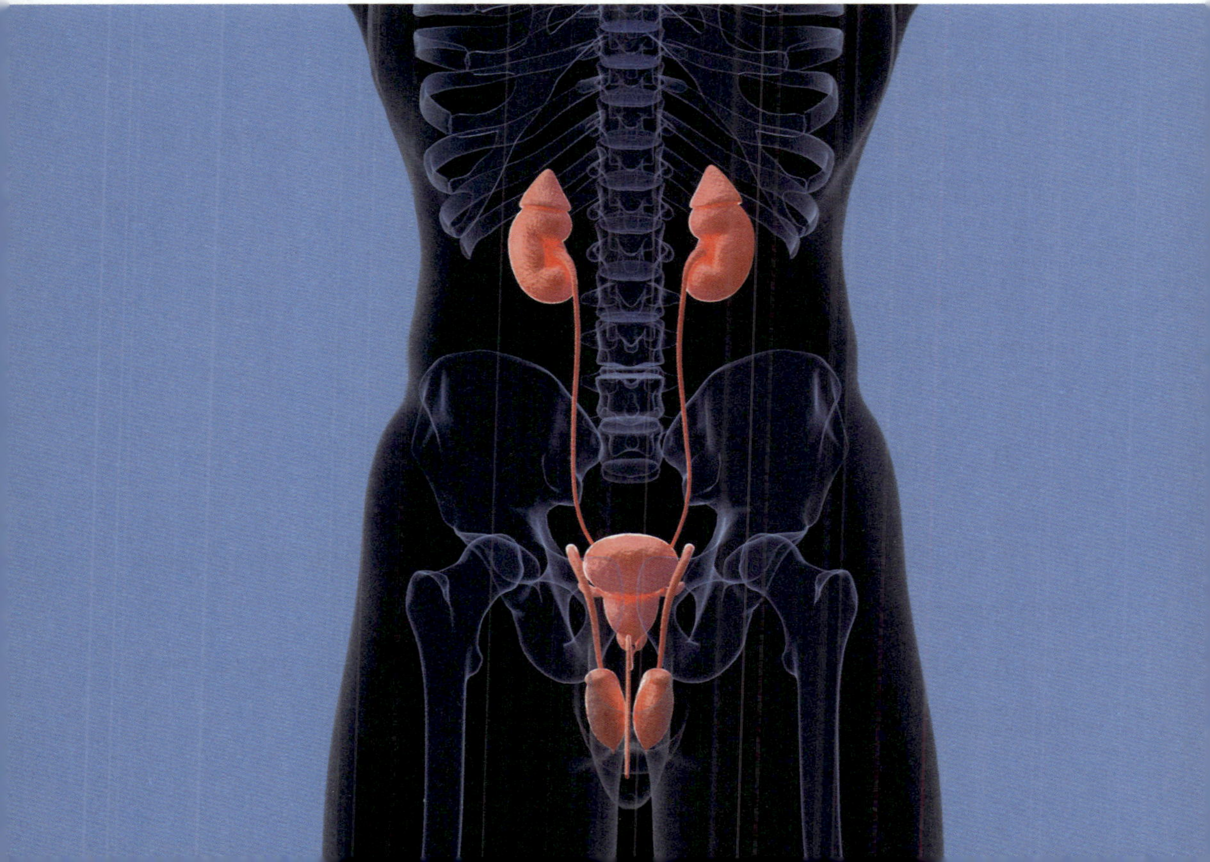

√ 肾

肾形似蚕豆，呈红褐色，左右各一个，左肾在人体第11胸椎椎体下缘至第2~3腰椎的位置，右肾则在第12胸椎椎体上缘至第3腰椎椎体上缘的位置，也就是我们通常所说的腰的位置，因此，许多人也把肾称为“腰子”。

肾就像一座24小时工作的“净化工厂”，不停地过滤血液，排出人体的代谢废物和多余水分（即尿液）。

√ 输尿管

输尿管是一条细长的肌性管道，它上端与肾相连，下端与膀胱相连，可以将肾脏生成的尿液输送到膀胱。

√ 膀胱

膀胱主要用来储存尿液，当尿液储存到一定量时，便会引起神经反射，告诉我们需要排尿了。

√ 尿道

储存在膀胱中的尿液通过尿道排出体外。

九、人体的生殖系统

人类的繁衍生息离不开生殖系统，该系统中的卵巢、睾丸等器官分泌的激素与肥胖也有密切联系。

男性和女性的生殖系统都由内、外生殖器组成，内生殖器又包括生殖腺和输送管道。人体生殖系统的分类及组成见表1–4。

表 1-4　人体生殖系统的分类及组成

性别	分类	组成
男性	外生殖器	阴囊、阴茎
	内生殖器	睾丸（产生雄激素）、附睾、输精管、射精管、尿道、前列腺、精囊腺、尿道球腺
女性	外生殖器	阴阜、大阴唇、小阴唇、阴蒂、阴道前庭
	内生殖器	卵巢（产生雌激素）、输卵管、子宫、阴道

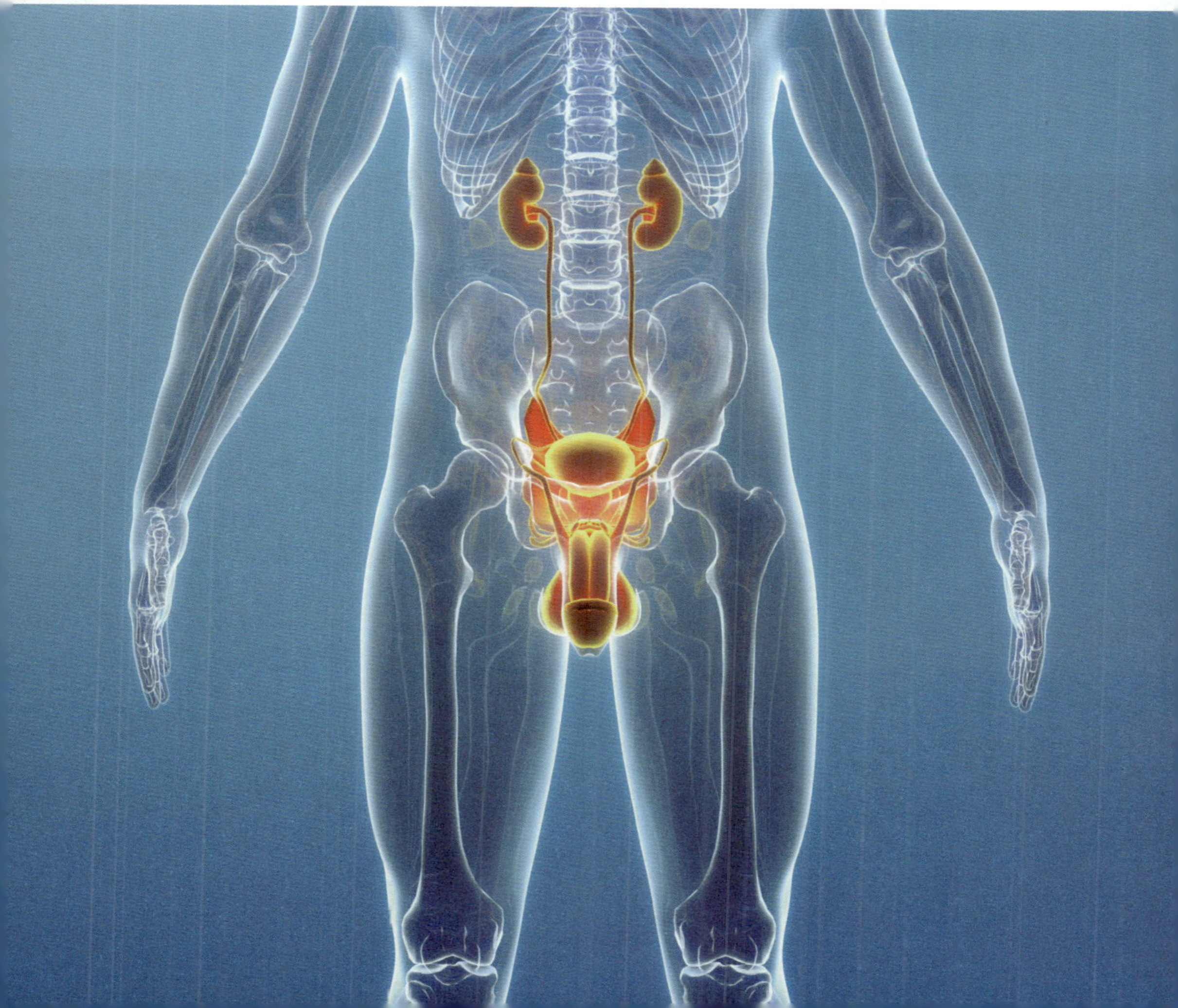

我们经常听到“性早熟”这个词，它会影响儿童的生长发育，导致身材矮小等问题，而肥胖是引发“性早熟”的重要原因之一！肥胖儿童普遍存在青春期提前发育的现象，如出现乳房发育、阴毛初现及月经初潮等第二性征。因此，控制体重对于儿童来说也是至关重要的。

十、人体的神经系统

神经系统是人体各系统中结构和功能最为复杂并起主导作用的调节系统。它通过调节和控制其他系统的功能活动，使机体成为一个完整的统一体。

神经系统根据所在的部位，分为中枢神经系统和周围神经系统。人体神

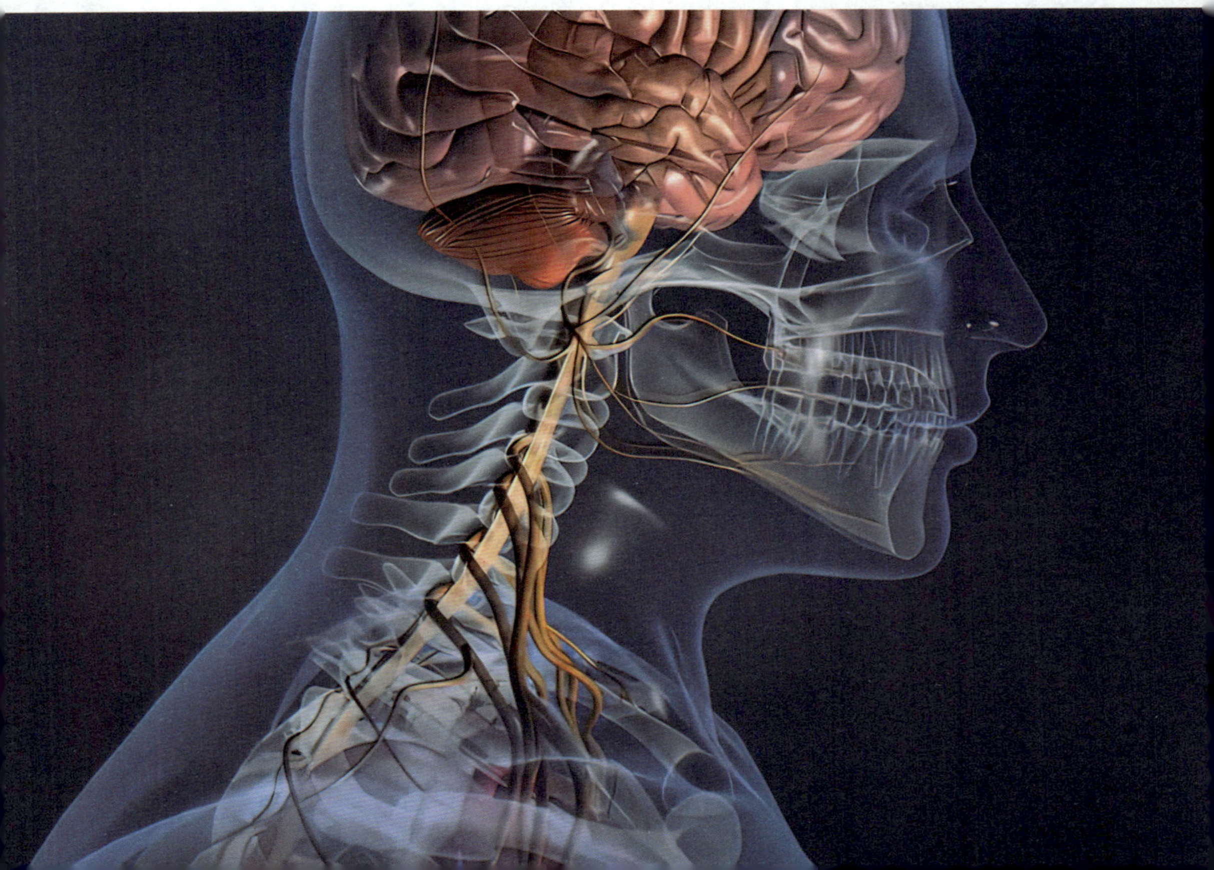

经系统的组成及功能见表1-5。

表1-5　人体神经系统的组成及功能

组成		功能
中枢神经系统	脑干 （延髓、脑桥、中脑）	维持个体生命，包括心跳、呼吸、消化在内的一系列重要生理功能
	间脑 （丘脑、下丘脑）	下丘脑与内脏活动及内分泌功能密切相关
	小脑	调节躯体平衡、调节肌张力和协调随意运动功能
	端脑 （左、右大脑半球）	思维、学习、记忆、控制等功能
	脊髓	反射功能和传导功能
周围神经系统	脊神经	分布到颈部和背部的皮肤和肌肉
	脑神经	支配头颈、胸腹等部位的器官

第二节　食物的消化与吸收

俗话说："人是铁，饭是钢，一顿不吃饿得慌。"我们不是神仙，不能靠喝露水活着，而吃饭就是维持生命最重要的方式。那我们吃进去的食物在身体里是怎样变化的？又是如何维持生命的？

在了解食物在体内的变化之前，我们首先学习一下什么是消化和吸收。

消化，这一神奇的过程，是将食物中的大分子物质巧妙地转化为小分子物质，使其变得更容易被人体吸收。在这个过程中，物理消化和化学消化则各显身手，共同作用完成食物的消化。

物理消化，就像一位技艺高超的雕塑家，用牙齿和舌头作为工具，将我们摄入的食物一点点打磨、切割，变成更小的颗粒，让食物和消化液来一场更亲密的接触，为接下来的消化和吸收打下坚实的基础。在这场专注的雕刻之旅中，没有一点物质本质的变化，只有食物形态的改变。

化学消化则更像是一位精巧的化学家，它的工作是在各种消化液中，通过酶的作用，将食物中的大分子物质分解成小分子物质：淀粉变成了单糖，蛋白质变成了氨基酸，脂肪变成了甘油和脂肪酸……这个过程就像在进行一场神奇的化学实验，消化酶就是那些催化剂，它们用神奇的化学反应让食物中的分子重新排列，产生出新的物质。化学消化的魔法让那些大分子物质在我们的身体里焕发出了新的生命力。

吸收是指消化后的小分子被胃肠道吸收并被机体利用的过程。消化道不同部位吸收的营养物质不同，对不同营养物质的吸收速度也不同，这主要受各部分消化道组织结构的影响。

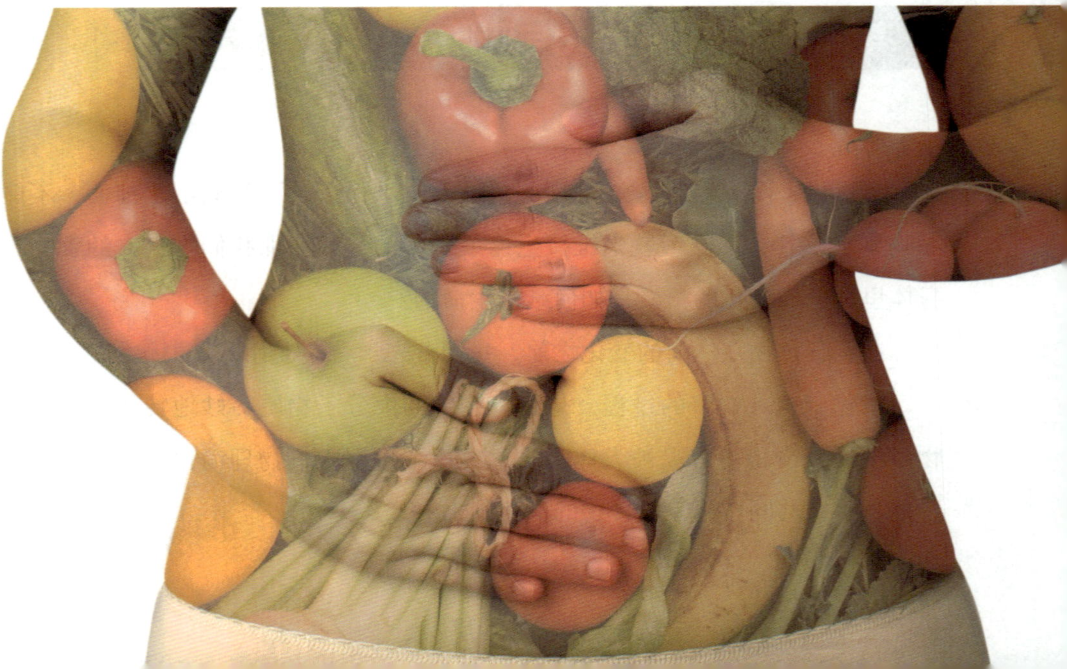

一、食物的口腔内消化

当我们摄入食物后，在牙的切割、咀嚼和舌的搅拌下，口腔中分泌的唾液与食物一起混合成食团，开始了食物的消化过程。

在我们的口腔中有三大唾液腺，分别是腮腺、舌下腺、颌下腺，还有无数散在的小唾液腺，唾液就是这些唾液腺分泌的混合液。在我们的唾液中含有淀粉酶，能简单地分解淀粉。

然而，食物在口腔内一般不被吸收。

二、食物的胃内消化吸收

在口腔中咀嚼结束的食物通过食管进入胃中暂时储存，在此期间，胃壁的肌肉通过挤压、摩擦等方式对食物进行机械性消化，从而促进食物的消化

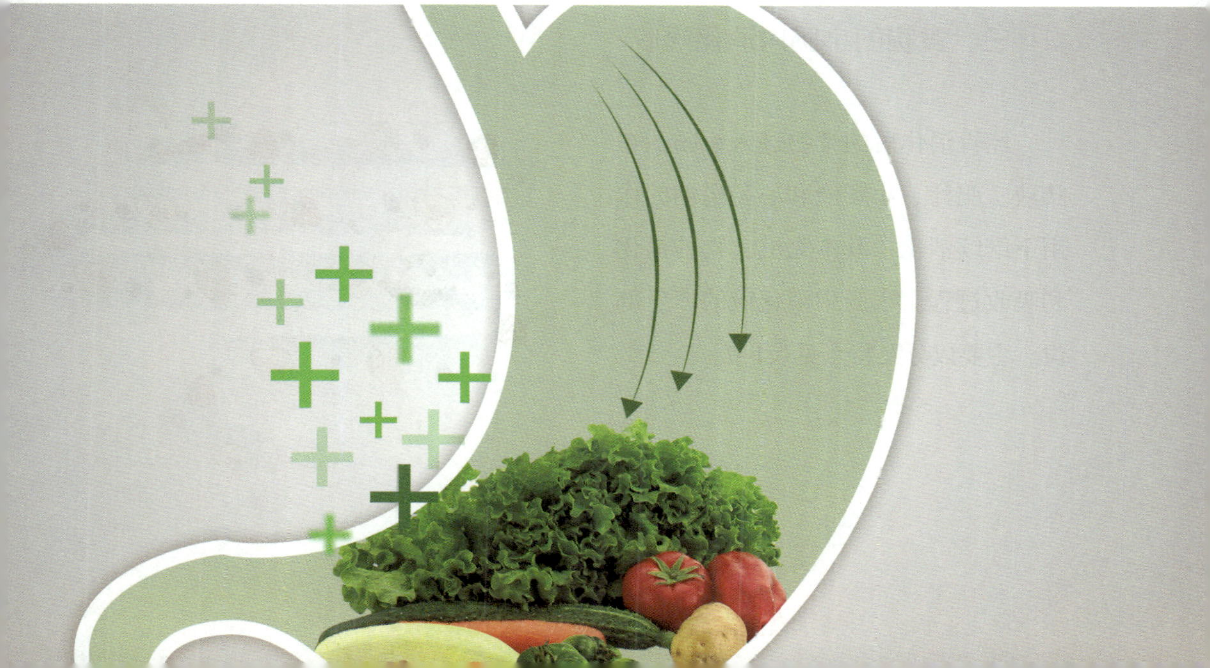

吸收。同时，胃液与食物混合，进行化学性消化，将食物中大分子的营养物质分解成小分子的营养物质。胃液的组成、分泌部位及特点见表1–6。

表 1–6　胃液的组成、分泌部位及特点

部位	细胞	胃液	特点
幽门部	黏液细胞	碱性黏液	不含消化酶
胃底和胃体部	主细胞（胃酶细胞）	胃蛋白酶原	在胃酸作用下转变为胃蛋白酶
	壁细胞（盐酸细胞）	盐酸	① 激活胃蛋白酶原 ② 抑制和杀死食物中的细菌 ③ 促进胰液、胆汁和小肠液的分泌 ④ 有助于小肠对铁和钙的吸收
		内因子	一种糖蛋白，与维生素 B_{12} 吸收有关
	黏液细胞	黏液	保护胃黏膜

食物在胃内的吸收很少，胃主要吸收乙醇和少量的水。

三、食物的小肠内消化吸收

经胃消化后的食物进入小肠，在胰液、胆汁、小肠液和小肠运动的作用下继续消化，基本完成食物的消化和吸收过程。小肠中消化液的产生部位、主要成分及特点见表1–7。

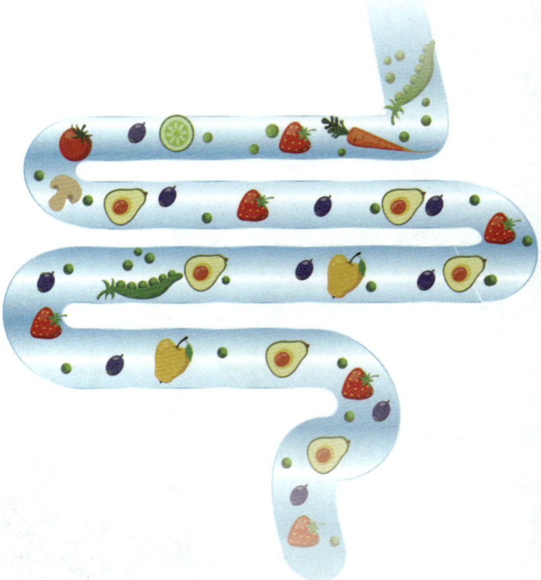

表 1-7　小肠中消化液的产生部位、主要成分及特点

消化液	产生部位	主要成分	特点
胰液	胰腺	胰淀粉酶	淀粉→麦芽糖、葡萄糖
		胰脂肪酶	甘油三酯→脂肪酸、甘油→酯、甘油
		胰蛋白酶原	被肠激酶激活生成胰蛋白酶， 蛋白质→多肽、氨基酸
		糜蛋白酶原	被胰蛋白酶激活生成糜蛋白酶， 蛋白质→多肽、氨基酸
胆汁	肝细胞	胆盐	促进脂肪消化以及脂溶性维生素的吸收
		水分、胆色素、胆固醇、卵磷脂、脂肪酸、无机盐	
小肠液	小肠腺	肠激酶	激活胰蛋白酶原
		水、电解质、小肠淀粉酶、黏液、免疫球蛋白	

小肠是消化道中最长的部分，其黏膜形成的环状皱褶以及大量的绒毛和微绒毛，使小肠黏膜的表面积可达到200 m^2左右，巨大的吸收面积有助于更充分地接触食物，完成消化吸收。另外，食物在小肠内可停留3～8 h，为其被充分吸收提供了充裕的时间。

四、食物的大肠内消化吸收

大肠主要起到吸收多余的水分和盐类的作用，不参与重要的消化活动。

大肠黏膜的上皮和大肠腺分泌的大肠液富含黏液，能够保护肠黏膜并且润滑粪便。

此外，大肠中还存在许多细菌，这些细菌主要来自食物以及大肠内的繁殖。细菌含有能够分解食物残渣的酶，可进一步分解食物残渣。而且大肠细菌还能够利用大肠的内容物合成人体必需的某些维生素，如硫胺素、核黄素及叶酸等B族维生素和维生素K。经细菌分解后的食物残渣及其分解的产物、肠黏膜的分泌物、脱落的肠上皮细胞和大量的细菌一起形成粪便，排出体外。

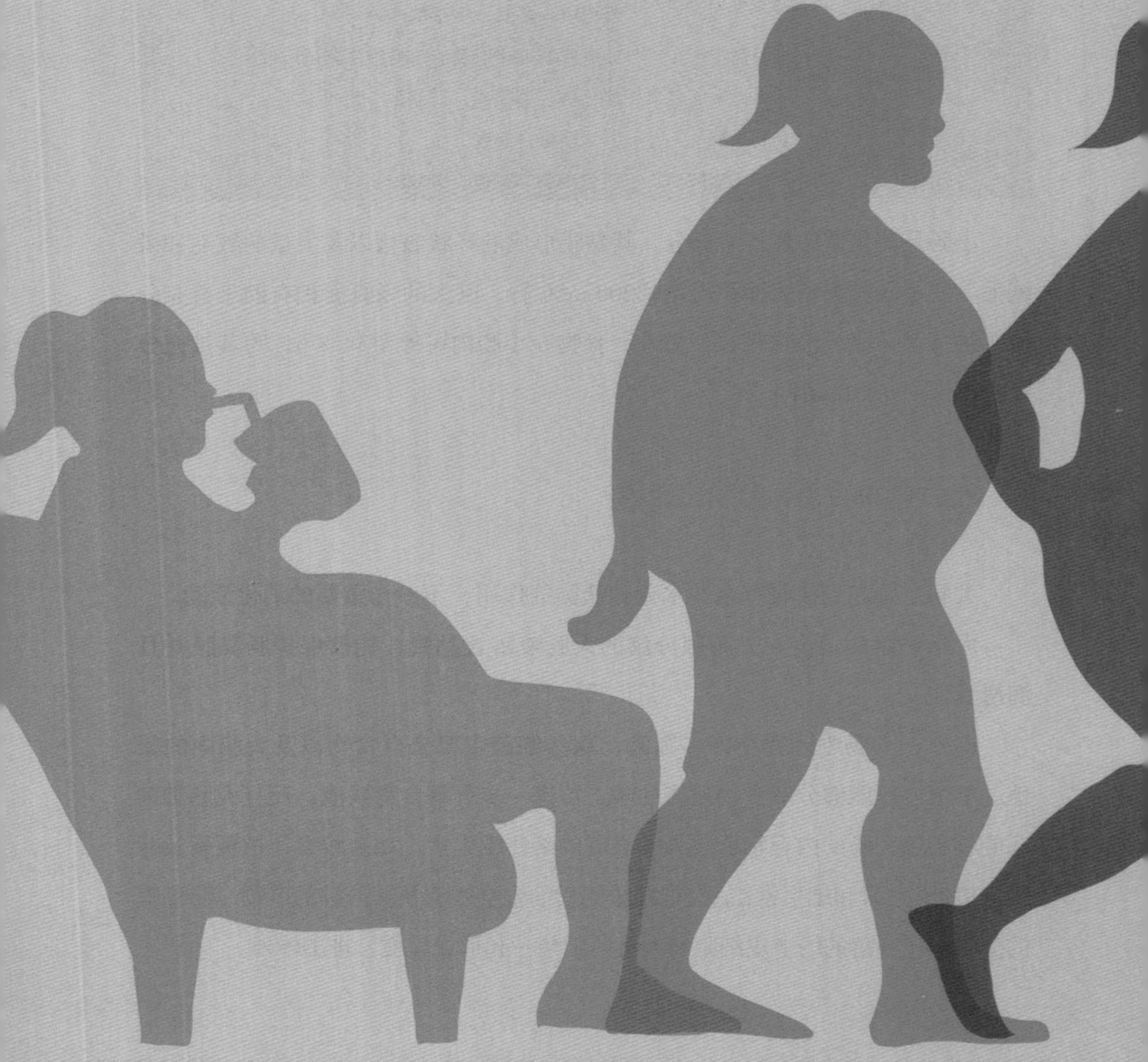

第二章

健康体重的内涵与肥胖

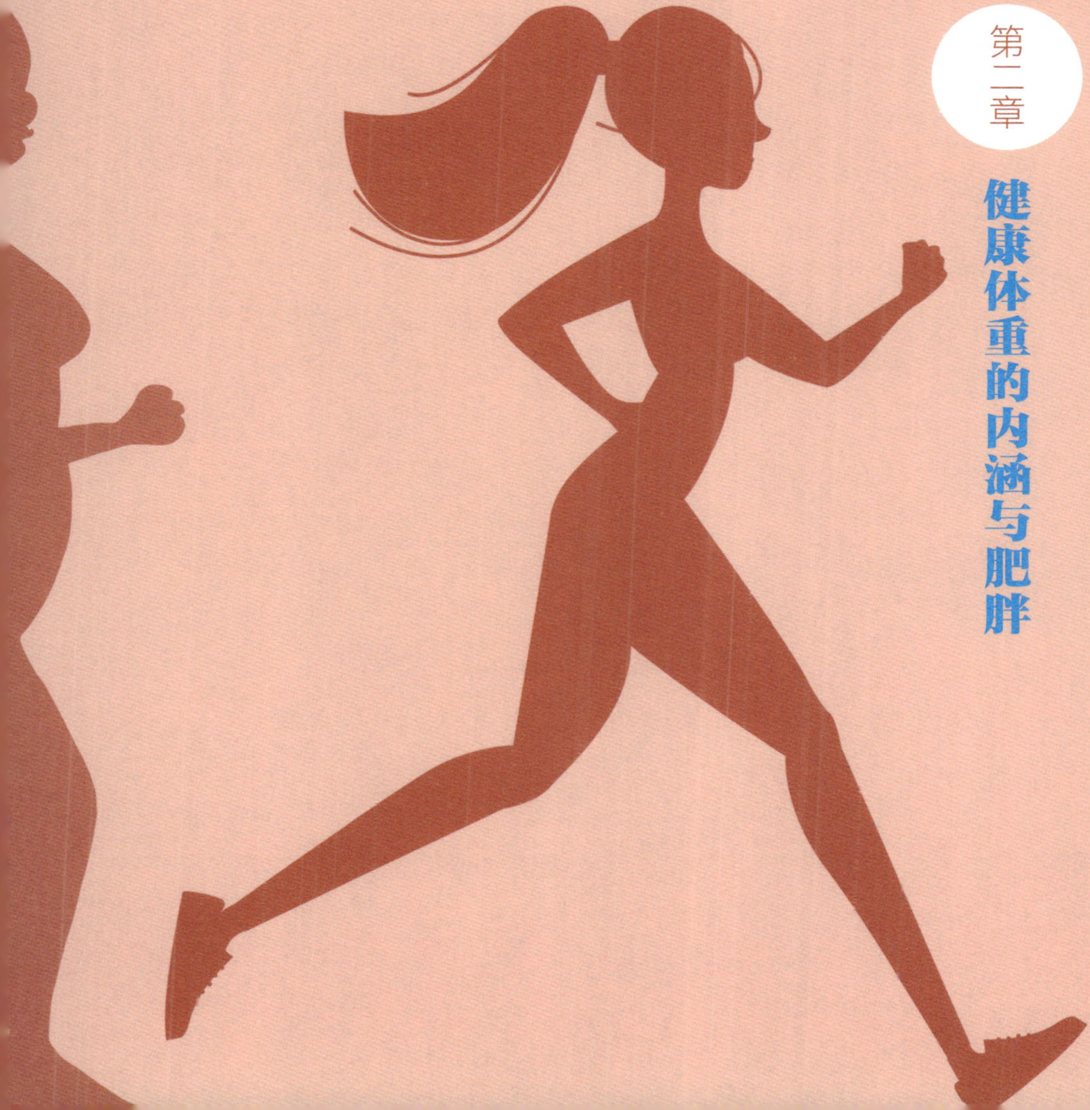

肥胖，这个大家再熟悉不过的词语，给无数人的生活带来了无尽的困扰。正所谓“一白遮百丑，一胖毁所有”，当我们的体重超过了正常范围，不仅影响美观，更可能给健康带来巨大的威胁。体重秤上的数字不断攀升，就像是埋下了一颗颗地雷，随时可能引爆。因此，保持正常的体重对每个人的健康都至关重要。

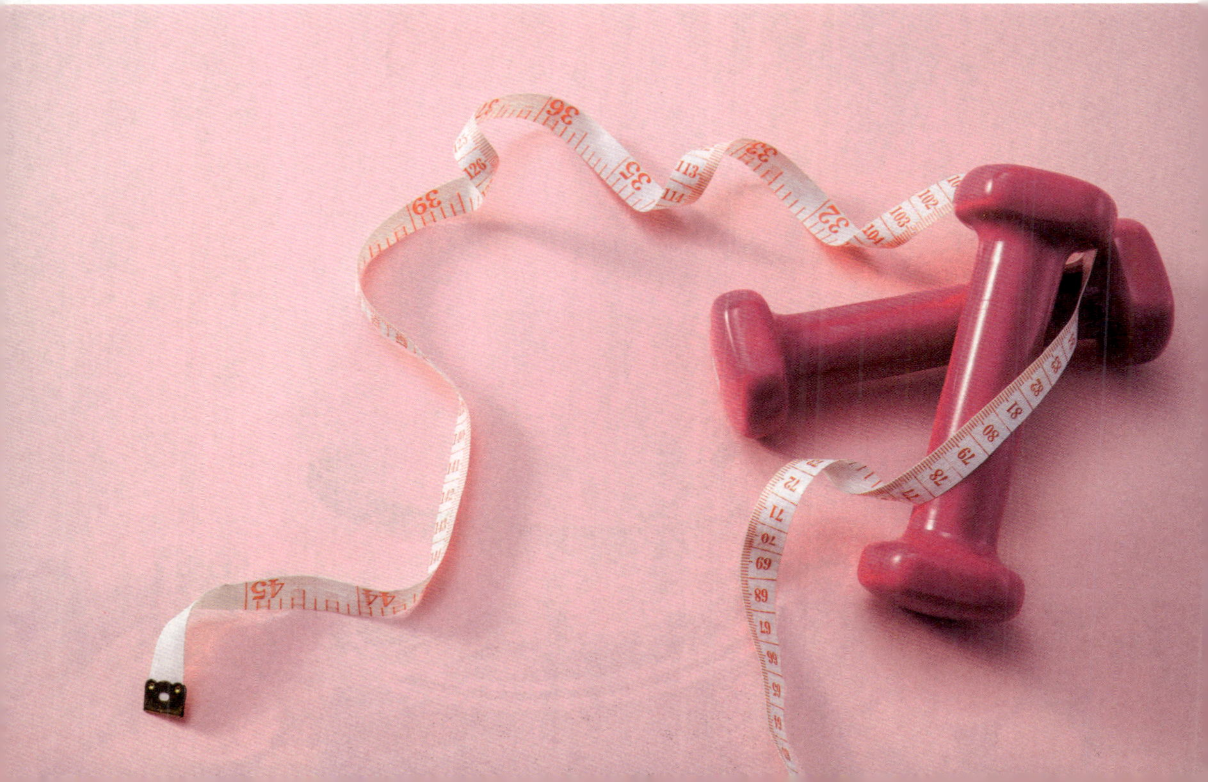

第一节 健康体重

体重称上看似简单的数字，实则蕴含着丰富的意义。它不仅是衡量一个人身体重量的指标，更是反映其营养和健康状况的晴雨表。那么，什么才是健康体重呢？它指的是一个人身体重量处于健康的范畴。

健康体重就像一把标尺，科学地衡量着我们的身体状态。它并非随意而定，而是根据身高、年龄等因素严格制定的。一旦体重过轻或过重，我们的身体状况就会随之改变，各类健康问题也可能随之而来。

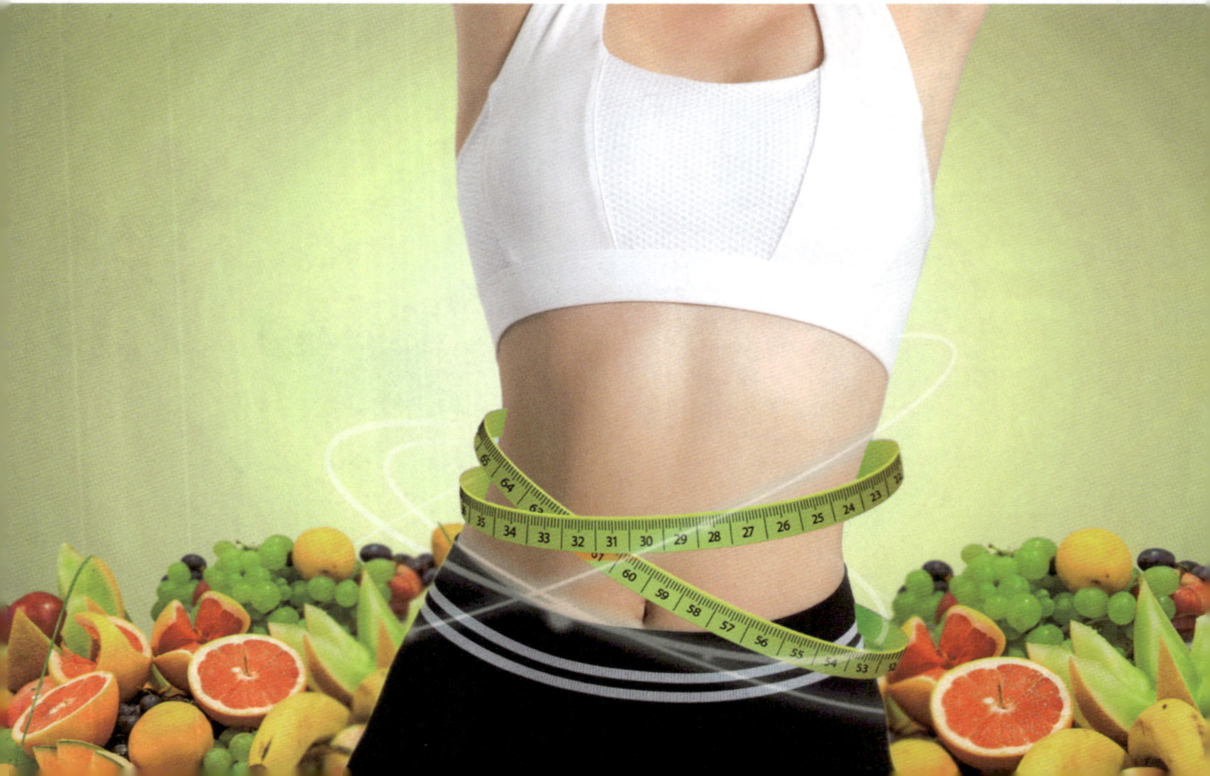

体重过轻，可能导致营养不良、免疫力下降等问题，让幸福生活按下暂停键；体重过重，则可能增加高血压、2型糖尿病、冠心病，甚至某些癌症的发生风险，让美好未来变得遥不可及。因此，保持健康体重，就是守护美好生活的关键。

如何才能保持健康体重呢？秘诀就在于合理饮食和适当运动。让美食与健康同行，让运动成为生活的调味剂，让身体与心灵共舞。这样，体重就会自然而然地保持在健康范围内。

但要注意的是，成功的体重管理并非一蹴而就，整个过程都需要理智与坚持。切勿盲目跟风，否则可能对身体造成伤害，让生活质量大打折扣。

第二节　肥胖的判断标准

“我要减肥！我要变瘦！”这句话被很多人挂在嘴边，但你是否想过，那些宣称要进行体重管理的人，其实并不胖呢？那么，如何才能准确判断一个人是不是肥胖呢？体重真的能成为衡量肥胖的唯一标准吗？接下来，我们就来探索一下肥胖的判定之谜。

一、体质指数（Body Mass Index，BMI）

如今，衡量肥胖程度的风向标莫过于体质指数，也就是大家常说的BMI。它在衡量体重的同时还兼顾着身高，是一个全面评估你身材胖瘦和健康状况的神奇工具。

BMI的计算方法非常简单，公式[1]为：

$$BMI\ (kg/m^2) = \frac{体重\ (kg)}{身高^2\ (m^2)}$$

比如说，如果你体重50 kg，身高1.6 m，那么你的BMI就是50除以1.6的平方，结果是19.5 kg/m²。通过这个数字，我们就可以大致了解自己的身体状况了。

当你获得了自己的BMI值后，如何判断它是否处于健康范围内呢？在我国（18~64岁），根据BMI值的不同将体重分为四个级别：肥胖、超重、体重正常和体重过低，详见表2–1。

表 2–1　我国成人（18~64 岁）BMI 分级 [1]（kg/m²）

分类	BMI
肥胖	BMI ≥ 28.0
超重	24.0 ≤ BMI ＜ 28.0
体重正常	18.5 ≤ BMI ＜ 24.0
体重过低	BMI ＜ 18.5

因此，当我们的BMI值处于18.5 ~ 24.0 kg/m²之间时，就可以认为我们的体重是正常的。

然而，这个数字真的可以完全代表身体处于健康状态吗？首先，我们要明白，BMI的范围并非绝对。尽管它被广泛应用于评估一个人的体重状况，但它并不能全面反映一个人的健康状况。举个例子，有些人BMI值稍高，但他们的身体状况可能依然健康。为什么呢？因为BMI不能体现每个人的身体组成、肌肉量、脂肪含量等，这些因素都会影响健康状况。

那么，我们该如何获取自己真实的健康状况呢？其实，BMI只是一个初步的参考，我们需要结合其他健康指标和个体情况来综合判断。比如说，我们可以结合血压、血糖、血脂等指标，以及生活习惯、家族病史等个人情况，来全面评估自己的身体状况。

二、体脂率（Body Fat Percentage，BF%）

体脂率，又称体脂百分比，是身体脂肪总重量占人体总重量的比例。换句话说，它就是你的身体里脂肪的重量占你总体重的百分比。这个比例的高低，能直观地反映你身体中的脂肪含量是否超标。

想象一下，如果你能了解自己身体里的脂肪比例，那将是一件多么美妙的事情！这样一来，你便能更加清晰地认识自己的身体状况，从而制定更科学的健康计划。

如果你的体脂率过高，那么可能意味着你的身体里脂肪较多，这时就需要警惕健康状况了。反之，如果体脂率过低，那也同样不利于健康，它可能会导致营养不良、免疫力下降等问题，让你陷入困境。

对于多数成年男性朋友来说，如果体脂率低于15%或者高于20%，那就可能意味着体脂率是异常的。同样地，对于多数成年女性，体脂率低于25%或者高于30%，也是异常的。

我们所说的“异常”，并非是指体脂率稍有波动就一定不健康。首先，我们要明白，体脂率并非一成不变，它随着饮食、运动、年龄等因素的变化而波动。当我们谈论“异常”时，指的是长时间偏离正常范围的体脂率。这就好比一辆汽车的仪表盘，如果发动机的转速长时间过高或过低，你会不会觉得有些不对劲呢？因此，当我们发现体脂率长时间偏离正常范围时，恰恰提醒了你：是时候关注一下自己的健康状况了！

三、腰围（Waist Circumference，WC）

“腰围”这个词汇，对于我们来说再熟悉不过了，它描绘的是腰部那圈美丽或不那么美丽的曲线。但你是否知道，这个看似简单的指标，背后却隐藏着丰富而深刻的健康密码？腰围不仅仅是肚子大小的简单衡量，它还揭示了内脏脂肪的含量，反映了身体健康的内在状况。

测量腰围我们并不陌生，需要注意的是找准测量位置。首先，我们需要一个带刻度、没有弹性的软尺；测量时，挺直站立，手臂放松地垂在身体两侧，两脚分开30～40 cm，保持正常呼吸；用软尺在肚脐上方0.5～1.0 cm的地方绕一圈，就能得到我们的腰围了。

对于健康的成年人来说，男性腰围如果达到或超过85 cm，女性腰围达到

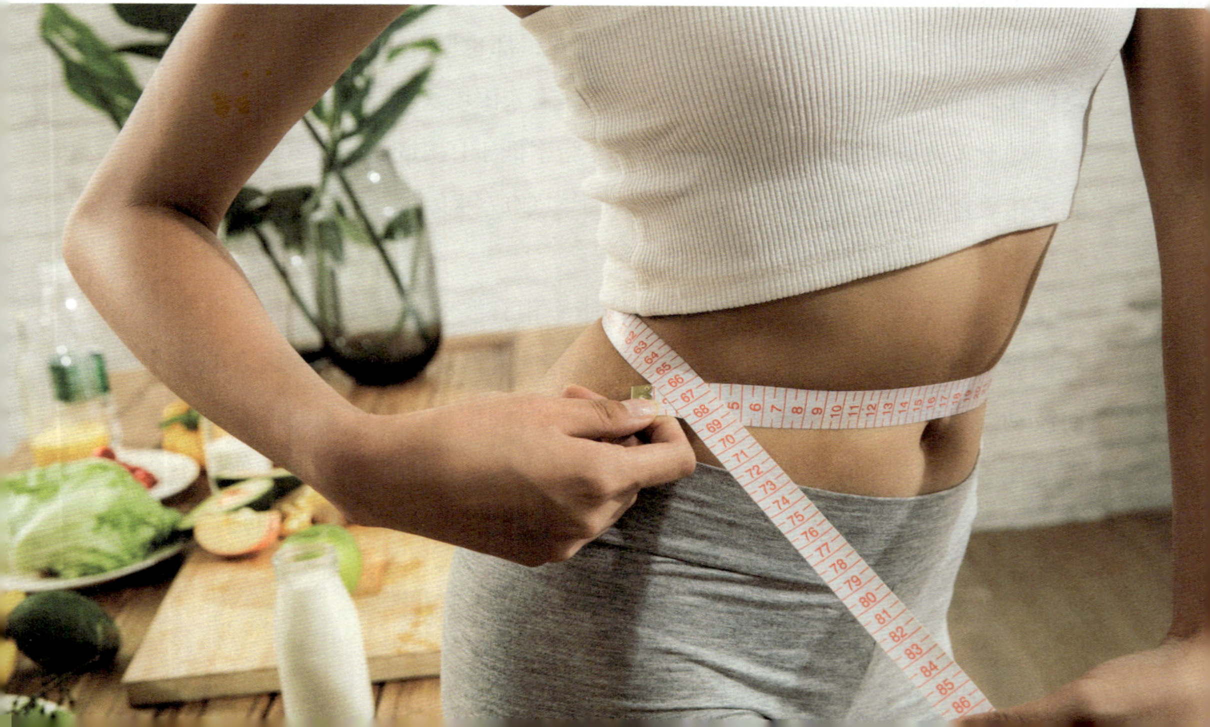

或超过80 cm，那就意味着可能已经步入了中心性肥胖的前期[2]，提示我们腹部脂肪可能有过量的积累。

四、腰臀比（Waist-to-Hip Ratio，WHR）

腰臀比，这个名字已然道出了它的含义——指腰围与臀围的比值。这个看似简单的名称，其实是一个至关重要的指标，它能帮你揭秘是否患有中心性肥胖。

想象一下，臀围就像是身材的“底盘”，而腰围则是“上层建筑”。如果“上层建筑”过大，也就是腰围过粗，而“底盘”相对较小，那么就容易出现腹部脂肪堆积的情况。这对于身体健康来说，可不是什么好事。

那么，什么样的腰臀比才算健康呢？对于男性来说，如果腰臀比大于0.9，就得警惕中心性肥胖的风险了；而对于女性来说，这个界限则是0.85[3]。

现在，你已经掌握了几个判定肥胖的标准，下次再看到有人宣称要进行体重管理时，不妨用这些标准来帮他/她衡量一下。毕竟，健康才是最重要的，盲目地进行体重管理反而可能损害身体。了解自己的身体状况，科学地调整饮食和锻炼，才能真正实现健康瘦身。

第三节　肥胖人群的营养代谢变化

我们的身体犹如一座神奇的能量转化工厂，通过从食物中吸收的营养来获取源源不断的动力。一场奇幻的旅程在进食之后悄然展开，营养物质在

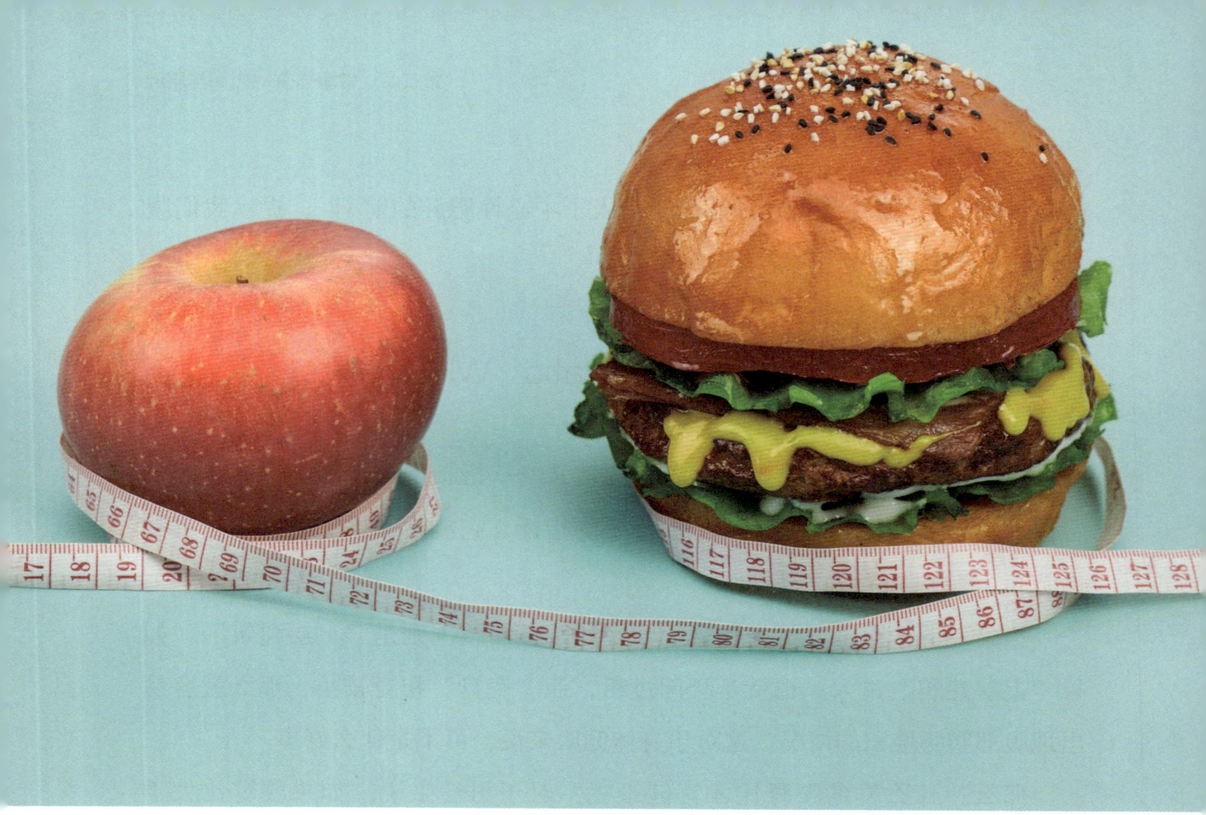

经过消化、吸收和利用的变幻后，如同魔法降临般将生命活力注入每一个细胞。然而，对于那些身负肥胖问题的朋友们来说，身体的能量代谢之路却发生着微妙的变化。揭开这些变化的神秘面纱，对于掌控肥胖的发生发展至关重要。

一、脂肪组织的变化

脂肪，这一人体内不可或缺的组织，主要由无数个小巧玲珑的脂肪细胞构成。它们不仅是人体能量的储备库，还扮演着维持体温、保护内脏等重要角色。人体脂肪量的增减，就像是一场脂肪细胞的“数量”与“体积”的魔术表演，两者携手并肩，共同调控着我们的体态。

在正常情况下，一个成年人的全身脂肪细胞数目约（25～50）$\times 10^9$个，这就像一支庞大的军队，时刻准备着响应身体的号召。而它们的平均直径为67～98 μm，也就是说，这些细胞的大小，就像是判断它们能量储备能力的隐形标尺。每个脂肪细胞内大约含有0.60 g的脂肪，这相当于一个个小小的能量库。随着岁月的流转，这些脂肪细胞也会发生变化，它们会逐渐增大。

你是否疑惑过，为什么同样是肥胖，每个人的“肥胖体质”却各不相同？我们首先来看单纯性肥胖的三种不同类型。

√ 肥大型：脂肪细胞的“大肚子”

想象一下，如果你的脂肪细胞有个“大肚子”，直径可达100～150 μm，那得多大的“容量”啊！肥大型肥胖就是如此，脂肪细胞个个“膀大腰圆”，但它们的数量和内部脂肪含量相对正常。

√ 增生型：脂肪细胞的“人口爆炸”

与肥大型不同，增生型肥胖的特点不是细胞“大肚子”，而是脂肪细胞数量的“人口爆炸”！在正常大小的范围内，它们的数量可以是平常的50～150倍。这种类型的肥胖往往从幼儿期开始，最初的两年内增长迅速，约占单纯性肥胖病的10%。

√ 混合型：脂肪细胞的“全面发展”

混合型肥胖就像是脂肪细胞的“全面发展”。它们不仅数量多，每个细胞的直径也超过100 μm，内部脂肪含量更是超过1.0 g。

在临床诊断中，想要准确地区分这些形态，可是一件挑战性极大的事情。因为，每个患者的脂肪细胞数量、大小，以及胞内脂肪含量都是独一无二的，就像指纹一样。

更令人惊讶的是，即使在同一患者的身体上，不同部位的脂肪构成也会有很大的差异。这就好比一场寻宝游戏，医生们需要通过细致的观察和分析，才能揭示这些脂肪细胞的秘密。

人们通常认为，随着年龄的增长，脂肪细胞的数量也会逐渐增多。就像那些从儿童时期就开始肥胖的人，到了成年后，他们体内的脂肪细胞数目就会明显增多。而那些缓慢持续增重的肥胖者，则既有脂肪细胞的肥大，又有脂肪细胞数量的增多。一名肥胖者的全身脂肪细胞，甚至可能比一个正常人的脂肪细胞多出3倍以上。

二、能量代谢的变化

虽然大多数人的基础代谢率和体重没有直接关系，但是有一些研究显示，肥胖者相对于健康体重者，基础代谢率可能会略低。更令人惊讶的是，无论他们是坐着、站着还是走着，肥胖者消耗的能量总是比健康体重者要少，这也就意味着他们储存的能量会相对更多。

这种现象背后的原因是什么呢？有学者指出，这可能与遗传因素有关。简单来说，一些人可能天生就拥有更高效的能量储存方式。这就像是一些特殊的“能量银行”，他们能够更好地“存储”能量，而不是“花费”它们。

另外，在探索脂肪王国与肌肉王国的代谢奥秘时，我们发现了这样一种有趣的现象：当天气寒冷的时候，我们的身体需要燃烧更多的能量以保持温暖，肥胖者和健康体重者展现出了截然不同的能量代谢方式。

让我们把镜头对准肥胖者，他们似乎拥有一种独特的“节能模式”。当冷意袭来，这种模式便自动启动，肥胖者的代谢率却只轻微地颤动了一下，就像冬眠的熊，能量消耗得并不多。据统计，在相似的寒冷环境中，瘦人的代谢率可以飙升33%，而肥胖者呢？他们身上的数字仅有11%，这真是让人惊叹不已。

再来看看食物生热效应，这对于进行体重管理的人来说可能是个好消息。通常情况下，吃进去的食物会产生热量，帮助提升我们的体温。然而，肥胖者的这项效应竟然只有常人的一半。想象一下，常人吃进去的是热量，肥胖者吃进去的仿佛是“凉凉”的能量，这也许就是常人体重增加缓慢的秘诀之一吧。

不仅如此，肥胖者的身体内部可能还隐藏着一种“高效能量利用机制”。这就意味着，即便是在相同的环境下，吃着同样的食物，他们增重的速度也往往会比常人快。

在生物的奇妙世界里，体温不仅仅是生物体内部的一个温度标签，它还与能量代谢密切相关。一项动物实验研究发现，如果我们给两只老鼠提供相同的食物，一只体温偏低的小老鼠可能会变得肥胖，而另一只体温正常的小老鼠却保持着苗条的身材。这一有趣的发现，像打开了新世界的大门，暗示了体温的异常可能不仅仅是肥胖的结果，也许还是肥胖的元凶。

再深入一层，我们发现肥胖者往往不太喜欢运动，这听起来像是一个恶性循环：越不运动，越容易胖；越胖，越不想动。但你知道吗？即便是那些迈开腿的肥胖者，运动时体内生长激素的分泌增加量也不如身材苗条的人多，这意味着他们燃烧脂肪的效率也较低。

三、糖代谢的变化

√ 胰岛素抵抗

肥胖的朋友糖代谢容易出现问题，其中一个重要的特点就是胰岛素抵抗。胰岛素抵抗，这个名字听起来有些高深莫测。简单地理解就是，胰岛素的敏感性下降了，吃同等量的食物，正常分泌的胰岛素已经没有办法像正常工作那般降糖了，所以身体里的胰腺会分泌更多的胰岛素来降糖，胰腺超负荷工作。如果不加控制，后期可能发展为糖尿病，这就是所谓的胰岛素抵抗。

想象一下，你的身体就像一座繁华的城市，每个细胞因子就像忙碌的市民，他们各司其职，维持着城市的和谐与秩序。然而，当城市里的脂肪细胞开始不受控制地膨胀，就像是城市的人口激增，住房紧张，各种社会问题随之而来。

这些增大的脂肪细胞，就像是人口过剩的社区，它们释放出各种细胞因子，这些因子原本是用来维护身体秩序的，但现在却变成了扰乱社区的“不良分子”。他们中的许多是促炎因子，就像是引发社区混乱的街头混混，他们数量的激增导致整个城市（也就是我们的身体）处于胰岛素抵抗和动脉粥样硬化的风险之中。

而在肌肉和肝脏区，脂肪颗粒的堆积，就像是违章建筑，它们占据了脏器细胞的宝贵空间，让细胞对血糖的敏感性下降，导致血糖吸收不畅，游离血糖升高，造成高糖症、胰岛素抵抗以及β细胞在2型糖尿病患者体内的凋亡。

正常情况下，胰岛素会帮助身体分解脂肪，让脂肪细胞“瘦身”。但当胰岛素抵抗出现时，便会阻断胰岛素的作用，导致脂肪分解的通道受阻。这样一来，脂肪细胞不仅无法瘦身，反而变得越来越臃肿。随着脂肪细胞的增多，他们对胰岛素的反应也会变得越来越迟钝，形成一个恶性循环。

同时，胰岛素抵抗还会让我们的身体陷入一个高糖环境，这会刺激血清生长因子的增加，引发血脂水平的升高，同时增加胰岛素样生长因子、游离脂肪酸和低密度脂蛋白胆固醇的水平。这些因素加在一起，就会大大增加动脉粥样硬化的风险，从而影响我们的心血管健康。

√ 糖代谢的生物节律

对于健康人来说，身体对胰岛素的敏感性和处理葡萄糖的能力在一天中是不断变化的。正常情况下，清晨和深夜，身体对胰岛素的响应和处理血糖的能力是不一样的。然而，对于严重肥胖的朋友来说，他们的身体无论白天黑夜，对胰岛素的敏感性和血糖处理能力都近乎一致。

为何会有这样的差异呢？科研人员解释，这或许与我们在睡眠过程中分泌的一些激素密切相关。比如，生长激素和肾上腺皮质激素，它们在一天中的分泌有着规律的节奏。然而，对于严重肥胖的朋友，这个节奏可能会被打破，导致胰岛素敏感性和血糖处理能力失常。

四、脂代谢的变化

√ 脂肪合成增加

肥胖的朋友脂肪代谢有何独特之处？答案就在于脂肪合成的增加。原因可以归结为两点：一是过度摄入的糖在体内转化成脂肪，多余的部分便转化为脂肪堆积起来；二是胰岛素抵抗现象，使得血糖无法顺利进入组织细胞，导致血糖水平上升，身体为了平衡血糖，将多余的糖分转化为脂肪储存起来。这两大因素共同作用，使得肥胖人士的脂肪合成速度加快，脂肪含量也随之飙升。

√ 脂肪分解减少

肥胖，不仅仅是因为脂肪合成增加，脂肪分解的过程也有很大影响。脂肪分解的旅程，始于一个被称为“脂肪动员”的过程。想象一下，脂肪细胞就像是一个个小小的仓库，储存着大量的脂肪。而脂肪动员，就是打开这些仓库的大门，让脂肪走出仓库，进入血液循环。

这个过程是怎么进行的呢？答案就在脂肪酶手中。脂肪酶就像是一名勤劳的工人，它作用在脂肪细胞上，让脂肪细胞内的脂肪逐步水解，变成游离脂肪酸和甘油。这些小分子物质就能穿过细胞膜，进入其他组织细胞，供给它们能量。

然而，肥胖的朋友往往存在内脏脂肪堆积，使得这个进程受到了阻碍。脂肪酶的活性降低，脂肪分解的速度自然也就慢了下来。

五、蛋白质代谢的变化

尽管蛋白质不是主要的能量来源，但它确实可以在人体内被转化为脂肪储存起来。然而，这种转化过程生成的脂肪量相对较少，对肥胖的发生和发展影响较小。

值得注意的是，肥胖的朋友血浆中的一些蛋白质，如总蛋白、白蛋白和球蛋白，通常都在正常范围内。但他们血浆中的一些氨基酸，如精氨酸、亮氨酸、异亮氨酸、酪氨酸和苯丙氨酸等，可能会增多。

六、水盐代谢的变化

与健康体重的人相比，肥胖的朋友身体里脂肪所占的比例要大很多。健康成年男性一般脂肪总量占体重的15%，女性则为22%，但对于肥胖人士来说，他们身体里的脂肪可能会占到体重的25%～35%。又因为脂肪组织里的水分含量比其他组织要少很多，因此，肥胖的朋友身体里的水分含量就会比健康体重的成年人低，健康体重者含水量为50%以上，其中细胞内水分占30%，细胞外水分占20%，而肥胖人士身体里的水分含量可能会低于30%。

然而，也有少数肥胖的朋友在短期内体重很快增加，用进食多余能量的原因不能解释，他们自觉面部、手、足出现明显浮肿，这显然与水盐潴留有关。而这样的肥胖朋友在采用低能量饮食治疗时，最初几天就表现出体重迅速下降，这可能是利尿消肿的结果。

第四节　影响体重的各种因素

当我们在镜子前审视自己的身材，满意或不满时，有没有想过：是什么决定了我们的体重？为何有些人能轻松保持苗条的身材，而其他人无论怎么努力，脂肪仍长存？

体重秤上所显示的看似简单的数字，实际上是身体内外环境交织作用的结果。对体重问题的探讨，不仅是追求健康的征程，更是对自我认知和生活方式的深入反思。我们需要明白，体重变化是多种因素共同作用的结果。这些因素包括但不限于遗传、饮食习惯、环境因素和心理状态等。它们相互交织、相互作用，共同塑造着我们的体重和身材。

一、饮食习惯

随着我国经济的飞速发展和食物供应的丰富，人们的饮食习惯也发生了翻天覆地的变化。更多人开始偏爱精制碳水化合物、加工过的高淀粉食物、含糖量高的水果、高糖饮料及甜品等。这导致许多人的胰岛素像过山车一样飙升又急速下降，每天在糖瘾的困扰中让葡萄糖渗入细胞内，脂肪便趁机堆积在体内，久而久之，体重便增加了。

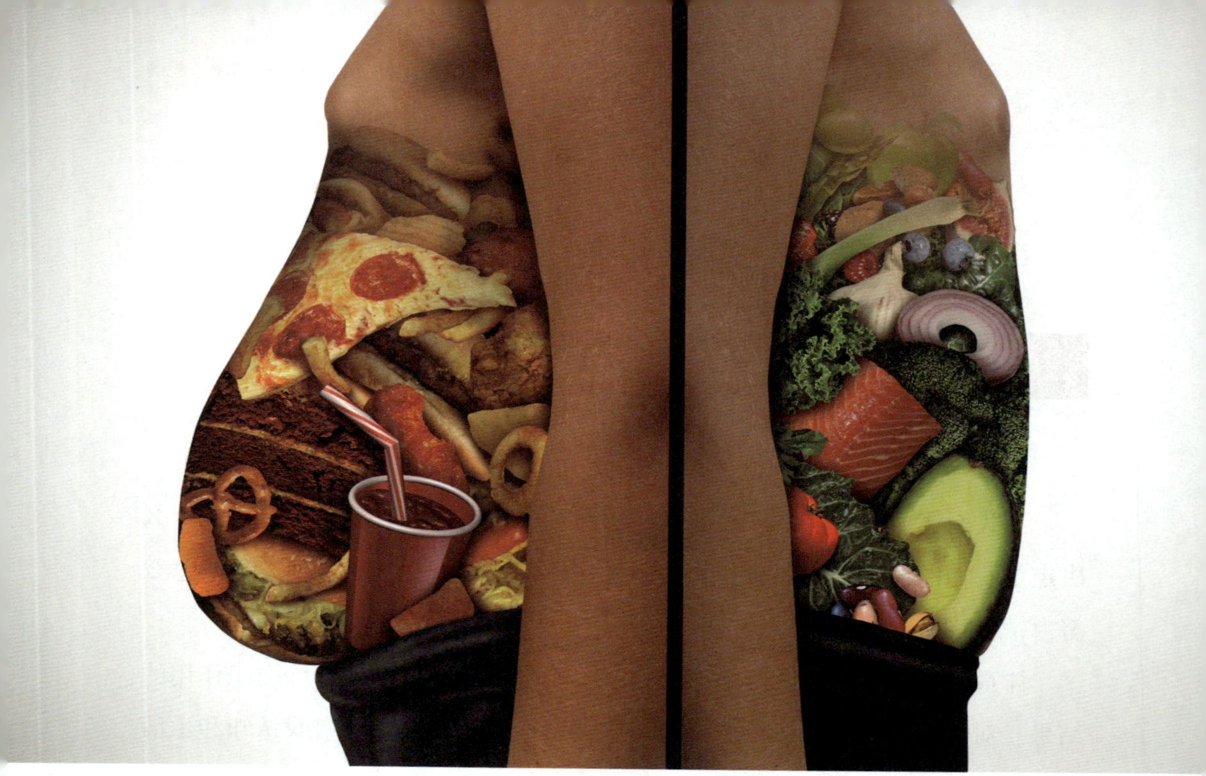

√ 饮食结构改变

如今，许多人的日常饮食中，精制碳水化合物和劣质脂肪食物越来越多，而新鲜蔬菜、优质脂肪等摄入量却在减少。这样一来，身体所需的膳食纤维和微量元素就可能摄入不足。这样的饮食习惯虽然短期内可能让人得到满足，但长远来看，却增加了肥胖的风险，威胁我们的身体健康。同时，现代饮食习惯使居民日常摄入的食物种类逐渐减少，导致营养不均衡的情况发生，也是导致肥胖的一个重要因素。

√ 不良的饮食习惯

跳过早餐直接吃午餐和晚餐，可能会因为饥饿而吃更多，导致一天摄入的食物总量增加。这就像一个隐藏的“能量陷阱”，让我们在不知不觉中摄入过多热量。根据《中国居民膳食指南（2022）》[7]的建议，三餐的食物能量分配要合理，具体的能量分配情况详见表2–2。

表 2-2　三餐能量分配

餐次	能量分配
早餐	25% ~ 30%
午餐	30% ~ 40%
晚餐	30% ~ 35%

尤其到了晚上，如果吃得过多，而身体活动量较少，多余的能量就会在体内转化为脂肪储存起来。这就像一个“能量银行”，你把多余的能量存进去，时间一长，体重就会增加。

许多人可能认为加餐和零食是日常生活的小插曲，但如果不加以控制，它们可能会成为体重上升的隐形推手。

不合理加餐通常指的是在正常三餐之外，频繁地进食高热量的食物，如炸鸡、薯条、甜点等。这些食物富含糖分和油脂，热量极高，如果摄入过多，不仅会增加总热量的摄入，还可能影响身体代谢平衡，导致体重增加。

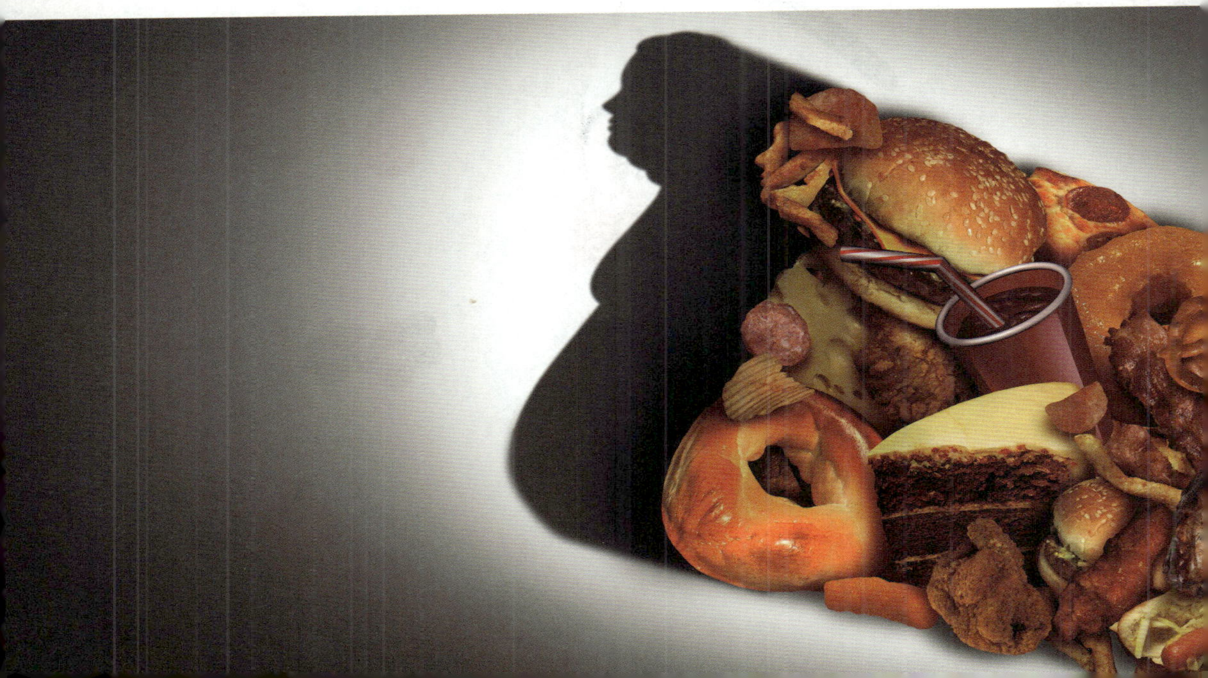

经常吃太多零食也是一个不容忽视的问题。许多零食，如糖果、饼干等，虽然体积小，但热量不可小觑。如果经常大量食用这些零食，尤其是在看电视、玩游戏、聊天时分心食用，就容易因为没有留意到它的食用量，使人产生“没吃够”“没吃饱”的错觉，从而不断进食导致摄入过多的热量。

为了控制体重，我们应该尽量避免不合理的加餐和零食。除了需要控制加餐次数，还应当选择健康的食物，如低糖水果、无糖酸奶、原味坚果等，这些食物富含营养素，热量相对较低。同时，也要控制零食的摄入量，尽量避免在餐后或分心时食用。

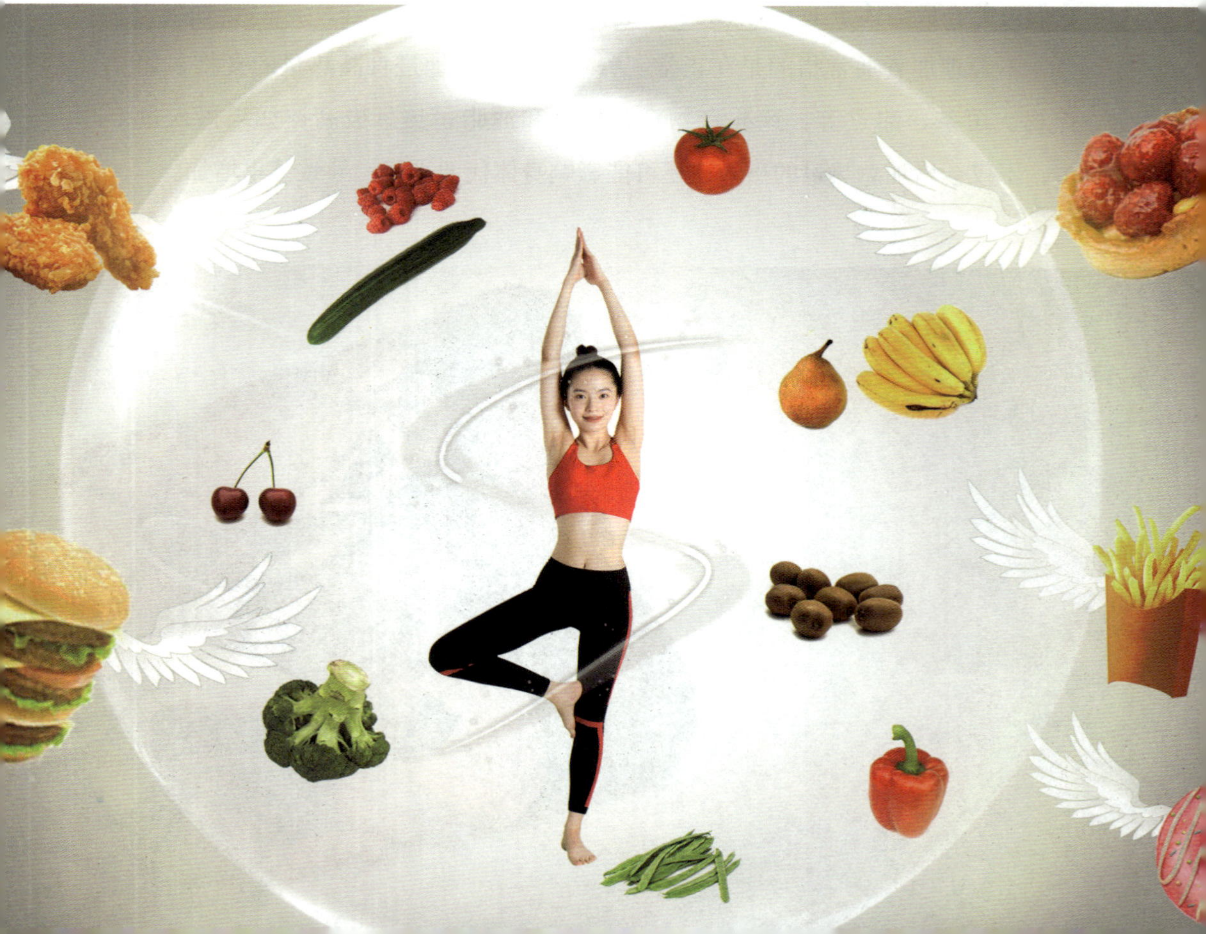

二、体力活动

运动是保持健康体重的关键所在。想象一下，运动就像是一把火，燃烧我们摄入的多余热量，而这个过程，就是我们维持体重不增的秘密武器。适量的运动，刺激我们的新陈代谢，让身体像一个高效运转的机器，消耗掉那些可能导致肥胖的热量。

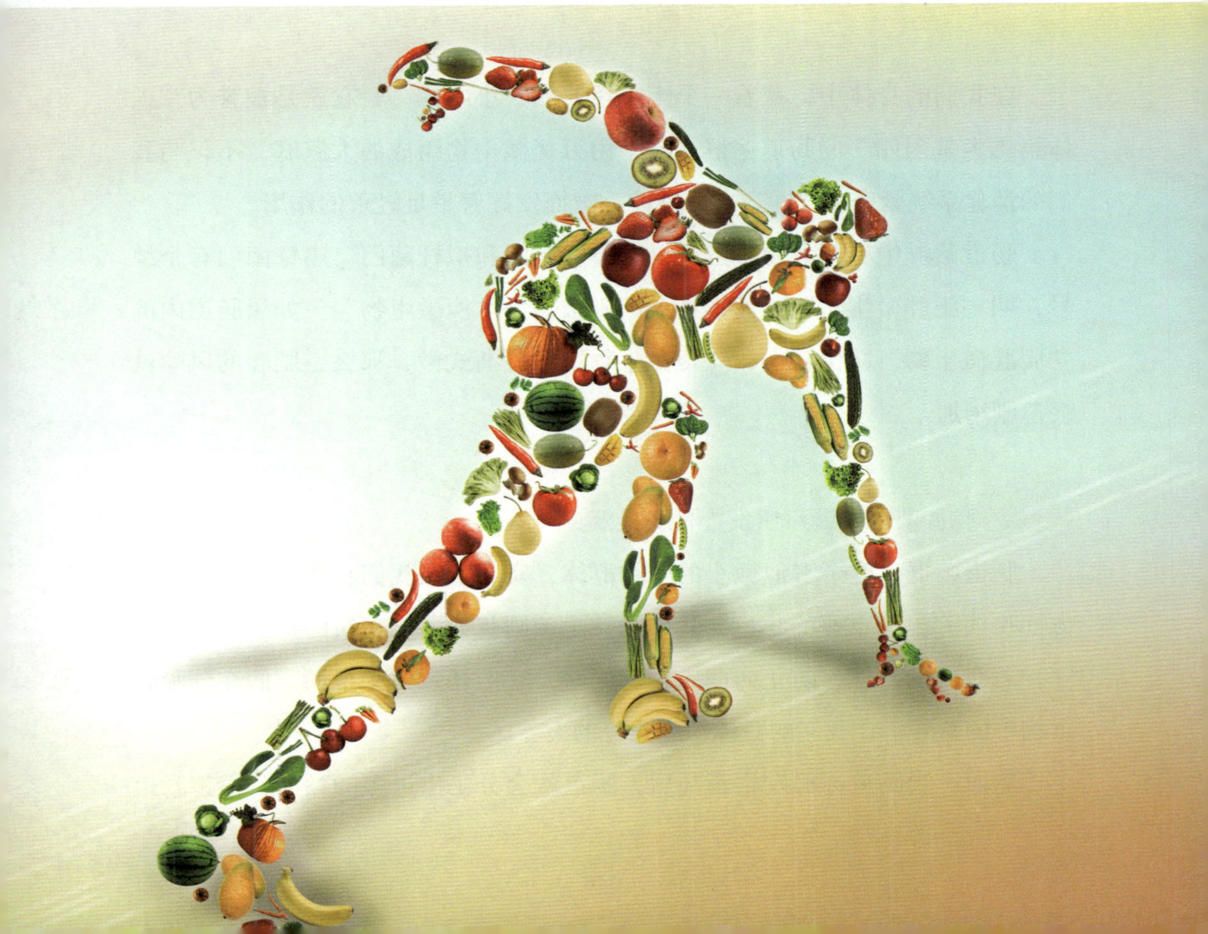

然而，如果长期缺乏运动，就像是把火熄灭，身体的能量消耗大幅度减少，热量开始积累，成为堆在角落的脂肪，一天天增多。对于那些长时间坐在办公桌前的人来说，基础代谢率几乎占据了他们每日能量消耗总量的70%，食物热效应消耗约占10%，剩下的，就只能变成不愿看到的脂肪。

有研究显示，每天花费4小时以上看电视的女性，相比于每天只看1小时电视的女性，她们肥胖的可能性要大2倍。这就像是在说，长时间坐在沙发上，除了会让遥控器成为你的好朋友，还可能让你和肥胖成为不期而遇的“伙伴”。

三、肠道菌群

在我们的身体中，藏着一个至关重要的“小团体”，它就是被誉为“人体第二大基因库”的肠道菌群。这个由万亿微生物组成的大家庭，不仅与我们的消化系统紧密相连，还在管理体重方面发挥着举足轻重的作用。

肠道菌群中有两大领军菌门——厚壁菌门和拟杆菌门。厚壁菌门有个绰号，叫“肥胖微生物”，而拟杆菌门则被誉为“瘦微生物”。如果肠道内的“肥胖微生物”队伍壮大，“瘦微生物”却日渐式微，那么，肥胖的风险就会急剧增加。

√ 肠道菌群失调可诱发慢性炎症反应

肠道菌群，这个看似微小的生物群体，实际上在我们身体的安全和健康方面扮演着十分重要的角色。其中的益生菌则犹如一支精锐的护卫队，时刻守护着我们的身体，防止病菌入侵。同时，它们还致力于帮助我们充分吸收食物中的营养，让我们的身体得到充分的滋养。

然而，当肠道菌群发生紊乱后，肠道就会分泌出过多的黏液，损害肠道的屏障功能。这时，炎症因子纷纷出走，四散到全身，给身体健康带来隐患。肥胖朋友的肠道微生物平衡岌岌可危，一旦肠道屏障受损，炎症因子便乘机进入血液循环，让身体长期处于低水平的炎症状态[8]，危害健康。

√ 肠道菌群调节能量稳态

肠道菌群在我们不知情的情况下，会帮助我们将胆固醇转化为胆汁酸，从而降低胆固醇水平。可是，当我们的身体陷入肥胖危机时，这些善良的肠道菌群数量就会大大减少，胆固醇的转化过程受到阻碍，导致胆固醇水平飙升[9]。

√ 调控摄食行为

肠—脑轴，这个词语可能听起来有些让人摸不着头脑，但它实际上是我们体内一个神奇的交流通道。这个通道由两部分组成：肠道菌群和我们的中枢神经系统。它们通过神经信号和体液循环，形成一个双向互动的神经网络。

想象一下，当我们进食后，肠道微生物会忙碌地分解食物，同时释放出一些神秘物质，如胃饥饿素。这些小分子就像秘密特工，穿越我们的神经系统，到达下丘脑。在这里，它们发挥神奇魔力，调控我们的食欲。

然而，对于肥胖的朋友来说，这个神奇通道则会出现故障。他们无法准确接收到饱腹感的信号，仿佛一个调节食欲的“开关”失灵了。这就导致了一个可怕的结果：他们总是觉得饥饿，吃得过多，体重也随之飙升[10]。

四、过劳肥

在繁华的现代都市中，无数人被快节奏的生活和工作紧紧追赶，疲于应对。日常生活中，不少人因压力过大，生活习惯和饮食习惯悄然发生变化。熬夜加班、睡眠不足、运动稀缺，甚至沾染上抽烟、酗酒等不良嗜好。在饮

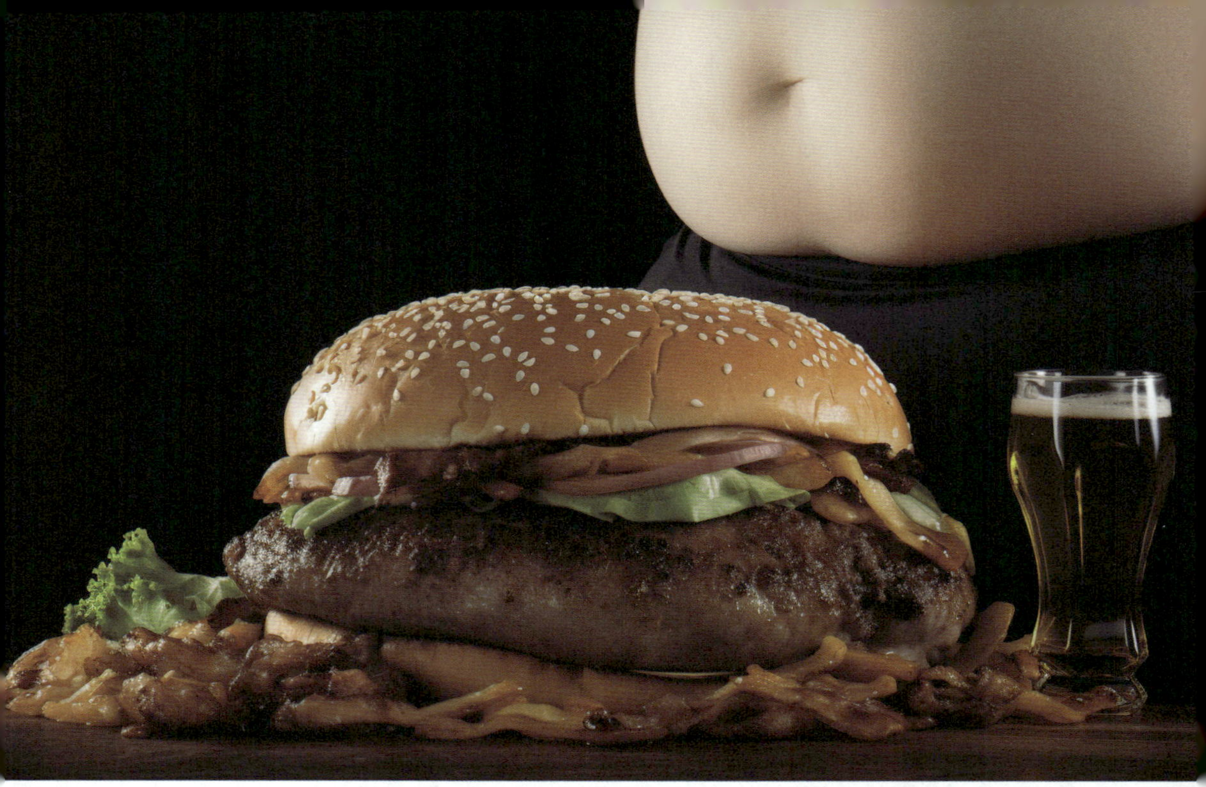

食方面，他们或许会忽略早餐，或者陷入暴饮暴食的怪圈，这些都为肥胖埋下了伏笔。

尽管这些人很忙，但他们的身材并未因此变得苗条，反而更容易走向肥胖，这便是困扰人的“过劳肥”。原来，当身体长期处于高压状态，不仅睡眠质量大打折扣，正常的代谢过程也会受到干扰。当身体无法有效消耗摄入的热量时，脂肪便开始在体内堆积，最终导致体重增加。

肥胖并非仅仅关乎外表，它更会对身体的内分泌系统产生深远影响，引发激素水平的失衡。这种失衡可能诱发一系列健康问题，如心血管疾病、糖尿病等，给身心健康造成严重威胁。

五、瘦素

瘦素，这个神奇的小分子，源自脂肪组织，却拥有强大的调节力量。它就像身体内的“食神”，掌控着我们的食欲[11]。当体脂减少或饥饿来袭时，瘦素的含量会在血清中明显下降。这时，这个小家伙会激发你的食欲，鼓励你大开吃戒，同时还降低自身能量消耗。反之，当体脂上升，瘦素的含量也会随之升高，它就会变身“节食达人”，抑制你的食欲，让你少吃一点，同时加速新陈代谢。

瘦素就这样默默守护着我们的能量平衡和体重。然而，并非所有人都对瘦素敏感。肥胖的朋友往往因为瘦素信号受损，导致瘦素无法发挥应有的作用，从而陷入恶性循环，体重越来越重。这就是所谓的“瘦素抵抗”。

此外，瘦素在脂肪代谢中也有着举足轻重的地位。遗憾的是，多数肥胖的朋友存在瘦素抵抗，这使得他们对脂肪代谢的调节能力大打折扣，进而导致肥胖程度加剧[12]。

六、心理因素

√ 压力

它虽无形，却拥有强大的力量，在不经意间对我们的身体产生深远的影响。压力，这个无处不在的隐形杀手，无论来自工作、生活琐事还是人际关系，都在我们体内悄然累积。当我们身处压力之下，身体会释放出一种名为皮质醇的应激激素。这种激素的分泌，不仅对我们的心理状态产生影响，更在不知不觉中改变我们的饮食习惯和身体代谢。

首当其冲的便是对食物的渴望。你是否发现，在压力大的时候，那些高糖、高热量的食物变得极具诱惑力？这一切的罪魁祸首便是皮质醇。这种激素会改变我们大脑对食物的反应，让我们更倾向于选择高热量、高糖分的食物，以寻求片刻的安慰和放松。

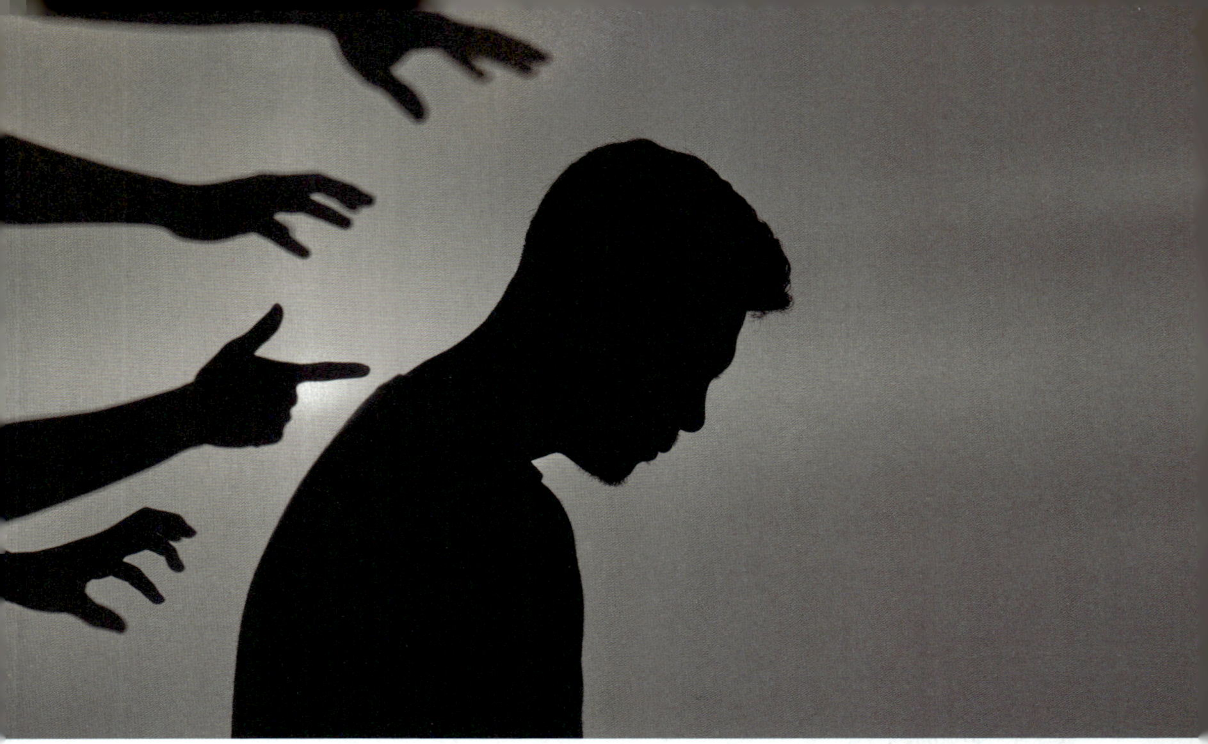

√ 社交因素

我们的朋友圈、家人的饮食习惯、生活方式和态度，如同看不见的手，悄无声息地影响着我们的体重。当你置身于一个活力四射、健康气息浓厚的社交圈，朋友们纷纷热衷于健康饮食和运动，你很容易被这样的氛围感染，从而关注饮食和运动，轻松保持健康体重。

朋友的热情极具影响力，户外活动如徒步、骑行或游泳等，让你跃跃欲试。在欢声笑语中，锻炼身体，结交志同道合的朋友。这种积极的社交互动，犹如一阵春风，吹散体重管理中的阴霾。

然而，若社交圈中充斥着不良饮食习惯和懒散的生活方式，我们也可能受到负面影响。例如，朋友们经常外出聚餐，大快朵颐，或者在家懒散度日。在这样的环境下，你可能会受到影响，放纵饮食，忽视运动。糟糕的社交环境，让你陷入恶性循环，体重逐渐攀升。

七、遗传因素

首先，我们来聊聊“遗传”这个神奇的词汇。遗传使我们从父母那里继承了无数基因信息，这些基因就像生命中的密码，不仅决定了眼睛颜色、身高，还在很大程度上影响着我们的体重和体型。身体内部这张由基因编织的复杂网络中与体重和肥胖相关的基因多达数百种，它们共同发挥着作用，影响着我们的体重。

观察亲朋好友，我们会发现体重和肥胖似乎有一种奇妙的遗传倾向。据统计，如果双亲体重都正常，子女肥胖的发生率只有10%；但如果有一方肥胖，子女的肥胖发生率会增加到50%；当双亲都肥胖时，子女肥胖的发生率更是高达70%。更神奇的是，肥胖不仅具有遗传性，甚至连脂肪分布的部位和骨骼状态也受到遗传的影响，而且这种遗传倾向还表现在脂肪细胞数目的增多和（或）细胞体积的增大。

我们常常惊叹：“为什么有的人喝水都会长胖，而有的人吃很多却还是很瘦？”这其实与每个人的代谢能力有关，而这种代谢能力的差异在很大程度上可能与基因有关。同样吃一份美食，每个人的身体反应却截然不同。有的人能迅速将食物转化为能量消耗掉，而有的人却可能将大部分食物转化为脂肪储存起来。这就是为何每个人的体质都是独一无二的，有些人容易发胖，而有些人却很难增加体重。

当然，遗传并非决定性因素，环境和生活方式同样至关重要。通过合理的饮食、适当的运动、良好的作息习惯等途径，我们依然可以调整和管理自己的体重，实现健康的生活。所以，别再过分担心遗传影响，而是积极改善生活方式、为自己的健康负责。

八、环境因素

随着现代工业化和城市化的飞速发展，环境污染问题日趋严重。令人惊讶的是，环境污染与我们体重之间竟然也存在着千丝万缕的联系。这不禁让人疑惑，环境污染不是主要影响我们的呼吸、水源和生态环境吗？怎么还会和体重挂钩呢？下面就让我们一起揭开这个神秘的面纱，看看环境污染究竟是如何影响我们的体重的。

√ 空气污染

空气污染对健康的威胁，早已人尽皆知。长期呼吸被污染的空气，难免会遭受呼吸系统疾病、心血管疾病等的折磨。但你是否听说过，空气污染竟然还可能影响我们的体重？是的，你没有听错！在不知不觉间，空气中的颗粒物已成为健康隐患，悄悄改变着我们的身体状态。

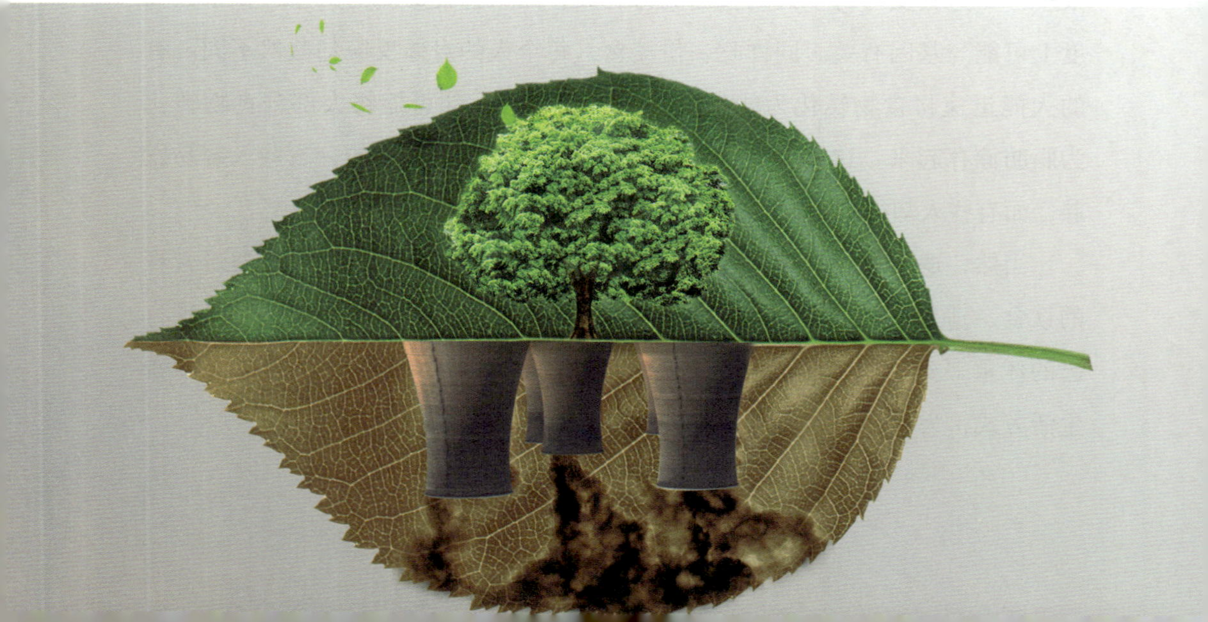

想象一下，身体如同一个战场，空气中的颗粒物就是敌方的间谍，它们悄无声息地侵入我们的防线。日积月累，身体不得不启动炎症反应，以应对这些无处不在的威胁。可惜，这种炎症反应并非有益无害，它不仅可能导致呼吸系统疾病，还会对我们的代谢过程产生负面影响。受到炎症反应的影响，代谢过程可能变得紊乱，导致体重波动，引发肥胖。

√ 水体污染

我们都知道，工业废水和生活污水是水体污染的两大“元凶”。当一滴被污染的水，携带着重金属、有毒有机物等有害物质进入人体后，这些有害物质随着水分子在人体内扩散，可能干扰我们的内分泌系统，打破身体的代谢平衡。

例如，水污染中的某些物质可能会对我们的甲状腺功能产生影响，而甲状腺功能异常，恰恰与体重问题息息相关。

√ 土壤污染

假如土壤被污染了，那么在这片土壤中生长起来的农作物及加工后的食品可能会含有对人体有害的物质，如重金属、农药残留等。而土壤中这些有害物质并不会在短时间内消失，相反，它们可能会滞留数年甚至数十年，然后通过食物链一步步进入我们的身体，悄无声息地积累。这些有害物质可能会干扰我们的思维能力，影响消化系统，甚至对内分泌系统造成损害，导致身体代谢失衡，进而引发体重异常等问题。

参考文献

[1] 中华人民共和国国家卫生和计划生育委员会 . 成人体重判定 : WS / T 428-2013 [S] . 中国标准出版社 , 2013 .

[2] 中国肥胖问题工作组数据汇总分析协作组 . 我国成人体重指数和腰围对相关疾病危险因素异常的预测价值 : 适宜体重指数和腰围切点的研究[J] . 中华流行病学杂志 , 2002 (01) : 10-15 .

[3] Qassim , Ibrahim , Mohammad , et al . Measurement of Visceral Fat , Abdominal Circumference and Waist-hip Ratio to Predict Health Risk in Males and Females [J] . Pakistan journal of biological sciences : PJBS , 2019 , 22 (4) : 168-173 .

[4] 陈筵明 , 龚维坤 , 孙英芬 , 等 . 昼夜节律紊乱与2型糖尿病关系的研究进展[J] . 中国细胞生物学学报 , 2020 , 42 (09) : 1684-1693 .

[5] 吴为群 . 体重管理职业水平评价教材[M] . 北京 : 中国医药科技出版社 , 2020 .

[6] 郭力 , 李廷俊 . 肥胖症预防与调养[M] . 北京 : 中国中医药出版社 , 2016 .

[7] 中国营养学会．中国居民膳食指南(2022) [M]．北京：人民卫生出版社，2022．

[8] 朱彤彤，叶进．肠道菌群与儿童肥胖发病机制的研究进展[J]．中国中西医结合儿科学，2023，15(05)：420-425．

[9] Liang C，Guo M，Liu T，et al．Profiles of gut microbiota in children with obesity from Harbin，China and screening of strains with anti-obesity ability in vitro and in vivo [J]．J Appl Microbiol，2020，129(3)：728-737．

[10] Dong TS，Guan M，Mayer EA，et al．Obesity is associated with a distinct brain-gut microbiome signature that connects Prevotella and Bacteroides to the brain's reward center[J]．Gut Microbes，2022，14(1)：2051999．

[11] 安冬，杨军红，宋晓萌．甜菜碱改善肥胖及相关代谢紊乱作用机制的研究进展[J]．中南药学，2021，19(07)：1393-1398．

[12] 魏秀秀．超重/肥胖合并糖耐量异常的临床特征及中医证型研究[D]．北京：北京中医药大学，2020．

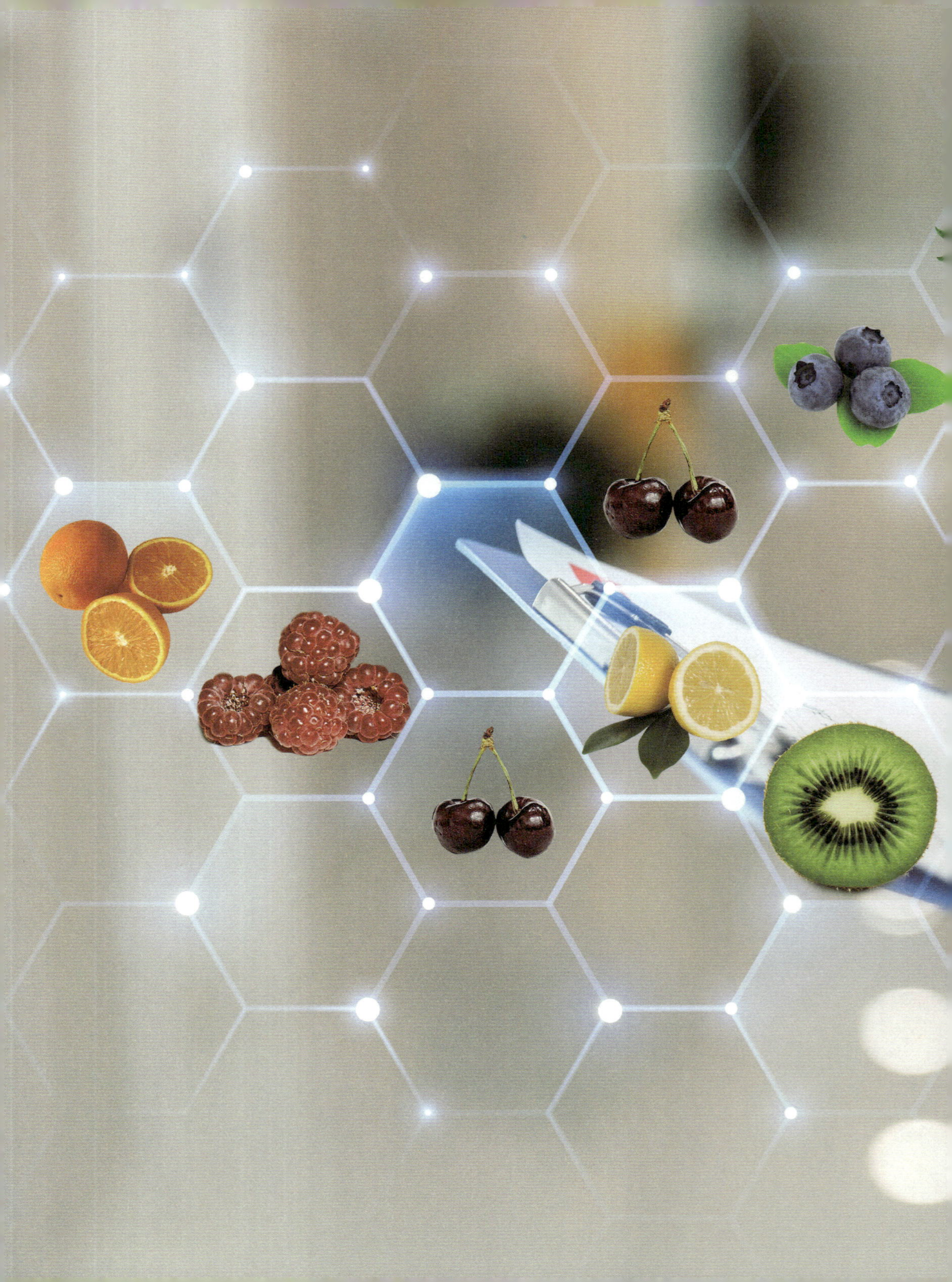

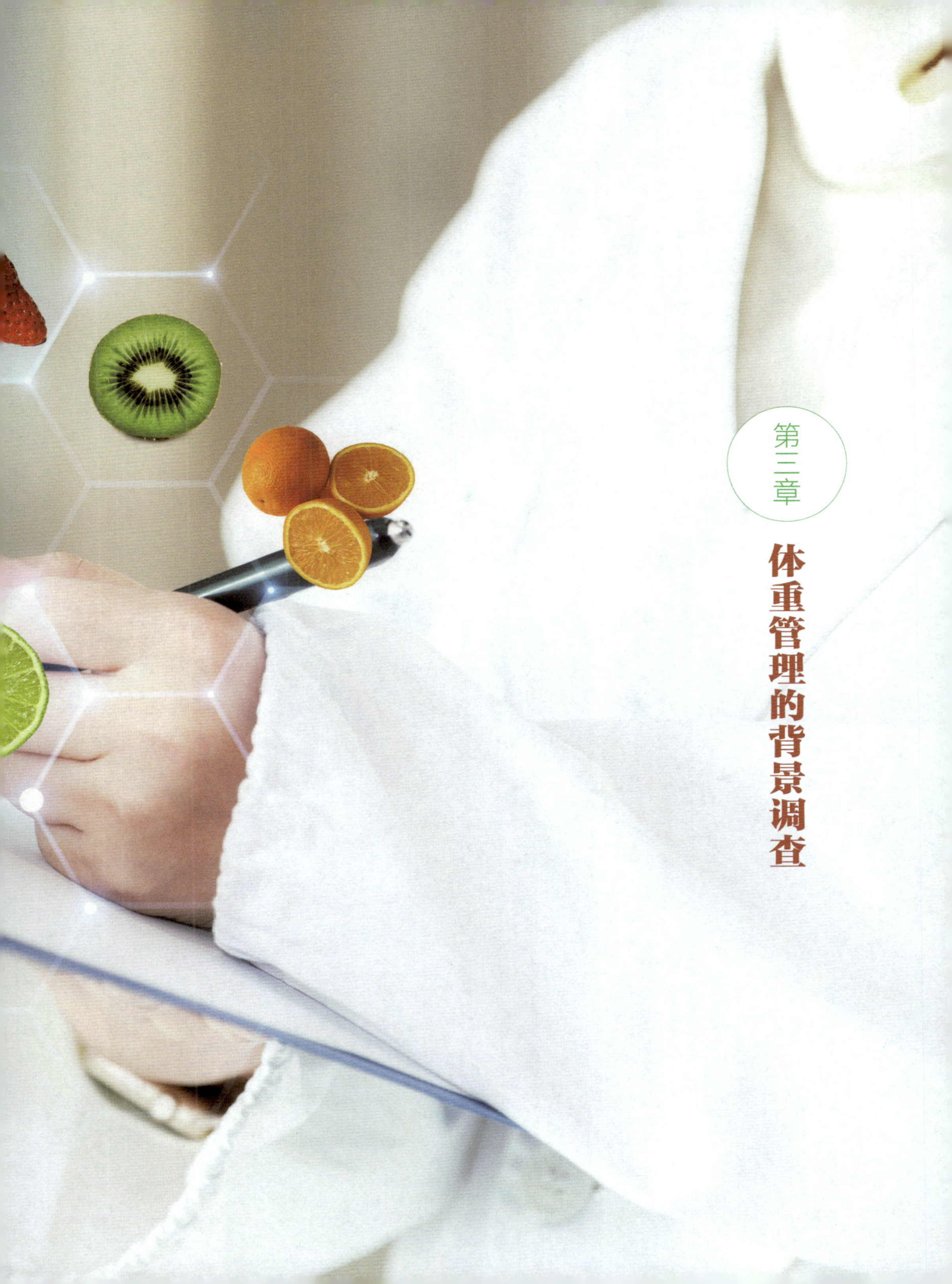

第三章 体重管理的背景调查

一套科学的营养干预策略需要从深入了解对方的身体状况和对其进行全面的营养评估开始，根据个人的具体情况来量身定制合适的体重管理方案，唯有如此，我们才能精确掌握他们的需求，明确何处需要调整和改进，从而帮助他迈向健康的生活方式。

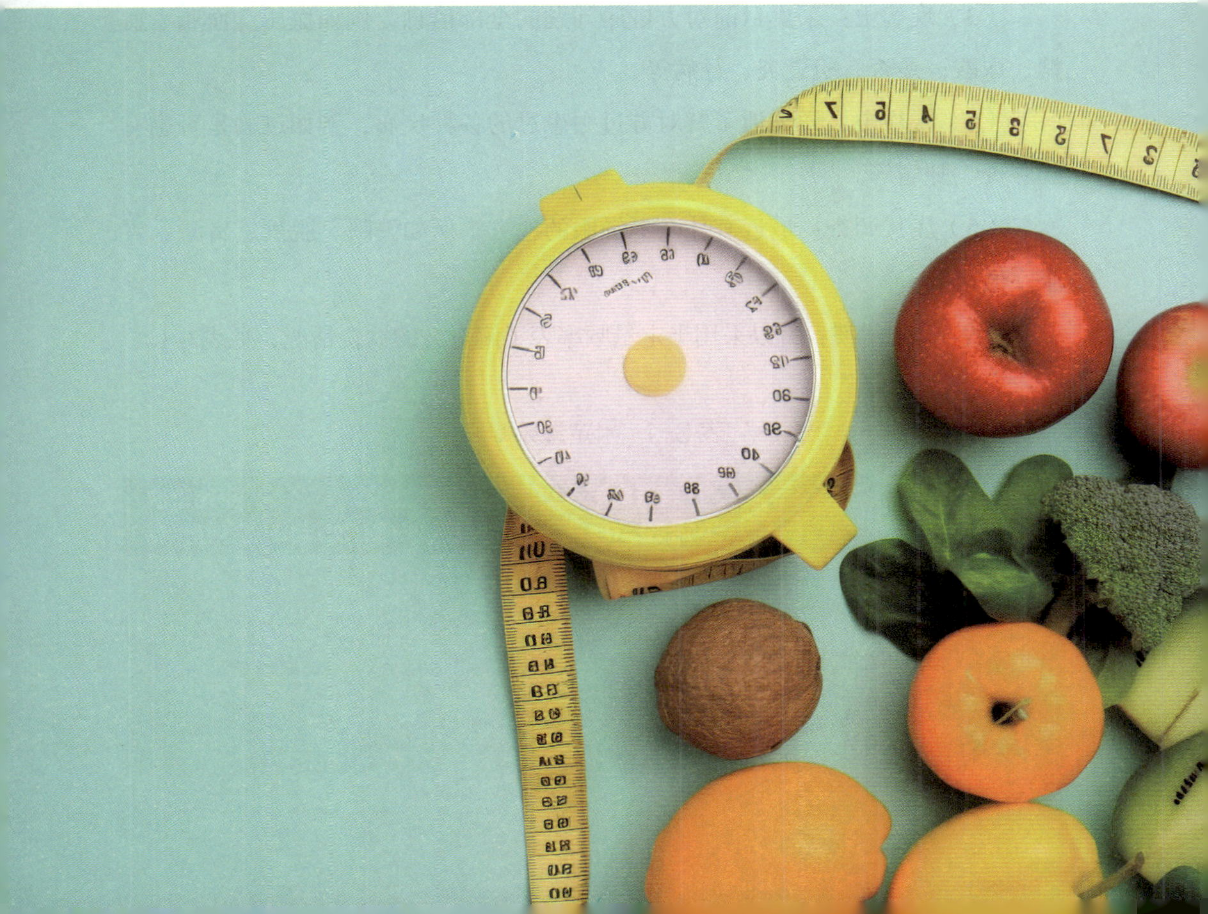

一、身体状况评定

在开展体重管理之前，我们的首要任务就是对对方进行全面的身体状况评估，深入了解他们的基本状况。

必须要了解的内容包括：

（1）自然项目：性别、年龄、身高、体重等，还要了解他们是自己做饭、经常点外卖还是在单位食堂吃，晚上应酬多不多，喝酒多不多等。

（2）工作性质：了解对方是体力劳动者还是脑力劳动者；是否上夜班，日夜颠倒的人要对他们的饮食时间进行个性化的设计。

（3）现病史：采集目前对方健康问题的全部信息，例如血压、血脂、血糖、尿酸，是否有胆囊炎、肾病等。

（4）既往史：详细地了解对方过去患过的各种疾病，例如过去是否患有胰腺炎、肿瘤等。

（5）症状调查：最近有什么不舒服的地方，例如失眠、脱发、胃酸、胃胀、便秘等。

（6）饮食习惯：可以采用半定量频率表了解对方的饮食情况，见表3-1。

表 3-1　半定量频率表

食物名称	是否食用（1=是，0=否）	进食次数（次/日、次/周、次/月）			平均每次食用量（克）
米饭					
粥（哪种粥）					
干的面食（馒头、花卷、烙饼等）					
面条、米线					
粗粮（谷类、根茎类和杂豆类）					

续表

食物名称	是否食用（1=是，0=否）	进食次数（次/日、次/周、次/月）			平均每次食用量（克）
瘦肉（猪、牛、羊、鸡、鸭肉）					
肥肉					
内脏					
水产类（鱼、虾、蟹等）					
蛋类					
牛奶、酸奶					
大豆类及豆制品					
深色蔬菜（绿、橙红、紫色）					
新鲜水果					
坚果					
生活习惯					
饮食方式		次/日	次/周	次/月	基本没有
在外就餐					
咸菜					
甜食（包括无糖食品）					
加工食品（香肠、方便面等）					
饮料					
油炸食品					
辛辣食品					
盖浇饭					
汤					
海产品（紫菜、海带、海鱼等）					
是否口重		不	适中	较重	非常重

注：

1. 该调查表调查对方近三个月的饮食习惯。上半部分要填频率和一次的摄入量，下半部分只填频率就可以。
2. 频率和平均一次的摄入量都是估算，不可能十分准确，也不可能每一次吃的饭量都一样。但是要相信习惯的力量，大多数情况下，每一次就餐所盛的饭菜量相差不会太大。

3. 在询问频率时先问每天吃几次；如果不是，立即转问每周吃几次；如果还不是，立即转问每月吃几次；如果一个月平均不到一次，算作0。把频率与一次平均摄入量相乘，再除以相应天数（频率按周计算则除以7，按月计算则除以30），以核算出每天摄入量。
4. 碳水化合物 = 粮食类 + 水果中碳水化合物；优质蛋白 = 肉 + 蛋 + 奶 + 鱼 + 内脏 + 大豆及其制品中的蛋白质，比如，一个鸡蛋含有6 g蛋白质，100 mL牛奶含有3 g蛋白质，100 g瘦肉含有20 g蛋白质。这只能是大概，太细的调查，对方和体重管理师都会崩溃。
5. 油类不好计算，可以通过以下几个内容推断：肥肉、内脏、坚果、油炸食品、食用油。
6. 蔬菜内容填写时一定要强调新鲜蔬菜，水果也是指新鲜水果。
7. 最好用食物模具来演示，让对方有直观的感觉，方便沟通。

（7）运动方面：工作中的运动量、家务劳动量，是否有专门的运动项目，以及持续时间、频率，运动时是否出汗等。

（8）睡眠：睡眠时间和睡眠质量，是否经常熬夜。

（9）心理状态：心理压力大的人交感神经兴奋，激素释放增多，因而会增加营养需求。如果有焦虑、抑郁倾向，还要做相应的心理量表调查。

（10）不良嗜好：吸烟、饮酒、赌博、玩手机成瘾等不良嗜好。

（11）营养品情况：有没有使用一些保健品或额外补充某些营养素？吃了哪几种？多大剂量？

（12）体检报告：这里面的内容尽管不全，但是主要的化验和辅助检查的内容已经包含在内，省时省力。

二、健康状况评估

当我们深入了解对方的生活习惯和身体状况后，接下来，我们需要对他们的健康状况进行全面评估。让我们一起从以下几个方面来揭秘对方的健康密码。

（1）能量：每天摄入的总能量是多还是少？三大能量营养素的比例如何？

（2）营养素：每天摄入的碳水化合物、蛋白质、脂肪、维生素、矿物质、膳食纤维、水等营养素的量是否合理？具体是哪种营养素过量或缺乏？每日饮水量是否合适？

（3）胃肠功能：是否有胃肠功能改变？能不能经口进食？有没有吞咽能力问题？咀嚼有没有问题？有没有腹泻的问题？

（4）食物与药物相互作用：某些药物会影响营养素的吸收利用。

（5）是否营养不良？

（6）有没有与营养相关的生化指标改变：例如，是否存在贫血或白蛋白减少？

（7）是否缺乏食物营养知识？

（8）外界条件限制：比如，是否行动不便，有没有人能够按时送食物？是否存在经济条件限制，导致很多应该摄入的食物无法购买的情况？

当我们对对方的情况进行详细了解后，便可根据他们的信息进行体重管理方案的设计了。

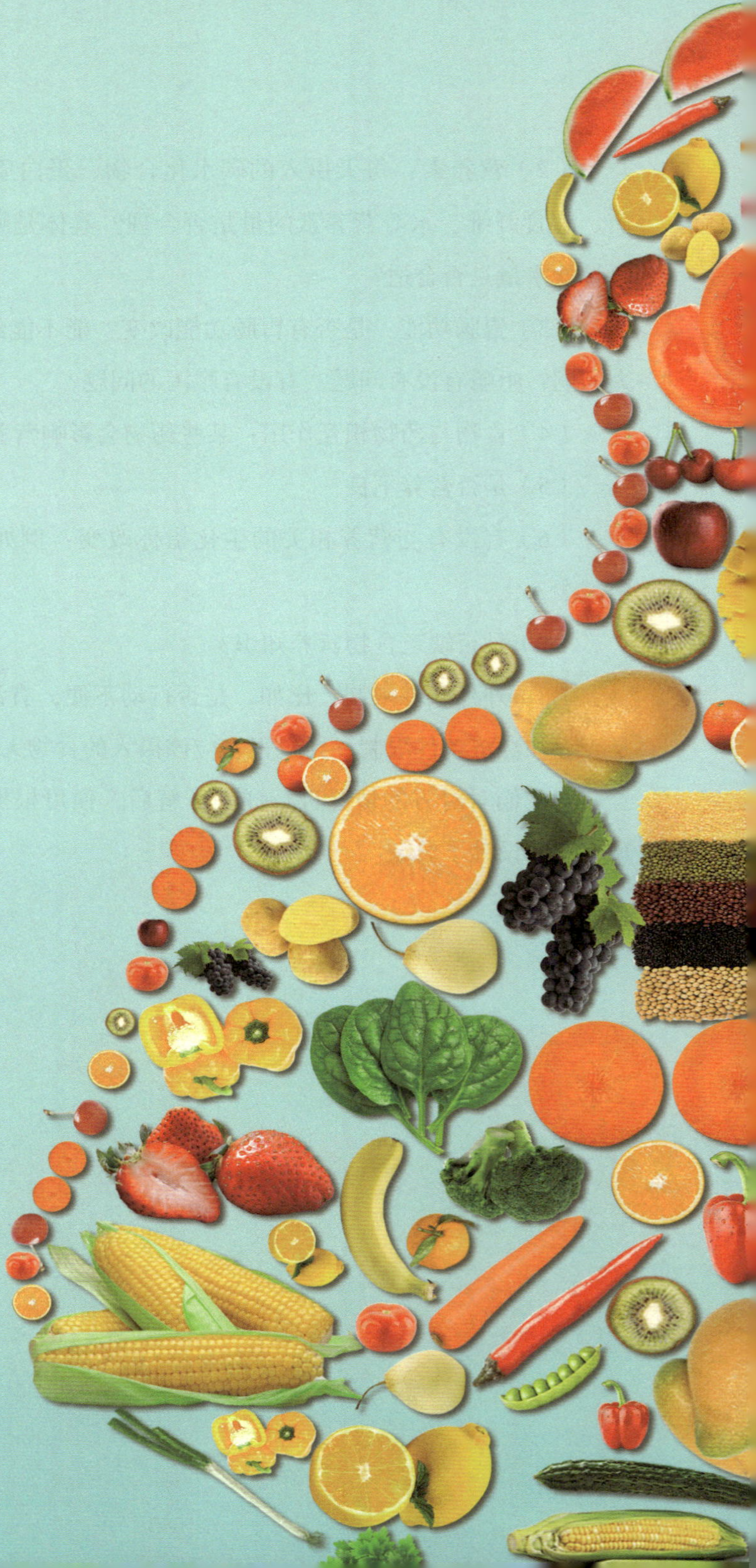

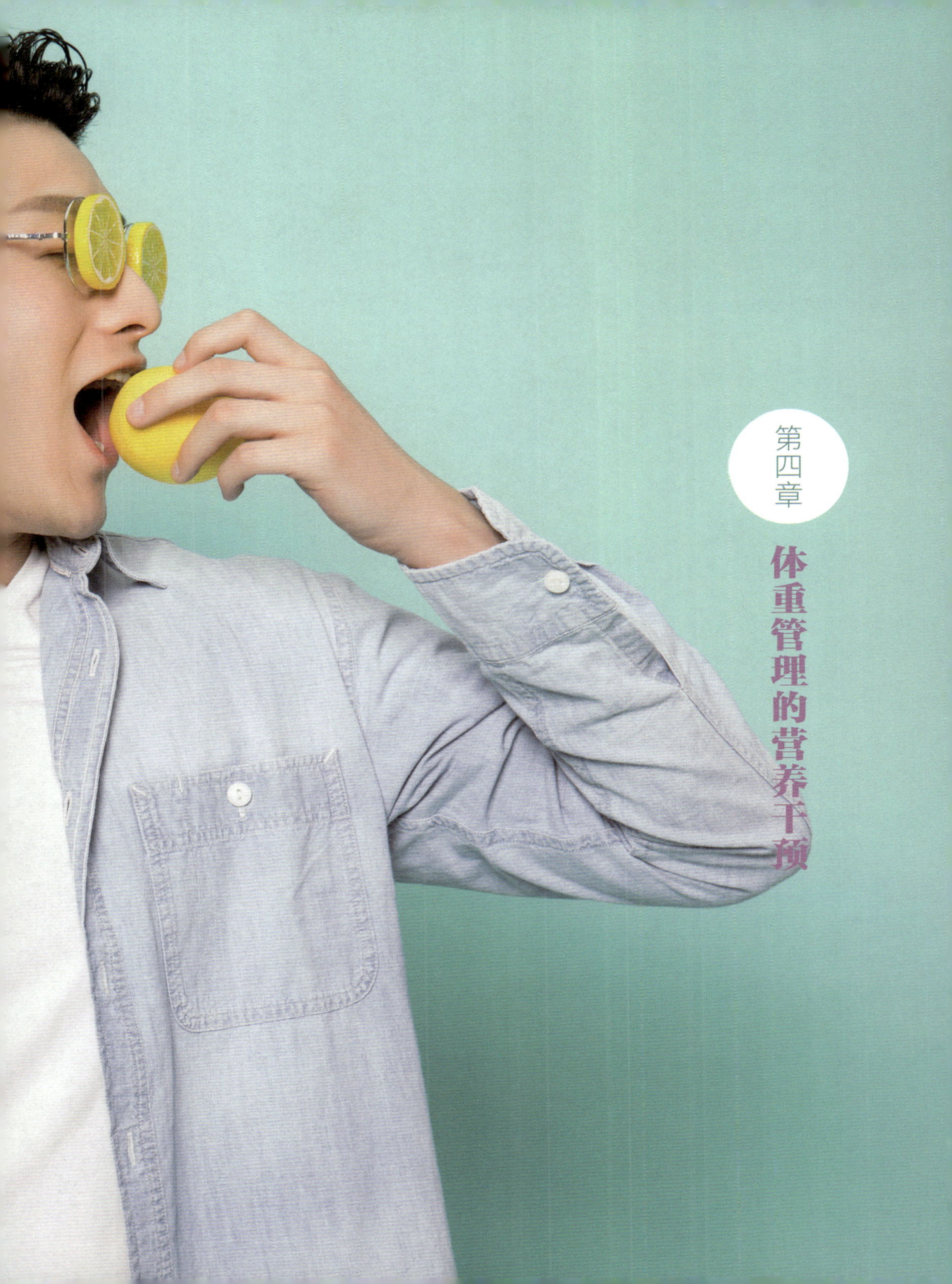

第四章 体重管理的营养干预

对于渴望摆脱肥胖的朋友来说，关键在于掌握“舌尖上的智慧”，也就是学会如何进行自我营养干预。营养干预堪称体重管理的重中之重，唯有品尝美食的同时，还能确保营养均衡，才能让体重稳稳下降。

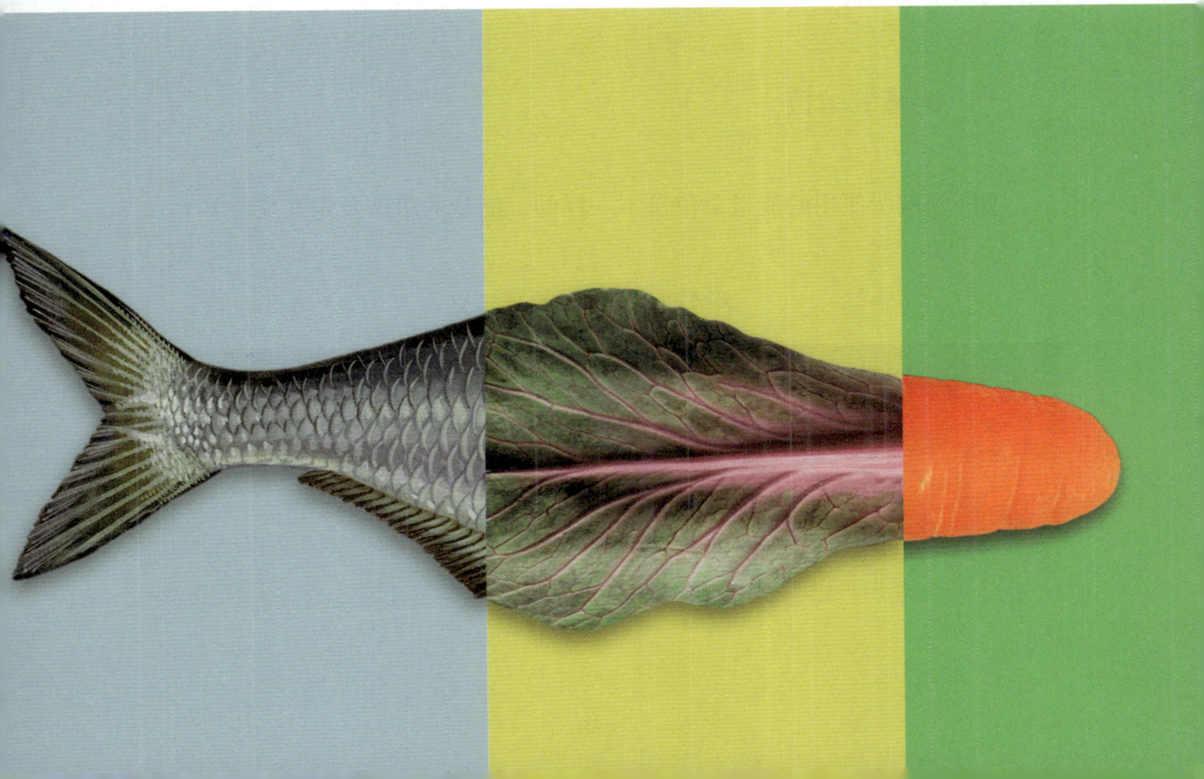

第一节　能量

众所周知，营养是我们身体生长发育的基石。然而，你是否清楚各种营养素在人体内的消化、吸收、代谢过程以及与肥胖之间的密切联系呢？这是我们迈向体重管理成功之路的关键一步。

如果把人体比作一辆汽车，那么能量就是汽车的燃料。没有能量，我们就无法维持生命和各种身体活动。我们主要通过摄取食物中的产能营养素（碳水化合物、脂肪和蛋白质）来获取能量，以保持身体各项生理功能和生命活动的正常运转。

一、能量的单位

不同领域所使用的能量单位是不一样的，能量的单位及定义见表4-1。

表 4-1　能量单位及定义

	单位	定义
国际通用	焦耳（joule，J）	1J：用 1 牛顿的力把 1kg 物体在力的方向上前进 1 米的距离所消耗的能量。
	千焦耳（kilojoule，kJ）	
	兆焦耳（megajoule，MJ）	
营养学领域	卡（calorie，cal）	1kcal：在 1 个标准大气压下，1kg 纯水温度上升 1℃所需要的能量。
	千卡（kilocalorie，kcal）	

能量单位换算关系如下：

1 kJ=0.239 kcal　　　　　1 kcal=4.184 kJ

二、能量的来源

人体所需要的能量来源于食物中的碳水化合物、脂肪、蛋白质，三者统称为“产能营养素”或“热源质”。但由于在混合膳食中三大产能营养素并不能完全被吸收，所以在实际应用中产生的能量与理论上产生的能量是不一样的。1g产能营养素通过试验推算产生的理论能量值、混合膳食中营养素的吸收率以及实际应用中产能营养素产生的能量见表4–2。

表 4–2　1g 产能营养素理论能量值、吸收率及实际能量值

产能营养素	理论能量值	吸收率	实际能量值
碳水化合物	17.15 kJ（4.1 kcal）	98%	16.81 kJ（4 kcal）
脂肪	39.54 kJ（9.45 kcal）	95%	37.56 kJ（9 kcal）
蛋白质	23.65 kJ（5.65 kcal）	92%	16.74 kJ（4 kcal）

注：由于蛋白质在体内不能完全氧化，会产生不能继续被分解利用的含氮化合物（如尿素、尿酸、肌酐和氨），每克蛋白质产生的这些含氮物质在体外继续完全燃烧，还可产生 5.44kJ 的能量。如果采用试验推算体内氧化产生的理论能量值时，1g 碳水化合物脂肪和蛋白质在体内氧化时平均产生的能量分别为 17.15kJ（4.1kcal）、39.54kJ（9.45kcal）和 23.65kJ（5.65kcal）。因此，产能营养素产生的实际能量值可按照如下关系进行换算：1g 碳水化合物：17.15kJx98%=16.81kJ（4kcal）；1g 脂肪：39.54kJx95%=37.56kJ（9kcal）；1g 蛋白质：（23.64–5.44）x92%=16.74kJ/g（4kcal）。

三、能量的消耗

人体每时每刻都在消耗着能量，健康成年人的能量消耗主要集中在三个

方面：维持基础代谢、身体活动以及食物热效应。但是对孕妇与哺乳期女性而言，能量消耗还用于胎儿生长发育，母体的子宫、胎盘以及乳房等组织增长，合成与分泌乳汁和体脂储备等。对于婴幼儿、儿童和青少年，能量消耗还包括生长发育所需要的能量。

√ 基础代谢

基础代谢，又称基础能量消耗，是指维持机体最基本的生命活动所需要的能量消耗。它占据了人体总能量消耗的60%～70%，堪称人体能量消耗的“大户”。

世界卫生组织（WHO）和国际粮农组织（FAO）对基础代谢的定义是：在经过10～12个小时的空腹、良好睡眠、清醒仰卧、恒温条件下（一般为22～26℃），无任何身体活动和紧张的思维活动，全身肌肉放松时的能量消耗。这个状态下，我们的身体仅用于维持体温、呼吸、心脏搏动、血液循环及其他组织器官和细胞的基本生理功能的需要。

基础代谢的水平用基础代谢率（BMR）来表示，是指人体处于基础代谢状态下，每小时每千克体重（或每平方米体表面积）的能量消耗，其常用单位为kJ /（kg · h）或kcal /（kg · h）、kJ /（m^2 · h）或kcal /（m^2 · h）。下表中的数据如换算成每天消耗多少大卡，简易算法为：括号内数字×24。

中国人正常基础代谢率平均值见表4-3。

表 4-3　中国人正常基础代谢率平均值 单位：kJ 或 kcal /（m^2 · h）

年龄（岁）	11～15	16～17	18～19	20～30	31～40	41～50	51 以上
男	195.5	193.4	166.2	157.8	158.7	154.1	149.1
	（46.7）	（46.2）	（39.7）	（37.7）	（37.9）	（36.8）	（35.6）
女	172.5	181.7	154.1	146.5	146.4	142.4	138.6
	（41.2）	（43.4）	（36.8）	（35.0）	（35.0）	（34.0）	（33.1）

注：括号内的数值单位为 kcal /（m^2 · h）。

√ 身体活动

身体活动是指由骨骼肌收缩引起能量消耗的身体活动，占人体总能量消耗的15%～30%。

国际上身体活动强度的通用单位是能量代谢当量（MET），1MET相当于能量消耗为1 kcal/（kg·h）。身体活动强度一般以7～9 MET为高强度身体活动，3～6 MET为中等强度身体活动，1.1～2.9 MET为低等强度身体活动。在减重过程中，根据自身情况选择合适强度的身体活动是十分必要的，常见的

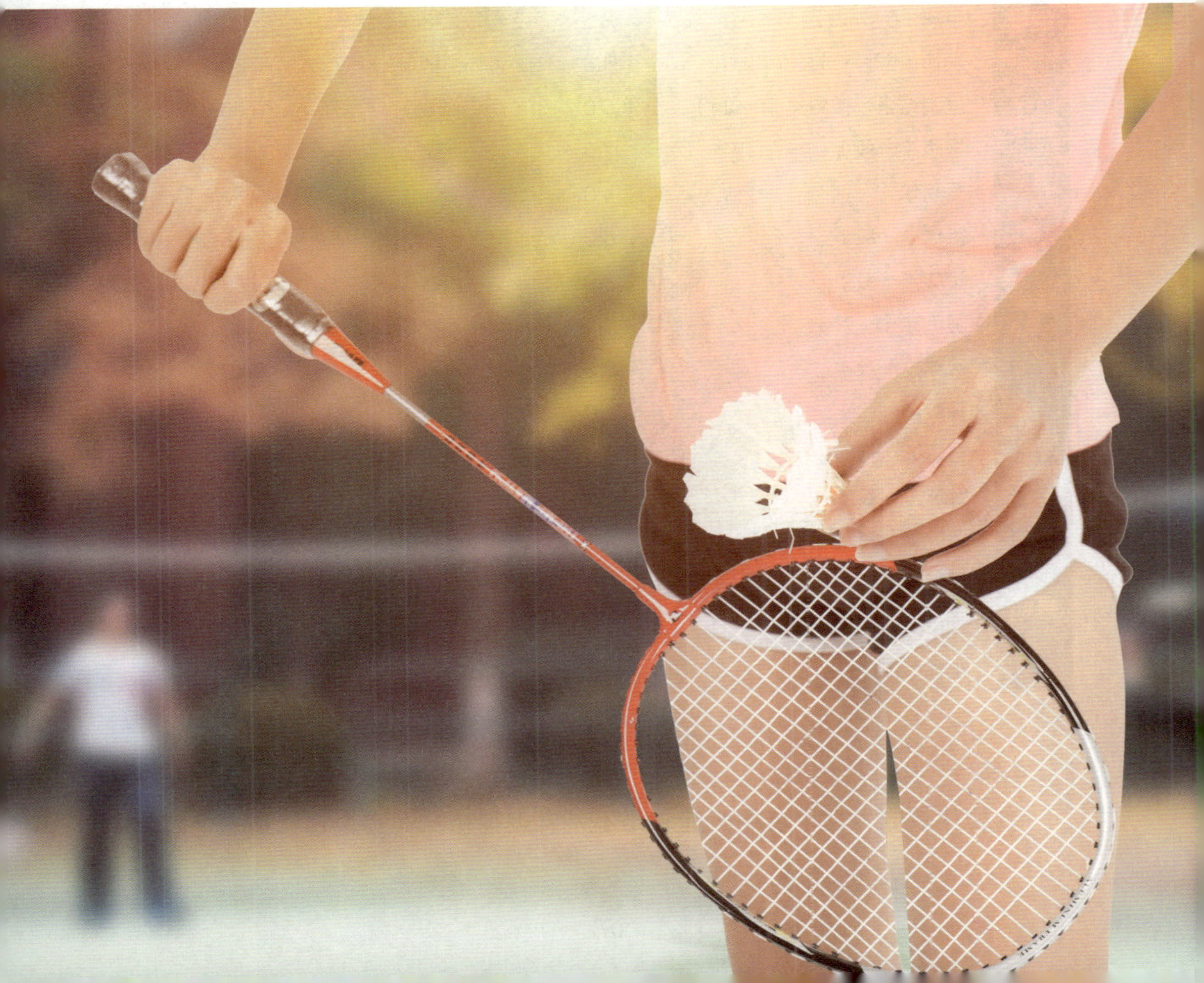

身体活动强度和能量消耗见表4-4。

表 4-4 常见的身体活动强度和能量消耗

活动项目		代谢当量（MET）	能量消耗 [kcal/（标准体重 · 10 min）]	
			男（66 kg）	女（56 kg）
家务活动	收拾餐桌（走动），做饭	2.5	27.5	23.3
	手洗衣服	3.3	36.3	30.8
	扫地，拖地板，吸尘	3.5	38.5	32.7
步行	慢速（3 km/h）	2.5	27.5	23.3
	中速（5 km/h）	3.5	38.5	32.7
	快速（5.5 ~ 6 km/h）	4.0	44.0	37.3
跑步	走跑结合（慢跑 < 10 min）	6.0	66.0	56.0
	慢跑（一般）	7.0	77.0	65.3
球类	乒乓球	4.0	44.0	37.3
	篮球（一般）	6.0	66.0	56.0
	排球（一般）	3.0	33.0	28.0
	羽毛球（一般）	4.5	49.5	42.0
	网球（一般）	5.0	55.0	46.7
	保龄球	3.0	33.0	28.0
游泳	自由泳、仰泳	8.0	88.0	74.7
	蛙泳（一般）	10.0	110.0	93.3
其他	俯卧撑、舞蹈（中速）	4.5	49.5	42.0
	健身操（轻或中等速度）	5.0	55.0	46.7
	太极拳	3.5	38.5	32.7
	跳绳中速（一般）	10.0	110.0	93.3

√ 食物热效应

食物热效应，这个名字听起来是不是有点神秘？其实，它就是一个简单的物理现象，也可以理解为人体在进食过程中产生的“额外热量”。食物热效应，又称食物特殊动力作用，是指我们摄食后发生的一系列消化、吸收、利用以及营养素及其代谢产物之间相互转化过程中所消耗的能量。

不同产能营养素的食物热效应不同，蛋白质为20%～30%，碳水化合物为5%～10%，脂肪为0～5%，混合膳食约为10%。想象一下，同样的热量摄入，食物热效应高的食物会让你在进食后产生更多的热量消耗，这不正是为体重管理提供了有力的支持吗？因此，我们在进行体重管理时可以选择食物热效应高的食物来增加机体的能量消耗，帮助我们减重。

√ 特殊生理阶段群体的能量消耗

特殊生理阶段群体包括孕妇、哺乳期妈妈、婴幼儿、儿童和青少年等。在这些阶段，人体不仅仅是为了维持基本生命活动而消耗能量，还肩负着生长发育的重任。孩子们在一天中消耗的能量，大部分用于自身的生长发育；孕妇则需额外支出能量，以支持孕期器官和生殖系统的发育，以及确保胎儿迅速成长。

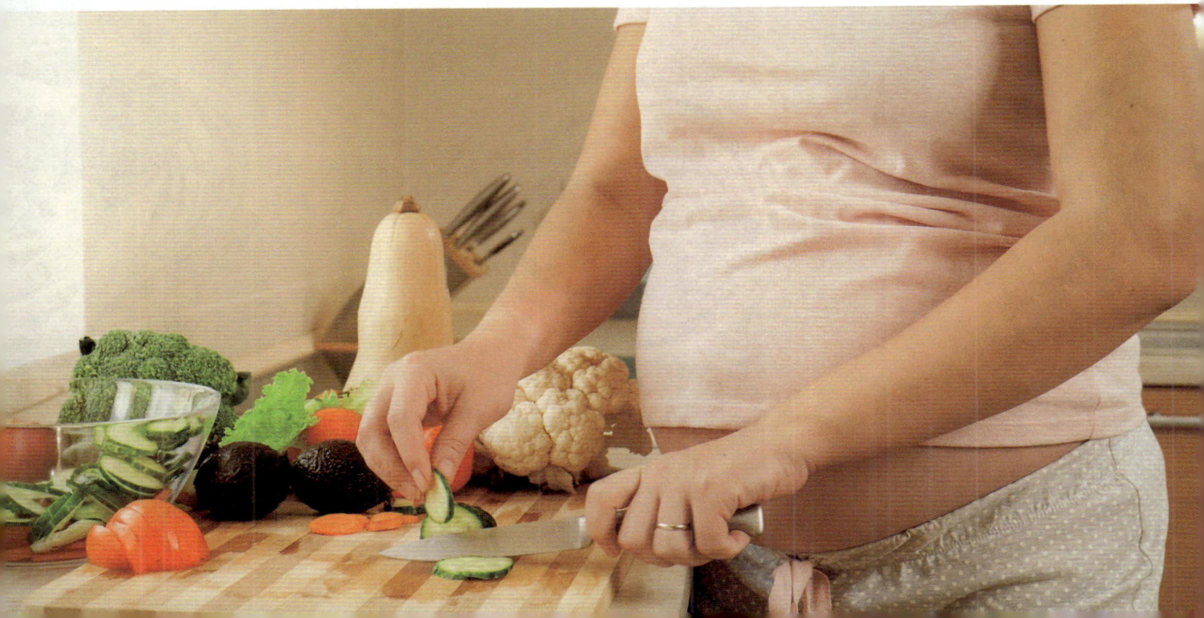

第二节 碳水化合物

碳水化合物是最早被人们发现的营养素之一，它遍布大自然的每一个角落，无论是动物还是植物，都离不开它的支持。碳水化合物作为生命的基础有机物，同时也是人体最主要的能量源泉。然而，过多摄入碳水化合物也可能为我们的身体带来烦恼，成为肥胖的罪魁祸首。

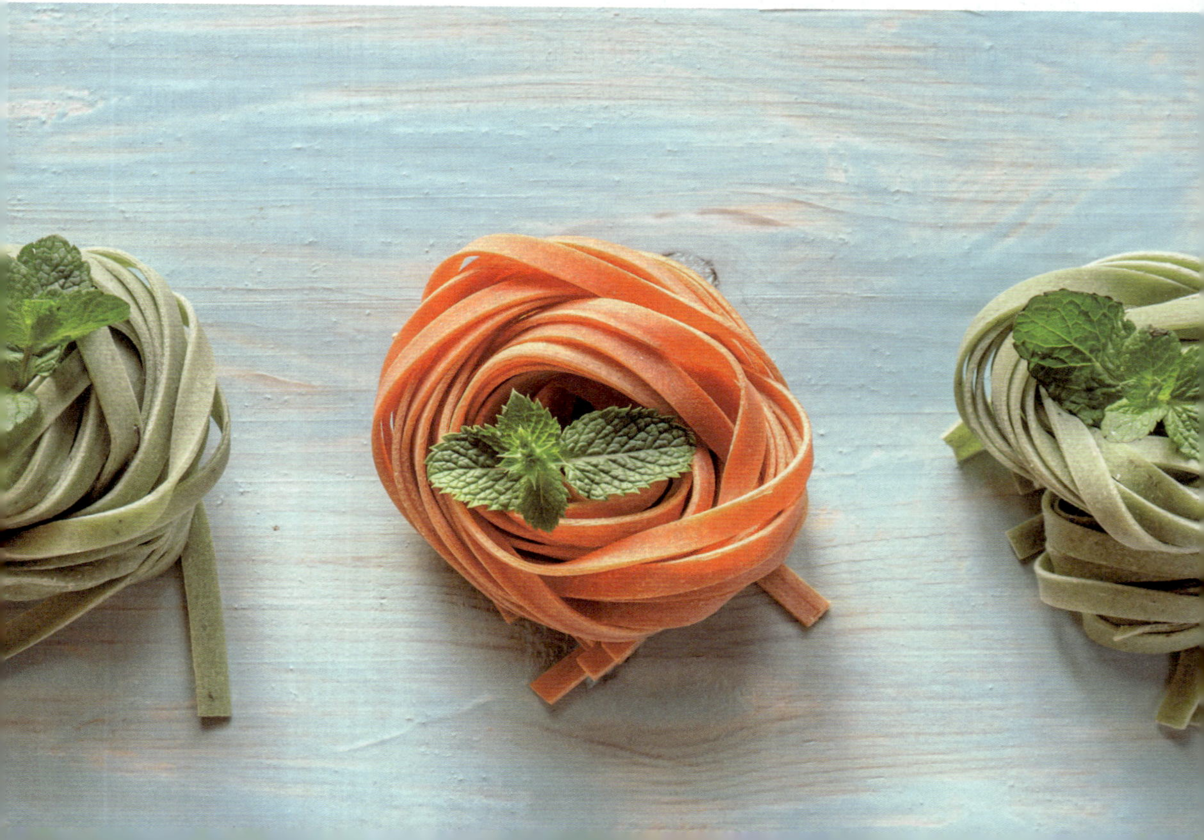

一、碳水化合物的分类

碳水化合物根据聚合度可分为糖、寡糖和多糖三类，见表4–5。

表 4–5　主要膳食碳水化合物分类及组成

分类	亚组	组成
糖	单糖	葡萄糖，半乳糖，果糖
	双糖	蔗糖，乳糖，麦芽糖
	糖醇	山梨醇，甘露醇，木糖醇
寡糖	低聚糖	异麦芽低聚糖，低聚果糖，棉子糖，水苏糖
多糖	淀粉	直链淀粉，支链淀粉，变性淀粉
	动物淀粉	糖原
	非淀粉多糖	纤维素，半纤维素，果胶，亲水胶质物，β–葡聚糖，菊粉

双糖是由两个单糖分子构成的，蔗糖是由一分子葡萄糖和一分子果糖构成的。在我们的日常生活中，无论是苹果、香蕉还是胡萝卜，它们都含有这种甜蜜的成分。可以说，蔗糖是我们生活中不可避免的一部分。

而麦芽糖，则是由两分子葡萄糖构成的。它们像是两个好友，携手出现在我们的饮食中。当你品尝到美味面包或是年糕中的香甜时，那令人愉悦的甜味，其实就是麦芽糖的作用。

乳糖是由一分子葡萄糖和一分子半乳糖构成的，它们存在于哺乳动物的乳汁中。

淀粉几乎存在于所有的植物中，在光合作用的神奇魔法下，它们从空气中吸收二氧化碳，再转化为能量丰富的葡萄糖，最终编织成淀粉的奇妙链条。每一条淀粉链条，都是由250 ~ 300个葡萄糖分子巧妙链接而成的，它们在植物细胞中静静地储存，等待着被人类和动物摄取。

而在我们人体的世界里，糖原则是碳水化合物的一种聪明储存方式。肌肉和肝脏，就像是我们体内的两个大型糖原仓库。肝脏中，大约有100 g的糖原储备，它们是维持我们血糖稳定的忠诚守卫；肌肉里则储备了约400 g的糖原，它们是肌肉收缩的强大能量源泉。

纤维素，则是植物界的另一大神秘分子。由大约8000个葡萄糖分子构成的纤维素，是植物细胞壁的坚强护甲。对于大多数动物来说，包括我们人类，胃里并没有能够分解纤维素的酶。所以，纤维素就像一个个难以逾越的障碍，静静地在我们食物中存在着。

二、碳水化合物的消化与吸收

在我们的身体里，碳水化合物的消化吸收之旅可谓奇妙无比，过程大致是：多糖→单糖→小肠→门静脉→肝脏→血循环→全身。单糖可通过各种方式直接在小肠被吸收；而双糖就比较矜持了，它们需要经过酶的水解，才能被小肠接纳。而对于寡糖和多糖，它们也必须分解成葡萄糖后，才成为小肠热烈追捧的对象。但总有那么一部分碳水化合物，在小肠的舞台上找不到属于自己的位置。于是，它们踏上了前往结肠的旅程。

在结肠，这些碳水化合物遇到了细菌朋友，它们携手合作，进行了一场别开生面的发酵派对。经过这场发酵盛宴，那些原本无法被消化的碳水化合物变身为有益的产物，重新踏上被人体吸收的旅程。

碳水化合物的消化见表4–6。

表 4-6　碳水化合物的消化

部位	消化过程
口腔	α-淀粉酶可部分分解碳水化合物
胃	不含任何水解碳水化合物的酶，胃酸水解少量碳水化合物
小肠	肠腔消化：胰淀粉酶
	小肠黏膜上皮细胞表面的消化：α-糊精酶、糖淀粉酶、麦芽糖酶、异麦芽糖酶、蔗糖酶、乳糖酶
结肠	小肠中未被消化的碳水化合物被结肠细菌分解（发酵）

三、碳水化合物的生理功能

√ 储存和提供能量

我们每天所需要的能量主要来自膳食碳水化合物，通常50%以上膳食能量都是由它提供的。每克葡萄糖在体内氧化可以产生约16.7 kJ（4kcal）的能量，不可消化的碳水化合物提供的能量为0 ~ 3 kcal/g，平均为2 kcal/g。

√ 构成组织结构及生理活性物质

每个细胞都含有碳水化合物，含量为2% ~ 10%，主要以糖脂、糖蛋白和蛋白多糖的形式存在，分布在细胞膜、细胞器膜、细胞质以及细胞间质中。

√ 血糖调节作用

不同类型的碳水化合物对血糖的调节作用也是不一样的。就算每种碳水化合物摄入的总量相同，所引起的血糖反应也会不同。食物中淀粉、糖等成分被消化的速度快，可以很快被小肠吸收使血糖水平升高；而一些抗性淀粉、寡糖或其他形式的膳食纤维，升高血糖的能力较弱。

√ 节约蛋白质作用

想象一下，你的身体就像一名聪明的家庭管理员，每天都在精细地调控着能源的使用。在节食或禁食的时候，家里的“能源供应”——碳水化合物减少了，那么“燃料”——葡萄糖也相应减少。这时，家庭管理员会启动备用计划，将原本用于修建高楼的“建筑材料”——蛋白质，转化为葡萄糖以供给身体能量。

然而，当家里再次拥有足够的“燃料”时，家庭管理员就会暂停这个备用计划，不再分解蛋白质来提供能量。这时，碳水化合物就发挥出了它的神奇作用，预防了体内或膳食蛋白质的消耗。

√ 解毒

碳水化合物在体内代谢会生成葡萄糖醛酸，它是体内一种重要的解毒剂，在肝脏中能和许多有害物质如细菌毒素、酒精、砷等结合，以消除或减轻这些物质的毒性或生物活性，从而起到解毒作用，这也是为什么喝酒前可以先吃点主食垫垫肚子，加强肝脏对酒精的解毒作用。

√ 增强肠道功能

非淀粉多糖类，如纤维素、果胶、抗性淀粉、功能性低聚糖等，虽然不能在小肠消化吸收，但是可以刺激肠道蠕动，促进结肠的发酵，增强肠道的排泄功能。

四、碳水化合物的主要食物来源

膳食中的碳水化合物主要来源于谷类、薯类、蔬菜和水果，以及纯碳水化合物如淀粉和糖。单糖和双糖的来源主要是白糖、糖果、甜食、糕点、水果、含糖饮料和蜂蜜等。食物中碳水化合物的占比见表4–7。

表 4–7　食物中碳水化合物的占比

食物	粮谷类	薯类	杂豆类	全谷类、蔬菜水果
碳水化合物比例	60% ~ 80%	15% ~ 29%	40% ~ 60%	3% 以上

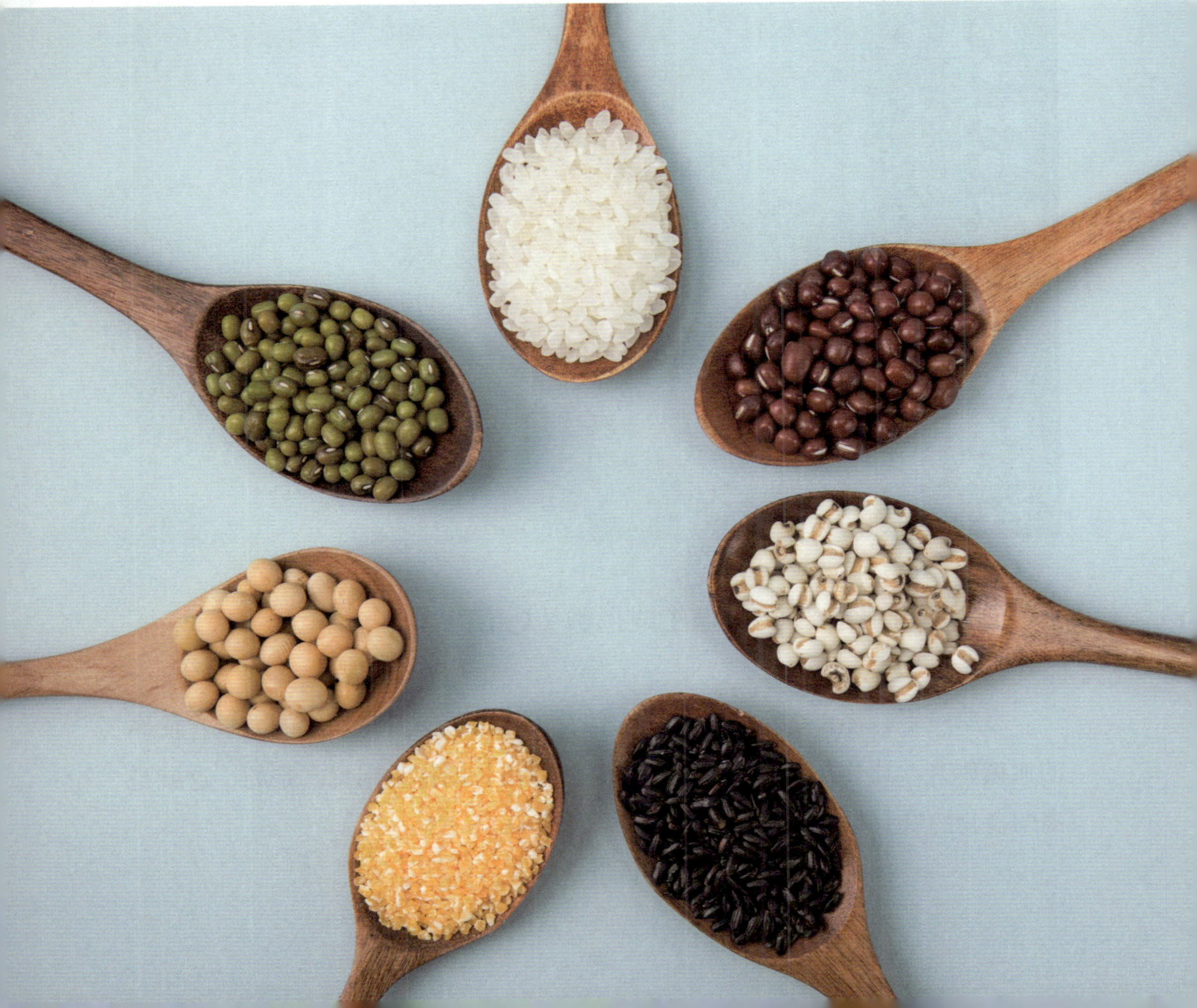

不同食物中含有不同含量、不同类型的碳水化合物，常见食物碳水化合物含量见表4–8。

表 4–8 常见食物碳水化合物含量（g / 100g 可食部）

食物种类	碳水化合物	总膳食纤维	淀粉	糖
白糖	99.9	—	—	—
蜂蜜	75.6	—	—	—
小麦	75.2	12.6	61.8	2.1
玉米（黄）	73.0	11.0	7.1	1.6
小米	75.1	8.5	60.0	4.0
大麦	73.3	17.3	62.2	1.8
麸皮	61.4	31.6	75.9	—
粉条	84.2	—	—	—
藕粉	93.0	—	—	—
甘薯	25.2	15.6	5.0	—
土豆	17.2	0.6	16.6	—
芋头	26.2	2.5	1.1	—
黄豆	34.2	15.5	—	—
绿豆	62.0	6.4	—	—
赤小豆	63.4	7.7	—	—
花生	12.5	6.3	6.2	—

五、碳水化合物的血糖生成指数（GI值）

想象一下，你正在享受一道美味佳肴，它自带一股魔法般的力量，使你的血糖飙升，让你在短暂的愉悦之后，陷入漫长的体重困扰。是的，这就是高GI食物的魅力和陷阱。

那么，什么是GI呢？1981年，加拿大科学家Dr. Jenkins等人提出了血糖生成指数（GI）的概念，它通常反映了一种食物能够引起人体血糖升高程度的能力。GI值分级见表4–9。

表 4–9　GI 值分级

血糖生成指数（GI）	级别
＜55	低 GI 食物
55～70	中等 GI 食物
＞70	高 GI 食物

高GI食物，一进入胃肠，便迅速被消化、吸收，葡萄糖释放迅速，让你的血糖犹如过山车般飙升。而低GI食物则不同，它在胃肠中的停留时间长，吸收率低，葡萄糖释放缓慢，血糖浓度相对稳定。

那么，为何我们在减重过程中要关注GI值呢？因为选择合适GI值的食物，不仅能帮助你减轻体重，还能有效地控制血糖，让你的身体保持在健康的状态。

当你吃下了一顿低GI值的晚餐，血糖浓度稳定，你在享受美食的同时，还能保持清晰的头脑和充沛的精力，这就是低GI食物的魅力所在。它们让你在享受美食的同时，还能照顾到身体的需要，让减重之路变得更加轻松和愉快。

部分食物的血糖生成指数见表4–10。

表 4-10　部分食物的血糖生成指数 GI

食物名称	GI	食物名称	GI	食物名称	GI	食物名称	GI
葡萄糖	100	小米饭	71	生菜	< 15	低脂奶粉	12
蔗糖	65	小米粥	62	青椒	< 15	桂格燕麦片	83
果糖	23	荞麦	54	西红柿	< 15	白面包	88
乳糖	46	荞麦面	59	菠菜	< 15	面包（全麦）	69
麦芽糖	105	土豆（煮）	66	苹果	36	面包（混合谷物）	45
蜂蜜	73	土豆泥	73	梨	36	棍子面包	90
方糖	65	山芋	54	桃	28	苏打饼干	72
小麦（整粒）	41	藕粉	33	杏干	31	膨化薄脆饼干	81
面条（小麦）	82	豆腐	32	李子	24	爆米花	55
面条（全麦）	37	豆腐干	24	樱桃	22	苹果汁	41
通心面	45	绿豆	27	葡萄	43	水蜜桃汁	33
馒头	88	扁豆	38	葡萄干	64	橘子汁	57
烙饼	80	四季豆	27	猕猴桃	52	葡萄汁	48
油条	75	胡萝卜	71	柚子	25	冰激凌	61
大米粥	69	南瓜	75	菠萝	66	饺子（三鲜）	28
大米饭	83	淮山药	51	芒果	55	包子（芹菜猪肉）	39
糯米饭	87	菜花	< 15	香蕉	30	牛肉面	88
大麦（整粒）	25	芹菜	< 15	西瓜	72	猪肉炖粉条	17
玉米（甜）	55	黄瓜	< 15	牛奶	28	小麦面馄饨	39
玉米面	68	茄子	< 15	酸奶（加糖）	48	花生	14

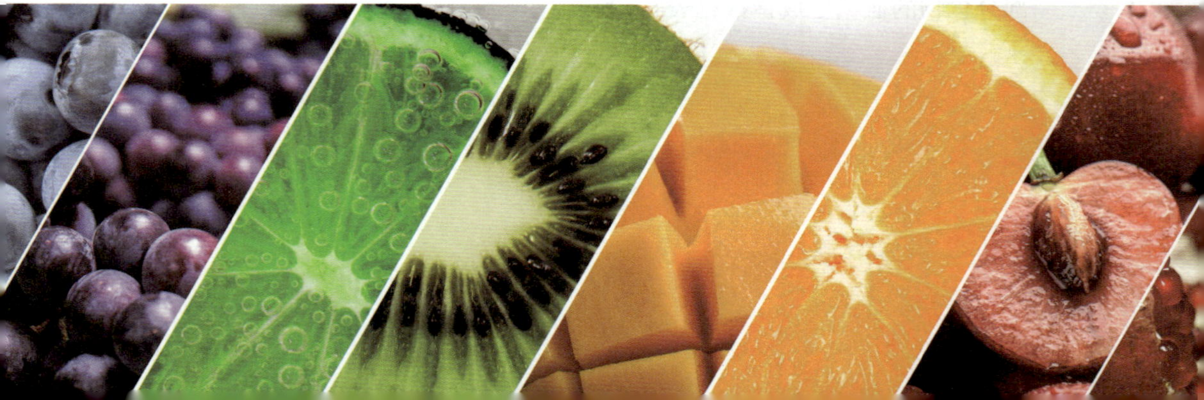

六、碳水化合物的血糖负荷（GL值）

餐后血糖水平除了与碳水化合物的血糖生成指数GI高低有关外，还与食物中碳水化合物的含量密切相关。然而，你知道吗？即使GI再高，如果食物中的碳水化合物含量很少，那么它对血糖总体水平的影响其实并不大。这就好比一把沙子撒在沙滩上，虽然沙子颗粒多，但对于整个沙滩而言，总体影响有限。

因此，1997 年，哈佛大学的研究者 Salmeron 等提出了血糖负荷（glycemic load，GL）的概念，用来评价某种食物摄入量对人体血糖影响的幅度。

其计算公式为：

GL=摄入食物中碳水化合物的重量 × 食物的GI值/100

GL值分级见表4–11。

表 4–11　GL 值分级

血糖负荷（GL）	级别
< 10	低 GL 食物
10 ~ 20	中等 GL 食物
> 20	高 GL 食物

GI与GL结合使用，可反映特定食品的一般摄入量中所含可消化碳水化合物的数量与质量，因此更接近实际。

七、碳水化合物和肥胖

在追求完美身材的道路上，我们总能听到“戒糖”“戒碳水”这类词语。那么，碳水化合物为何在体重管理大业中成了众矢之的呢？接下来，我们就来看一看碳水化合物与肥胖之间的神秘关系。

√ 精制糖

在全球范围内，大于90%的产能甜味剂由蔗糖提供，是人体果糖的主要来源[1]。然而，这甜蜜的果糖却可能藏着一颗罪恶的心。研究发现，果糖可通过促进食物摄取[2]、减慢静息状态能量代谢[3]，甚至直接促进脂肪合成[4]，从而引起肥胖。

那些美味的含糖饮料中含有大量的蔗糖。这就意味着，在追求瘦身的道路上，我们需要警惕这些看似无害的饮料，尽量减少饮用，甚至避免饮用。

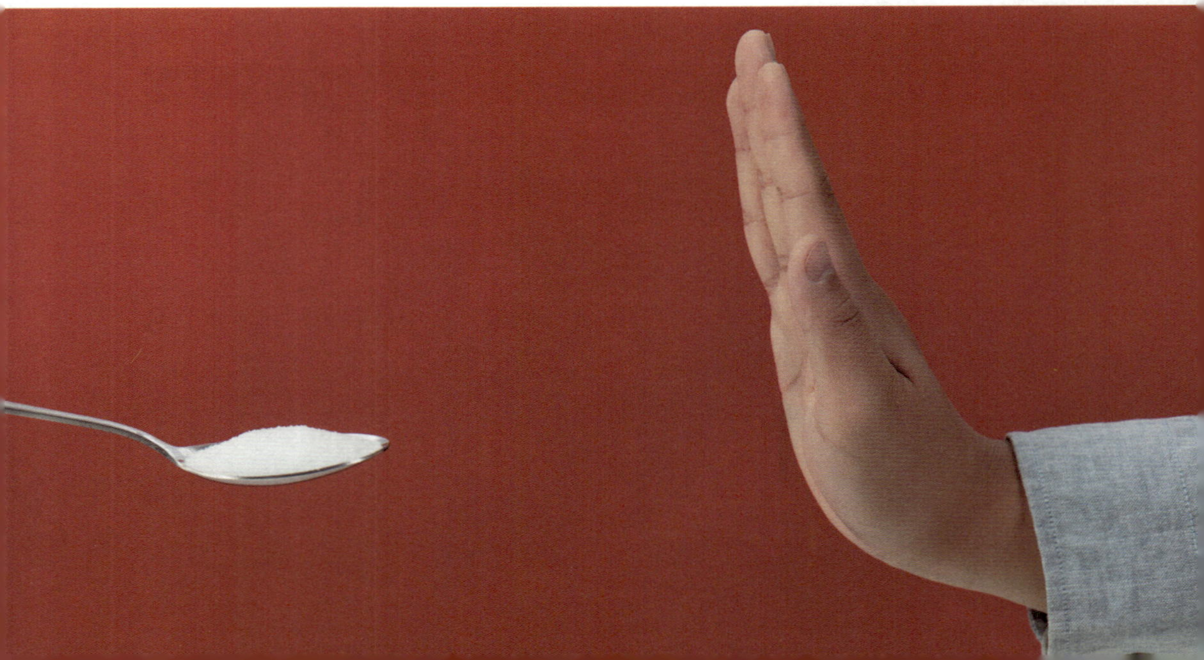

√ 高淀粉食物

大量食用精细米面，无异于开启身体内的糖分“定时炸弹”。很多人可能不知道，当我们大快朵颐白米饭、白面条时，所摄入的淀粉会在体内转化为麦芽糖，进而分解为葡萄糖。

这就像是给身体注入了一剂强效的“糖分兴奋剂”，瞬间让血糖水平飙升。长期如此，身体胰岛素的工作负担加重，糖尿病的隐患便悄悄埋下。更为严重的是，多余的葡萄糖会转化为脂肪储存起来，导致体重增加，肥胖问题随之而来。

√ 高GI值和高GL值的食物

常见的高GI食物以及常见食物的GL值分别见表4–11和表4–12。

表 4–12　高 GI 值食物

食物	GI 值	食物	GI 值
麦芽糖	105	西瓜	72
葡萄糖	100	哈密瓜	70
大米饭（精米）	90	大米粥	69
馒头（富强粉）	88	菠萝	66
马铃薯泥	87	葡萄干	64
烙饼	80	冰激凌	61
油条	75	小米粥	60
白面包	75	橘子汁	57
南瓜	75	芒果	55

表 4-13　常见食物的 GL 值

食物	GL 值	食物	GL 值
糯米饭	17.8	冰激凌	11.1
荞麦面包	16.4	马铃薯（煮）	11.0
大米饭	16.2	汉堡包	10.7
烙饼	14.7	栗子	10.7
苏打饼干	13.7	黄豆挂面	9.8
白馒头	13.3	寿司	9.6
小米（煮）	13.3	油条	9.4
全麦面包	12.1	玉米面粥	9.4

注：本数据源自《WST 429-2013 成人糖尿病患者膳食指导》

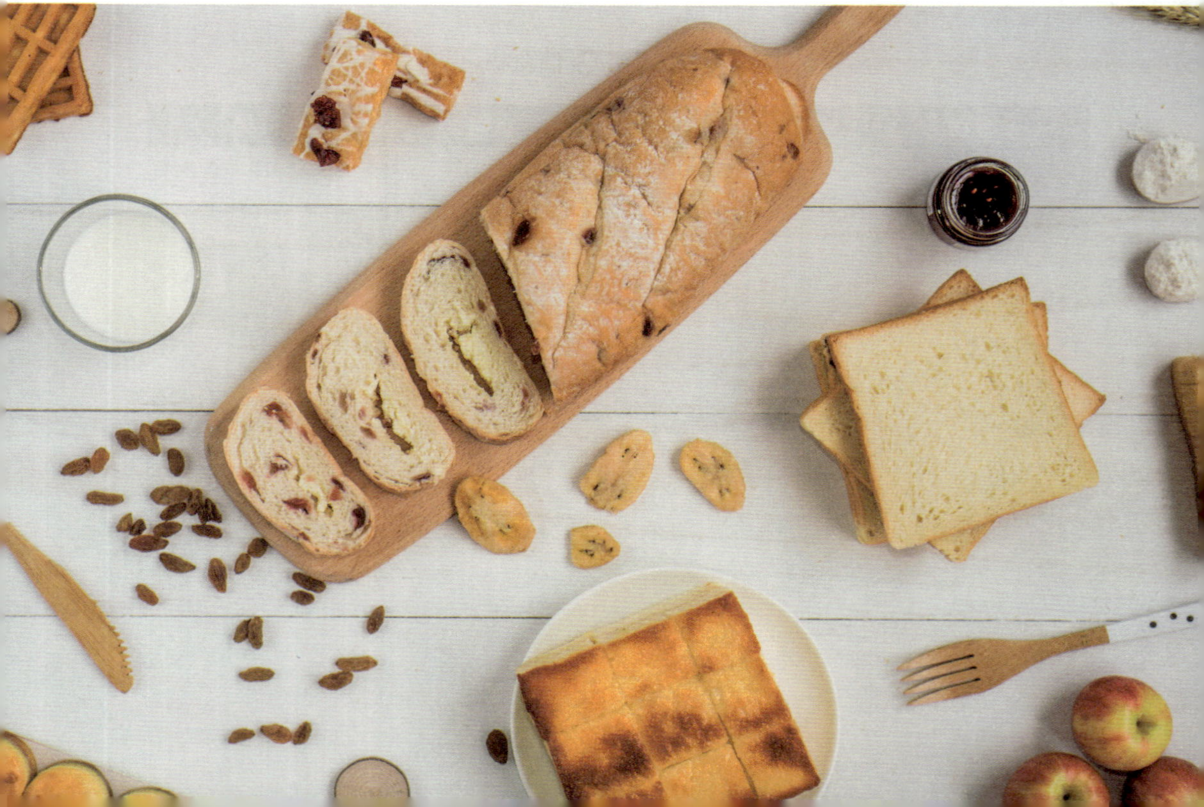

√ 功能性低聚糖

功能性低聚糖，如低聚果糖、菊粉和其他非消化性低聚糖，是肠道微生态的“调节大师”。它们可以选择性地刺激肠道中有益微生物（如双歧杆菌和乳杆菌）的生长和活性[5]，通过改善肠道屏障功能[6]，抑制肥胖的“脚步”。

此外，它还能调节与食欲相关的激素和信号因子（如胰岛素、胰高血糖素样肽-1、瘦素和胆囊收缩素），减少食物的摄入[7]，从而控制肥胖症的发生。

√ 膳食纤维

摄入富含膳食纤维的食物对于控制体重和维持健康至关重要。它不仅能增加食糜的黏稠度和食团体积，增强饱腹感，促进肠道蠕动，加速食物残渣排出，控制体重的增加[8]，还能为肠道微生物提供繁殖所需的营养物质，调节肠道微生态平衡，守护肠道健康[9]。

第三节　蛋白质

蛋白质——生命的“基石”，其神奇之力无处不在。生命的起源、生存和消逝，无一不与蛋白质紧密相连。这个神奇的分子，犹如生命的密码，编织出无数生命的奇迹。

蛋白质由无数个氨基酸组成，这些氨基酸相互连接，形成独特的肽链，犹如链条一般。这些肽链再经过弯曲折叠，最终构成立体化的蛋白质。蛋白质通过不同的氨基酸排列顺序、链的长短以及空间结构的差异，具有的功能也各不相同。

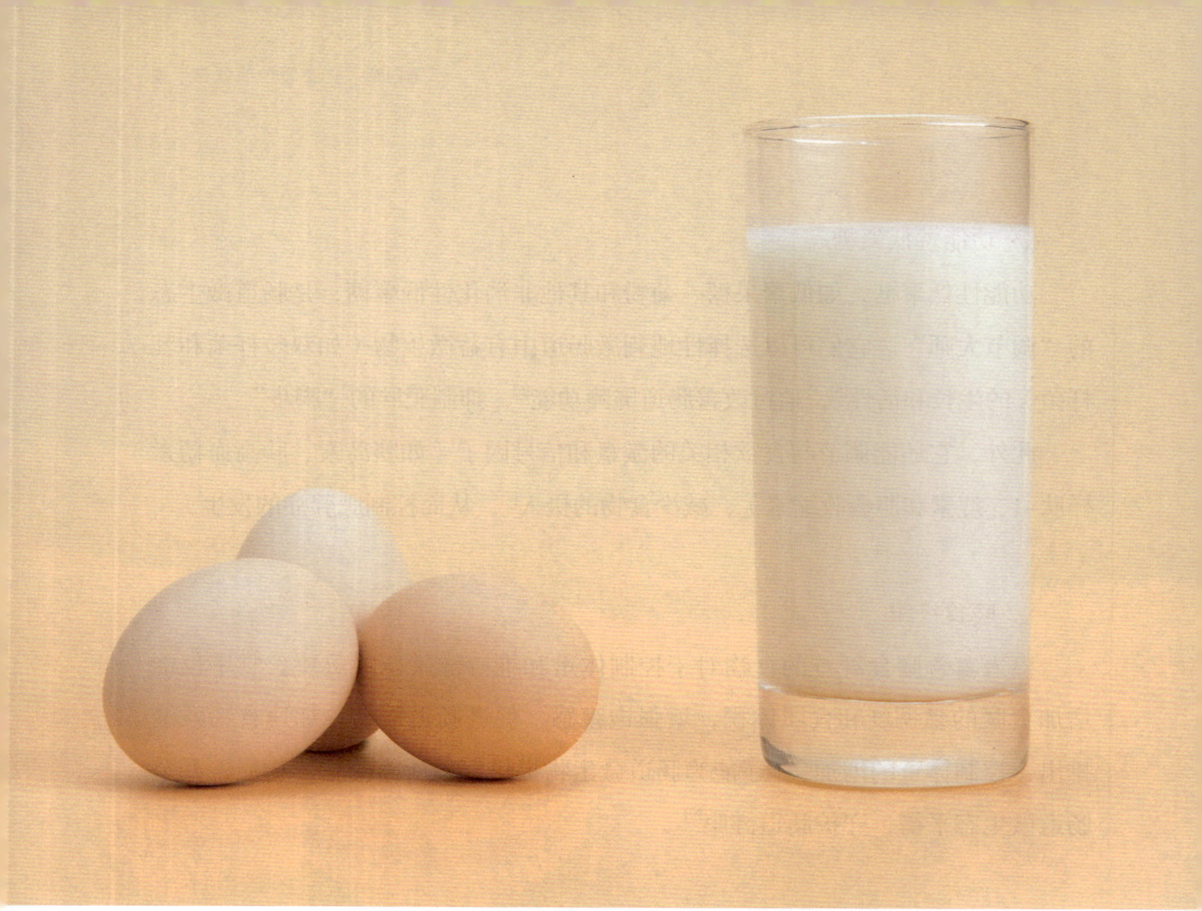

一、蛋白质的分类

自然界存在的氨基酸有300余种，但构成人体蛋白质的氨基酸只有20种，其中有8种必需氨基酸，它们是人体内不能合成或合成量很少的，必须从食物中获取的氨基酸；10种非必需氨基酸则可以不用从外界摄取，人体自身可以合成；条件必需氨基酸可以由必需氨基酸合成，但是如果从食物中摄取这类氨基酸，可以减少对必需氨基酸的需要量。构成人体蛋白质的氨基酸见表4-14。

表 4-14　构成人体蛋白质的氨基酸

氨基酸	英文	氨基酸	英文
必需氨基酸		非必需氨基酸	
异亮氨酸	isoleucine（Ile）	丙氨酸	alanine（Ala）
亮氨酸	leucine（Leu）	精氨酸	arginine（Arg）
赖氨酸	lysine（Lys）	天门冬氨酸	aspartic acid（Asp）
甲硫氨酸	methionine（Met）	天门冬酰胺	asparagine（Asn）
苯丙氨酸	phenylalanine（Phe）	谷氨酸	glutamic acid（Glu）
苏氨酸	threonine（Thr）	谷氨酰胺	glutamine（Gln）
色氨酸	tryptophan（Trp）	甘氨酸	glycine（Gly）
缬氨酸	valine（Val）	脯氨酸	proline（Pro）
		丝氨酸	serine（Ser）
		组氨酸	histidine（His）
		条件必需氨基酸	
		半胱氨酸	cysteine（Cys）
		酪氨酸	tyrosine（Tyr）

注：* 组氨酸为婴儿必需氨基酸，成人需求量相对较少。

蛋白质营养价值的高低取决于其所含有的必需氨基酸的种类、含量及其比例是否接近人体需要，越接近的营养价值就越高，反之营养价值越低；动物性蛋白质所含的必需氨基酸在组成和比例上比较接近人体的需要，所以肉、蛋、鱼、奶等被称为优质蛋白质，其中鸡蛋中的蛋白质与人体的蛋白质氨基酸模式最相近；而植物性蛋白质往往相对缺少赖氨酸、甲硫氨酸、苏氨酸和色氨酸，其营养价值较低。

蛋白质的化学结构非常复杂，以至于至今仍有许多蛋白质的真面目尚未被揭示。由于蛋白质的化学结构太过高深莫测，我们暂时无法根据其化学结构对它们进行精准分类。因此，在营养学上常常按照营养价值进行分类。

√ 完全蛋白质

完全蛋白质，也称优质蛋白质，指蛋白质中含有的必需氨基酸种类齐全、数量充足、比例适当，不但能维持成人的健康，还能促进儿童生长发育，如乳类中的酪蛋白、乳白蛋白，蛋类中的卵白蛋白、卵磷蛋白，肉类中的白蛋白、肌蛋白，大豆中的大豆蛋白，小麦中的麦谷蛋白，玉米中的谷蛋白等。

√ 半完全蛋白质

半完全蛋白质指蛋白质中含有的必需氨基酸种类齐全，但有的氨基酸数量不足，氨基酸之间的比例不适当，可以维持生命，但不能促进生长发育，如小麦中的麦胶蛋白等。

√ 不完全蛋白质

不完全蛋白质指蛋白质中含有的必需氨基酸种类不全，既不能维持生命，也不能促进生长发育，如玉米中的玉米胶蛋白，动物结缔组织和肉皮中的胶质蛋白，豌豆中的豆球蛋白等。

二、蛋白质的分解与合成

我们都知道，蛋白质是人体必需的营养素之一，但它若不经过消化，就不易被直接吸收。

蛋白质就像一个庞大的拼图，必须被分解成一个个的小零件——氨基酸或是含有2～3个氨基酸的短肽，才能被身体接纳。这些小零件在体内又会展开一场新的旅程。它们中能够被利用的部分将被重新吸收，再次投入生命的运转中。而那些无法被利用的部分，则会以含氮废物的形式，伴随尿液排出体外。

每天我们都会从尿液中排出约12 g的氮。这就像是身体在进行一场自然的“排毒”，而摄入蛋白质的多少，直接影响着这场“排毒”的规模。摄入蛋白质越多，排出的氮也就越多；反之，减少摄入，排出的氮就会减少。即使你在一段时间内完全不摄入蛋白质或禁食一切食物，身体仍会每天排出2～4 g的氮。

蛋白质在为机体提供能量时，先分解成氨基酸，再经过一系列过程生成非必需氨基酸，然后转变成碳水化合物及脂类，进而氧化供给能量。在这个过程中，氨基酸在分解时生成的氨（含氮废物），在正常情况下主要在肝脏合成尿素解毒，只有少部分氨在肾脏以铵盐的形式由尿排出。

与此同时，蛋白质在分解的同时，也在体内不断合成，以维持平衡。这个过程是基于特定基因上的遗传信息，用各种氨基酸装配成蛋白质。如此，蛋白质在体内不断分解、不断合成，形成了动态的平衡。

三、蛋白质的主要功能

√ 构成人体组织

蛋白质是打造人体这座神奇大厦的关键材料，它携手其他物质共同构筑我们的机体组织、器官。在我们身体的每一个角落，无论是肌肉、心、肝、肾等器官，还是骨骼、牙齿，甚至指（趾）甲，都有蛋白质的足迹。可以说，蛋白质在人体中的地位举足轻重，它大约占据了细胞内物质的80%，成为细胞的主体框架。

√ 调节生理功能

人体这台精密仪器的正常运转，离不开众多生理活性物质的调控。而蛋白质就是这些调控大师中的佼佼者，它参与构建了这些至关重要的生理活性物质，协助它们发挥各自的功能。不同蛋白质的生理功能见表4–15。

表 4–15　不同蛋白质的生理功能

蛋白质	生理功能
核蛋白	构成细胞核并影响细胞功能
酶蛋白	促进食物消化、吸收和利用
免疫蛋白	维持机体免疫功能
肌球蛋白	调节肌肉收缩
脂蛋白、运铁蛋白、视黄醇结合蛋白	运送营养素
血红蛋白	携带、运送氧
白蛋白	调节渗透压、维持体液平衡
激素（甲状腺素、胰岛素等）	机体的重要调节物质

√ 供给能量

蛋白质在体内转化成氨基酸后，经过氧化分解，释放出能量，为人体提供动力。然而，蛋白质的能量供给功能可以被碳水化合物和脂肪所替代。因此，供给能量可以说是蛋白质的次要职责。

四、蛋白质的主要食物来源

蛋白质从来源上分，可分为植物性蛋白质和动物性蛋白质。

植物性蛋白质是来源于植物的蛋白质，主要是谷类，蛋白质含量在8%左右。其次是豆类，特别是大豆，其中蛋白质的含量高达35%～40%，在体内的利用率也较高，是优质的植物蛋白。

动物性蛋白质主要来源于动物及其组织的蛋白质，比如各种畜肉、禽肉、海产品、蛋类、奶类等。动物蛋白是蛋白质的主要来源，质量好、利用率高。蛋类中含蛋白质11%～14%，乳类一般为3%～3.5%。

一般而言，动物蛋白的营养价值优于植物蛋白。在保证足量蛋白质摄入的同时，还应保证有一定数量的优质蛋白质，动物蛋白质和大豆蛋白质应占蛋白质总量的30%～50%。

常见食物中的蛋白质含量见表4–16。

表 4–16　常见食物中的蛋白质含量（g/100g）

食物	蛋白质含量	食物	蛋白质含量
小麦	11.9	猪肉	15.1
稻米	7.9	牛肉	20.0
玉米（鲜）	4.0	羊肉	18.5
大麦	10.2	鸡肉	20.3
小米	9.0	鸭肉	15.5
马铃薯	2.6	鹅肉	17.9
黄豆	35.0	纯牛奶（全脂）	3.3
黑豆	36.0	纯牛奶（低脂）	3.5
青豆	34.5	纯牛奶（脱脂）	3.5
绿豆	21.6	全脂奶粉	19.9
赤小豆	20.2	酸奶（全脂）	2.8
蚕豆	21.6	酸奶（低脂）	2.7
扁豆	25.3	酸奶（脱脂）	3.3
草鱼	16.6	奶酪	25.7
带鱼	17.6	奶豆腐（鲜）	46.2
对虾	18.6	奶油	0.7
河蟹	17.5	鸡蛋	13.1
鲍鱼	12.6	鸭蛋	12.6
生蚝	10.9	鹅蛋	11.1

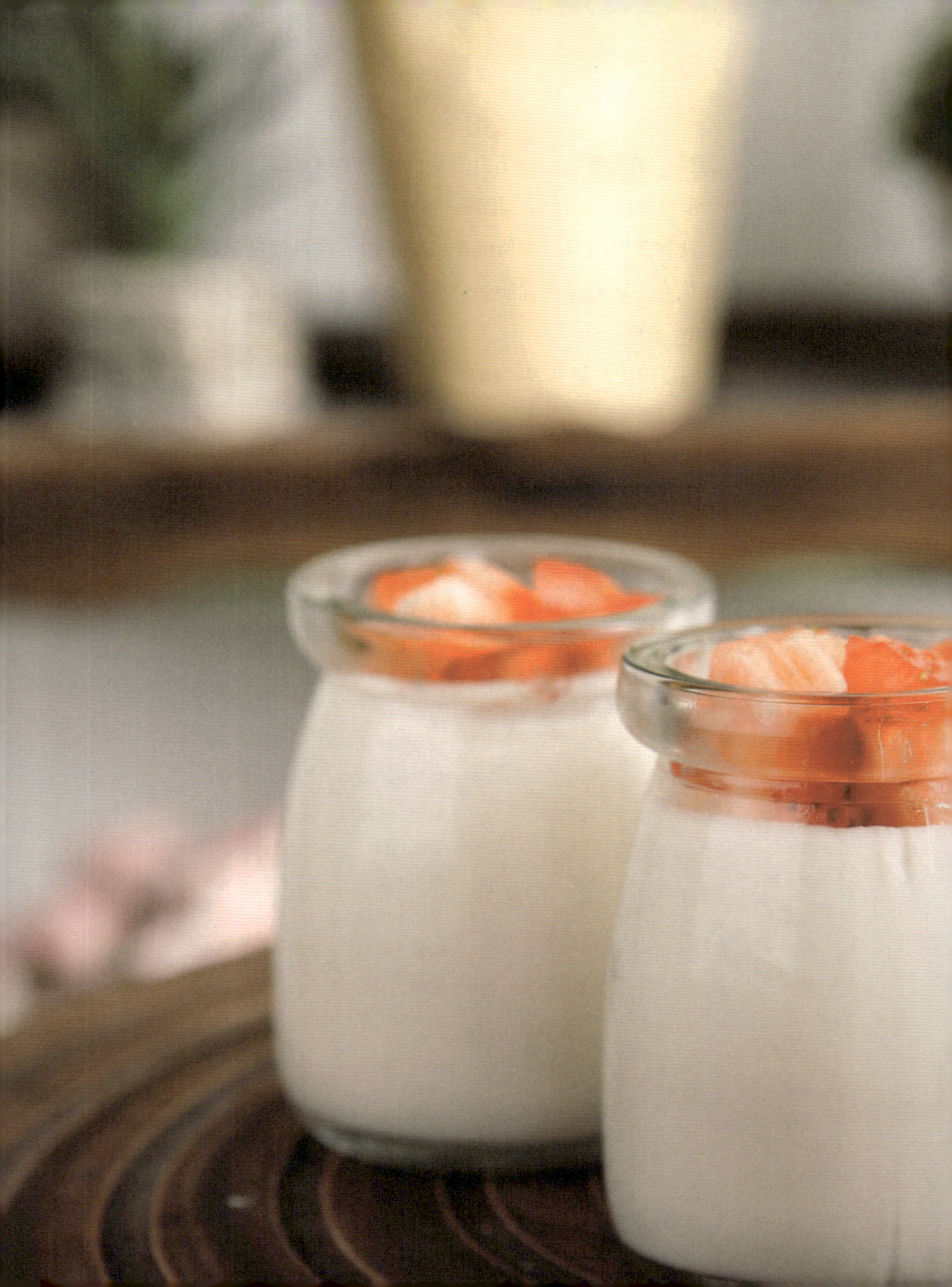

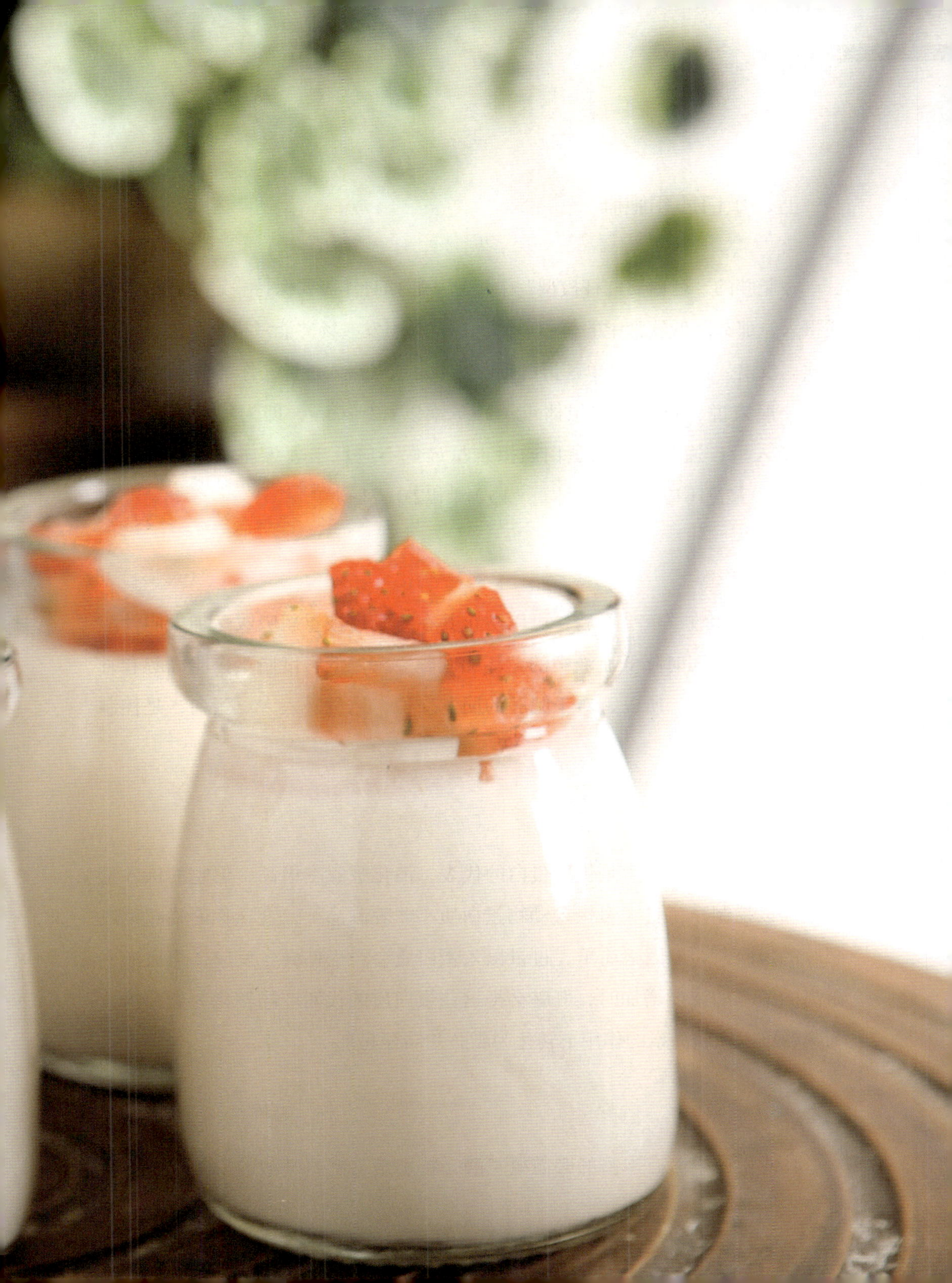

五、蛋白质和肥胖

在肥胖的“蛋白质杠杆模型”中提到：假如身体需要保持一定水平的蛋白质摄入，那么降低饮食中的蛋白质比例，就会引发一场“能量摄入”的补偿性狂欢。没错，就是那么简单，蛋白质摄入不足或者摄入过量，你都会变胖。

一般来说，自己的理想体重（kg）乘以1.2 g/ kg，即为每天的蛋白质适宜摄入量；通常每日的蛋白质摄入量最低不应低于理想体重（kg）乘以0.9 g / kg，最高不应高于理想体重（kg）乘以2.0 g / kg。

√ 大豆蛋白

它与胆汁酸“牵手”后，可以防止其在胃肠道被重新吸收，加大胆汁酸的排出力度，同时降低血液中的“坏胆固醇”——低密度脂蛋白胆固醇和甘油三酯的浓度[10]。所以，对于肥胖的朋友来说，适量摄入大豆蛋白，是控制体重的关键一招。

√ 动物蛋白

虽然这位蛋白先生是优质蛋白的代表，消化吸收率极高，但它的摄入量必须加以控制。每日大量摄入动物蛋白质（非乳制品），会让你面临超重或肥胖的风险[11]。原因很简单，过量摄入蛋白质会产生糖异生反应，当血液中游离的氨基酸浓度增加时，肝脏会把这些蛋白质的代谢产物转化为葡萄糖，葡萄糖可以在胰岛素的作用下转化为脂肪并储存起来。

√ 乳清蛋白

乳清蛋白中含有丰富的必需氨基酸，特别是支链氨基酸的浓度很高，有助于进食后食物在体内的代谢。它还擅长调节食欲和食量，帮你改善体重和体成分[12-14]。更神奇的是，乳清蛋白还具有类似益生元的作用，可以调整肠道菌群，保持肠道健康[15]。

第四节　脂肪

脂肪，这位美食的“魅力使者”，也是膳食中重要的营养素。它赋予食物独特的色、香、味，增进食欲。适量摄入脂肪可满足机体的生理需求，促进脂溶性维生素的吸收和利用，维持人体健康。

一、脂类的组成和分类

脂类是脂肪和类脂的总称，健康成年人体内（按体重计算），脂类的含量为14%～19%；肥胖者达30%以上。脂类的分类及组成见表4-17。

表 4-17　脂类的分类及组成

分类	组成
脂肪（甘油三酯、三酰甘油）	甘油、脂肪酸
类脂	磷脂、糖脂、类固醇及固醇

二、脂肪酸的分类

脂肪酸是构成脂肪的基本单位，是具有甲基端（$—CH_3$）和羧基端（—

COOH）的碳氢链。大多数脂肪酸含有偶数个碳原子，并且排列成一条直链。

目前已知存在于自然界的脂肪酸有40多种。根据碳链的长短、饱和程度、第一个不饱和键位置、空间结构，脂肪酸可以分为不同的种类，常见的脂肪酸分类见表4–18。

表 4–18　常见脂肪酸分类

分类方法	脂肪酸
按碳链长度	长链脂肪酸（≥ 14 碳）
	中链脂肪酸（8 ~ 12 碳）
	短链脂肪酸（2 ~ 6 碳）
按饱和程度	饱和脂肪酸（不含不饱和双键）
	单不饱和脂肪酸（含一个不饱和双键）
	多不饱和脂肪酸（含≥ 2 个不饱和双键）
按第一个不饱和键位置	n–3 不饱和脂肪酸
	n–6 不饱和脂肪酸
	n–7 不饱和脂肪酸
	n–9 不饱和脂肪酸
按空间结构	顺式脂肪酸（两个氢原子在链同侧）
	反式脂肪酸（两个氢原子在链两侧）

接下来，我们来简单了解一下不饱和脂肪酸的命名。在不饱和脂肪酸中，一般从CH—的碳（为ω碳）起计算不饱和键的位置。如油酸的表达式为$C_{18:1}$，ω–9，即碳链由18个碳组成，有一个不饱和键，从甲基端数起，不饱和键在第九位和第十位之间；亚油酸为$C_{18:2}$，ω–6，9，即有两个不饱和键，第一个不饱和键从甲基端数起，在第六和第七碳之间。此外，国际上也可用n来代替ω的表示方法，如ω–9可写成n–9。

示例：

$$CH_3—CH_2—CH_2—CH_2—CH_2—CH_2—CH_2—CH_2—CH_2—COOH$$

△编号系统：	10	9	8	7	6	5	4	3	2	1
n或ω编号系统：	1	2	3	4	5	6	7	8	9	10

常见的脂肪酸见表4-19。

表4-19　常见的脂肪酸

中文名称	表达式
丁酸	$C_{4:0}$
己酸	$C_{6:0}$
辛酸	$C_{8:0}$
癸酸	$C_{10:0}$
月桂酸	$C_{12:0}$
肉豆蔻酸	$C_{14:0}$
棕榈酸	$C_{16:0}$
棕榈油酸	$C_{16:1}$，n-7 cis
硬脂酸	$C_{18:0}$
油酸	$C_{18:1}$，n-9 cis
反油酸	$C_{18:1}$，n-9 trans
亚油酸	$C_{18:2}$，n-6，9 all cis
α-亚麻酸	$C_{18:3}$，n-3，6，9 all cis
γ-亚麻酸	$C_{18:3}$，n-6，9，12 all cis
二十烷酸	$C_{20:0}$
花生四烯酸	$C_{20:4}$，n-6，9，12，15 all cis
二十碳五烯酸	$C_{20:5}$，n-3，6，9，12，15 all cis
芥子酸	$C_{22:1}$，n-9 cis
二十二碳五烯酸（鰶鱼酸）	$C_{22:5}$，n-3，6，9，12，15 all cis
二十二碳六烯酸	$C_{22:6}$，n-3，6，9，12，15，18 all cis
二十四碳单烯酸（神经酸）	$C_{24:1}$，n-9 cis

三、脂肪的消化与吸收

当美食进入我们的口腔，一场奇妙的消化之旅就此展开。唾液腺分泌的脂肪酶如同小小的勇士，试图破解食物中的脂肪密码。然而，这种消化能力相当有限，真正的“脂肪破解大师”藏身于小肠。

一进入小肠，脂肪便遇到了强大的敌人——胆汁。胆汁犹如一台神奇的乳化机，将脂肪变成了无数细小的颗粒。紧接着，胰腺和小肠分泌的脂肪酶闪亮登场，将脂肪大卸八块，分解成脂肪酸和甘油单酯。

脂肪酸被氧化前必须先活化，在ATP（腺苷三磷酸）、Mg^{2+}（镁离子）的参与下，由内质网、线粒体外膜上的脂酰辅酶A合成酶催化生成脂酰辅酶A。生成的脂酰辅酶A通过脱氢、加水、再脱氢及硫解这四个步骤的反复进行，生成乙酰辅酶A，最终完成脂肪酸β-氧化。

而甘油可直接经血液运输至肝、肾、肠等器官利用。在甘油激酶作用下，甘油转变为3-磷酸甘油，然后脱氢生成磷酸二羟丙酮，循糖代谢途径分解，或转变为葡萄糖。

脂肪分解后的小分子，如甘油、短链和中链脂肪酸，犹如小精灵般在小肠细胞中穿梭，顺利被吸收进入血液。有趣的是，甘油单酯和长链脂肪酸在小肠细胞内重组为甘油三酯，与磷脂、胆固醇和蛋白质手牵手，组成乳糜微粒。

乳糜微粒宛如脂肪和能量的搬运工，随着血液流动遍布全身，满足身体对脂肪和能量的需求。最后，它们抵达肝脏，完成这场奇妙的脂肪消化与吸收之旅。

四、脂肪的生理功能

√ 供给能量

脂肪是人体能量的宝贵供应商，每克脂肪在体内氧化分解可提供9 kcal的能量。人体的脂肪细胞有着惊人的储存能力，至今尚未发现脂肪细胞吸收脂肪的极限。因此，当我们持续摄入能量时，脂肪细胞就会不断地积累脂肪，让人逐渐变得丰满。

一些脂肪，如椰子油中富含的中链三酰甘油脂肪酸，他们是不能被储存在身体脂肪中的，所以被摄取后虽然进入人体，但都必须被迅速燃烧以获取能量；而另外一些脂肪，如反式脂肪酸，这类脂肪酸不易消化，会在体内大量堆积。所以节食若不得当，会导致身体分解组织中的蛋白质来供应它们，给健康带来隐患。

√ 促进脂溶性维生素吸收

脂肪是脂溶性维生素的好伙伴，它能将脂溶性维生素溶解其中，促进脂溶性维生素吸收。此外，部分食物脂肪中也含有脂溶性维生素，如鱼肝油和奶油，它们富含维生素A和维生素D。

√ 维持体温，保护脏器

皮下脂肪有助于阻止体热散失，让人在寒冷的冬天里感到温暖。这也是为什么胖、瘦之人相比，肥胖的朋友更耐寒的原因。器官周围的脂肪则能缓解外物冲击，减少器官间的摩擦，同时对器官起到固定和保护作用。

√ 增加饱腹感

食物中的脂肪含量越多，胃排空的速度越慢，脂肪在胃内停留时间越长，使人不易感到饥饿。

√ 提高膳食感官性状

脂肪作为食品烹调加工的重要原料，可以改善食物的色泽、香气、口感和外观。

五、脂肪的主要食物来源

我们都知道，食用油中的脂肪含量几乎达到100%，但你知道哪种肉类的脂肪含量最高吗？答案是猪肉。相较于牛、羊肉，猪肉的脂肪含量更高。而且，除了瘦猪肉，其他部位的脂肪含量都在30%以上。

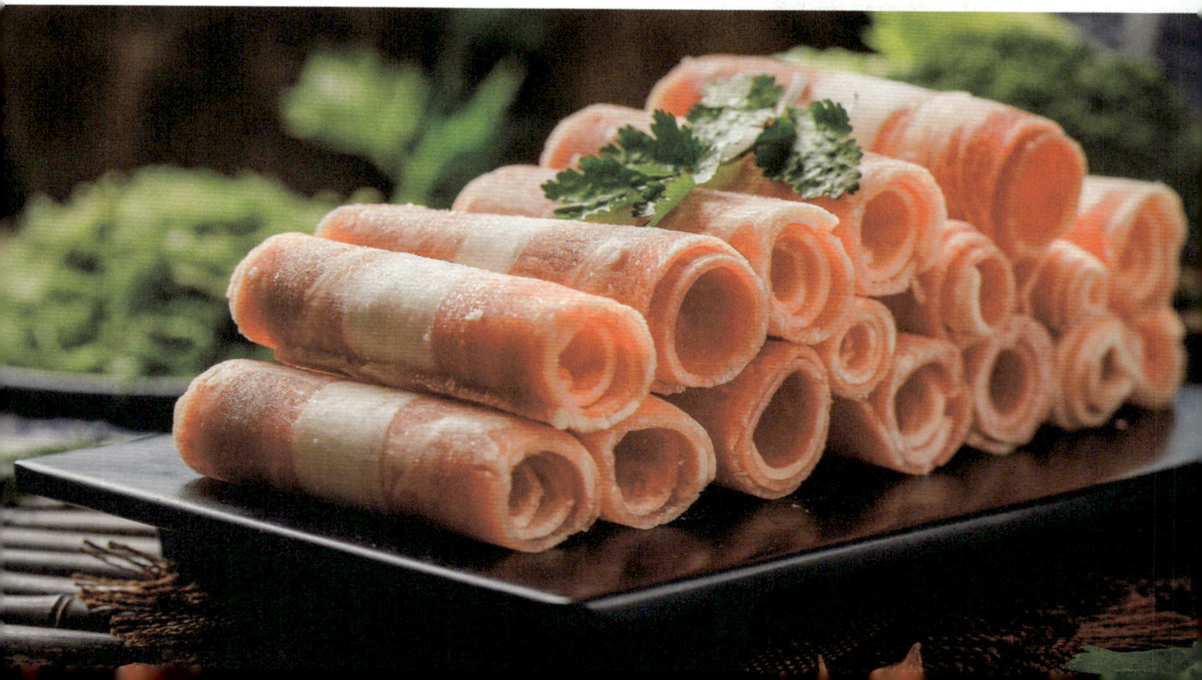

不过，也不是所有肉类都有这么高的脂肪含量。禽类如鸡、鸭等，脂肪含量就相对较低，通常不超过10%。而鱼类就更让人惊喜了，脂肪含量大多在5%左右，且主要是不饱和脂肪酸，吃鱼不仅能满足口腹之欲，还能控制体重，一箭双雕！

那么，怎样才能在保证身体所需脂肪摄入的同时，还能减少劣质脂肪带来的危害呢？秘诀就是：多食用鱼类和禽类，适量食用畜肉类，减少反式脂肪酸的摄入。换句话说，无腿的鱼类优于两条腿的禽类，两条腿的禽类优于四条腿的畜类。

植物性食物中坚果类食物如花生、核桃、葵花籽等，因其丰富的口感和较高的脂肪含量，常常让人又爱又恨。然而，你是否知道，这些看似“罪恶”的脂肪，其实主要成分却是对人体大有裨益的多不饱和脂肪酸。对于肥胖、高血压等慢性病人群，适量摄入坚果类食物，可以有效改善身体状况。而对于健康人群，每天摄入一定量的坚果，也能起到预防疾病的作用。

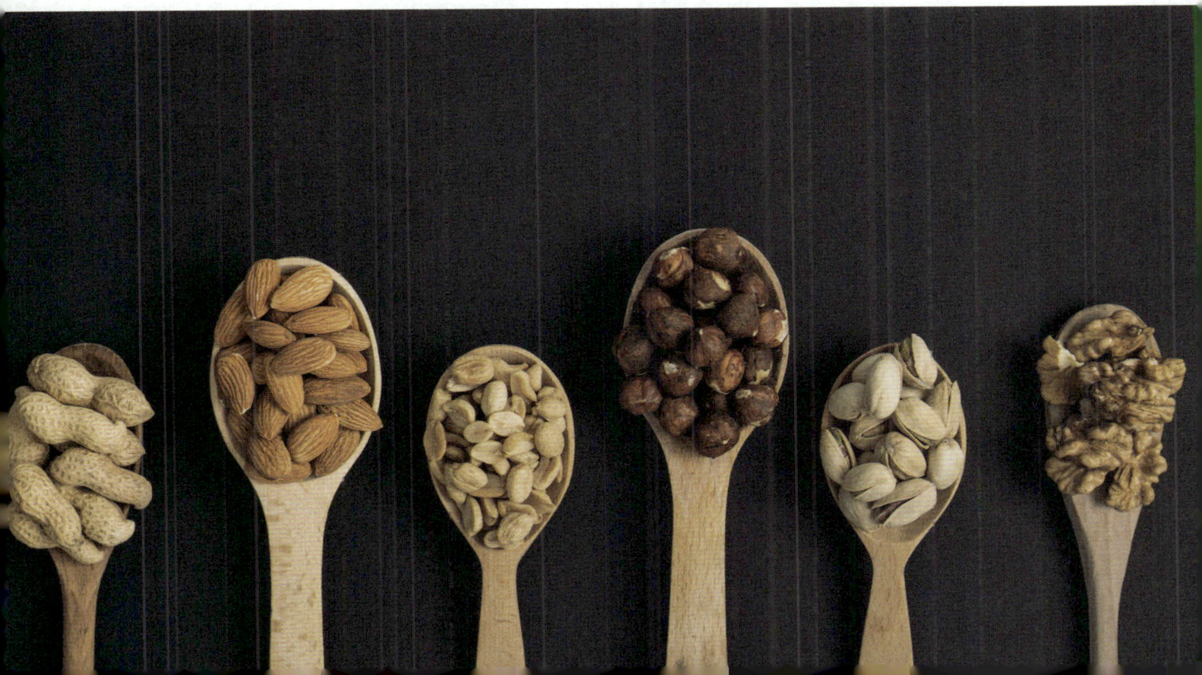

部分食物的脂肪含量见表4-20。

表 4-20 部分食物的脂肪含量（g/100g）

食物名称	脂肪含量	食物名称	脂肪含量
猪肉（肥）	88.6	鸡腿	13.0
猪肉（肥瘦）	37.0	鸭	19.7
猪肉（后臀尖）	30.8	草鱼	5.2
猪肉（后肘）	28.0	带鱼	4.9
猪肉（里脊）	7.9	黄花鱼（大黄花鱼）	2.5
猪蹄	18.8	海鳗	5.0
猪肝	3.5	鲤鱼	4.1
猪大肠	18.7	鸡蛋	8.8
牛肉（瘦）	2.3	鸡蛋黄	28.2
羊肉（瘦）	3.9	鸭蛋	13.0
鹌鹑	3.1	核桃（干）	58.8
鸡	9.4	花生（炒）	48.0
鸡翅	11.8	葵花子（炒）	52.8

六、脂肪和肥胖

在生活中好多人会“谈脂色变”，一提到脂肪，许多人立刻想到肥胖和健康问题。但实际上，并非所有脂肪都是“恶魔”。脂肪的优劣关键在于其所含脂肪酸的类型。例如，中链和短链脂肪酸以及不饱和脂肪酸对健康大有裨益，而反式脂肪酸则对身体不利。

一般来说，脂肪酸碳链越短，消化和代谢越容易。短链和中链脂肪酸不易在体内堆积，能迅速转化为能量消耗，相对更健康，不会导致肥胖。另外，脂肪酸中的双键越多，饱和度越低，新陈代谢越旺盛，有助于燃烧脂肪。

接下来我们看一下几种常见脂肪酸对健康的影响。

√ 反式脂肪酸

这类脂肪酸不易消化，会在体内大量堆积，导致肥胖的能力是正常不饱和脂肪酸的7倍[16]，大量摄入会增加肥胖的风险。研究表明，膳食中反式脂肪酸的比例每增加2%，可使腹围增加2.7 cm[17]。因此，不管是减重还是日常饮食，一定要减少反式脂肪酸的摄入。

√ n-3多不饱和脂肪酸

生酮饮食是体重管理的一种有效方法，其中的脂肪主要来自n-3多不饱和脂肪酸，如金枪鱼、三文鱼、沙丁鱼等[18]。n-3多不饱和脂肪酸在预防心血管疾病[18]、糖尿病[19]、癌症、肥胖、关节炎等健康问题上具有重要作用。

α-亚麻酸是n-3多不饱和脂肪酸的母体，植物油（含有亚麻酸）和鱼油（主要包含EPA、DHA）是n-3系列多不饱和脂肪酸的主要来源。

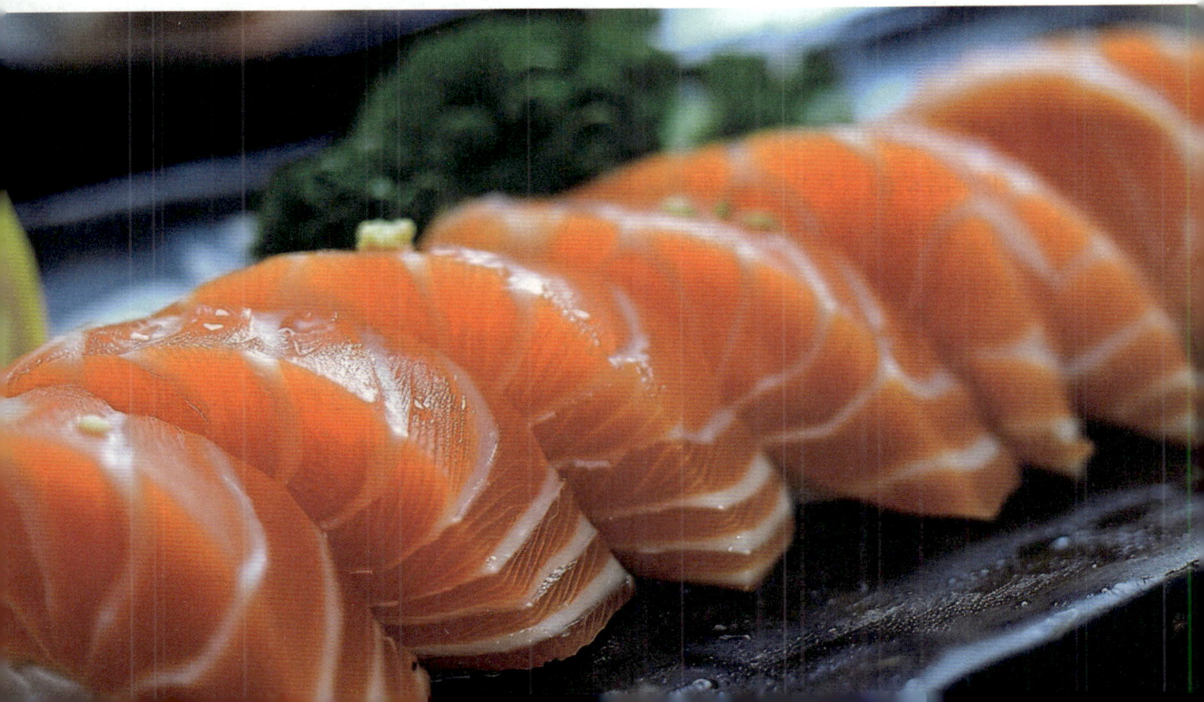

√ n-6多不饱和脂肪酸

这类脂肪酸的重要代表是亚油酸和花生四烯酸，它们完全来自植物，主要是植物油，对调节血脂和磷脂组成有重要作用。

√ 中链甘油三酯

中链甘油三酯主要来源于棕榈仁油、椰子油、可可油，不会在小肠细胞中重新合成甘油三酯。因此，不易在脂肪组织和肝脏中堆积[20]。

第五节　维生素和矿物质

一、维生素

在我们身体的微妙世界里，维生素扮演着至关重要的角色。它们在维持机体生命活动的过程中，犹如魔法师一般，巧妙地调控着各种生理机制。不仅如此，维生素还在减重过程中发挥着举足轻重的作用，成为我们追求完美体重的必备营养素。

维生素家族成员众多，每个成员的化学结构都独具特色。虽然它们并非构成身体组织的主力军，也不能为机体提供能量，但正是这些看似不起眼的小分子，在机体物质和能量代谢过程中发挥着至关重要的作用。

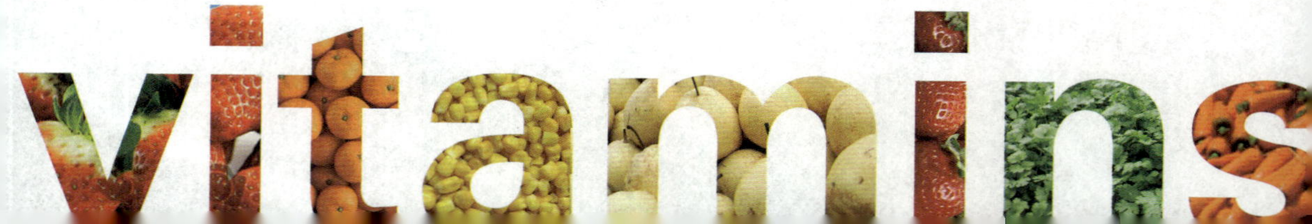

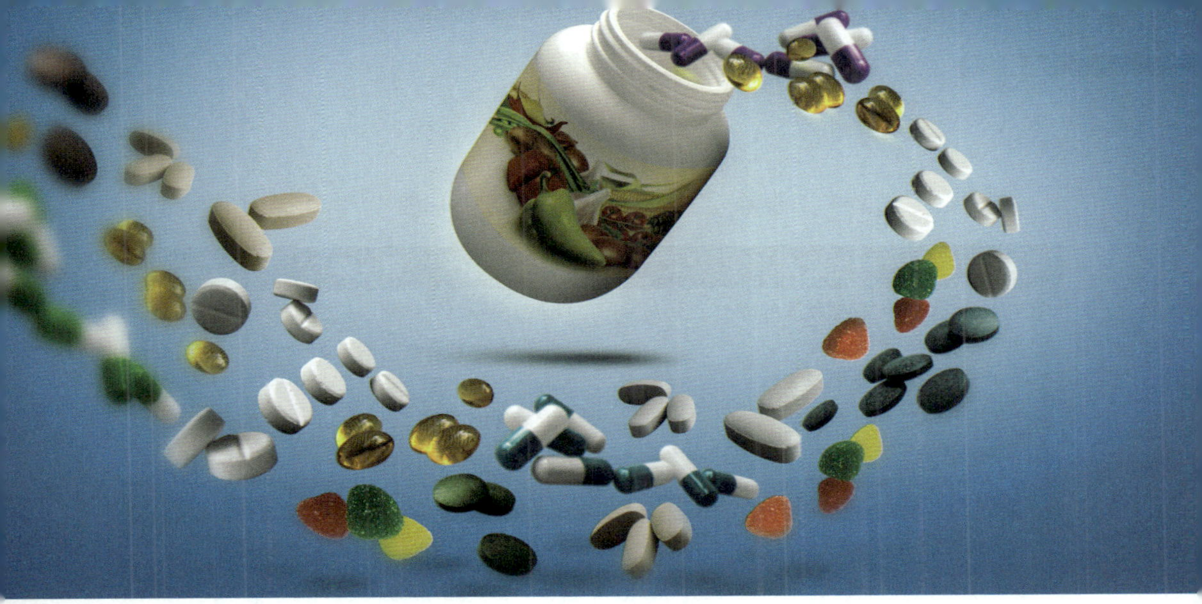

√ 维生素的分类

维生素的种类很多，化学结构差异极大，通常按溶解性质将其分为脂溶性和水溶性两大类。维生素的分类见表4–21。

表 4–21　维生素的分类

脂溶性维生素	水溶性维生素
维生素 A	B 族维生素
维生素 D	维生素 C
维生素 E	
维生素 K	

脂溶性维生素溶于脂肪，在食物中常常与脂类共同存在，其吸收和肠道中的脂类密切相关。水溶性维生素可以溶于水，大多数的水溶性维生素在机体物质和能量代谢过程中发挥着重要作用。

√ 维生素的功能

部分维生素的主要功能见表4–22。

表 4-22 部分维生素的主要功能

维生素 A	维生素 D
①构成视觉细胞内感光物质的成分 ②调节细胞的生长和分化 ③维护上皮组织细胞的健康 ④提高免疫功能和抗氧化防御能力 ⑤抑制肿瘤生长	①促进小肠对钙的吸收 ②促进肾小管对钙、磷的重吸收 ③调节血钙平衡 ④维持骨骼健康
维生素 E	**维生素 B_1（硫胺素）**
①抗氧化作用 ②预防衰老 ③与生殖功能和精子生成有关 ④调节血小板的黏附力和聚集作用 ⑤抑制胆固醇的合成	①参与机体能量代谢 ②促进消化
维生素 B_2（核黄素）	**烟酸（维生素 B_3、尼克酸）**
①参与体内生物氧化与能量代谢 ②参与烟酸和维生素 B_6 的代谢 ③抗氧化作用 ④提高机体对环境应激的适应能力	①参与体内物质和能量代谢 ②与核酸的合成有关 ③降低血胆固醇水平 ④葡萄糖耐量因子（增加葡萄糖的利用）的组成成分
维生素 B_6	**维生素 B_7（生物素）**
①参与氨基酸、脂肪、同型半胱氨酸的代谢 ②促进烟酸的合成 ③参与造血 ④促进维生素 B_{12}、铁和锌的吸收	①在碳水化合物、脂类、蛋白质和核酸的代谢过程中发挥重要作用 ②参与消化酶的合成，与食物消化密切相关
叶酸（维生素 B_9）	**维生素 B_{12}（钴胺素）**
①参与代谢 ②在细胞分裂和增殖中发挥作用	①参与同型半胱氨酸转变为甲硫氨酸 ②参与脂肪酸的合成
维生素 C（抗坏血酸）	
①抗氧化作用 ②改善铁、钙和叶酸的利用 ③促进类固醇的代谢 ④清除自由基 ⑤增强抵抗力	

√ 维生素和肥胖

1. 维生素A

研究发现，肥胖朋友血清中的维生素A水平显著低于超重和健康体重的人群，患维生素A缺乏的风险也更高[21]。因此，肥胖的朋友一定要注意维生素A的补充，以免缺乏给机体带来危害。

2. 维生素D

近年来大量研究表明，肥胖与体内维生素D水平相互影响，肥胖的朋友们容易发生维生素D缺乏，而维生素D缺乏的人群发生肥胖的风险也会增加[22-24]。值得注意的是，肥胖人群的维生素D缺乏风险可是比健康体重人群高出35%，比超重人群高出24%呢[25]！

3. B族维生素

维生素B_2缺乏会引起脂质代谢紊乱，影响脂肪合成和脂肪酸的氧化分解[26，27]。女性朋友们增加烟酸的摄入量可以降低中心性肥胖的患病风险；男性朋友们增加烟酸的摄入量可以使低密度脂蛋白胆固醇血症的发生风险降低[28]。

4. 维生素C

维生素C能够降低血清中胆固醇的水平，预防动脉粥样硬化的发生。

二、矿物质

人体组织，这个神奇而精密的系统，蕴藏着自然界中的各种元素。在你我肌肤之下，除了碳、氢、氧、氮以有机的形式活泼地跳动着，其余的元素则以另一种姿态——矿物质，守护着我们的生命之源。

人体内的元素除碳、氢、氧、氮外，其余的统称为矿物质。

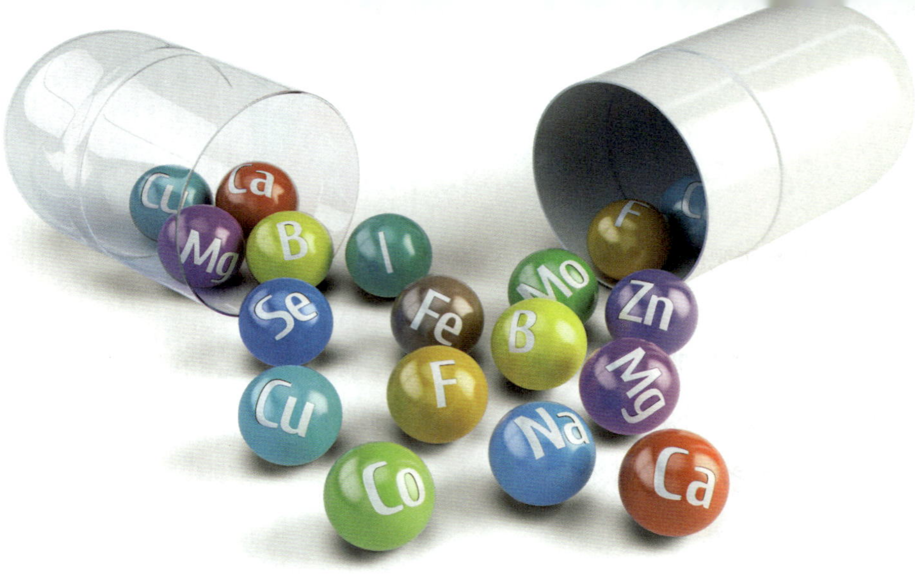

√ 矿物质的分类

矿物质分为常量元素和微量元素，共有20多种，其中体内含量较多（>0.01%体重）、每日膳食需要量都在100 mg以上的元素，称为常量元素。在人体内的含量小于0.01%体重的矿物质称为微量元素。人体的常量元素和微量元素见表4–23。

表 4–23　人体的常量元素和微量元素

常量元素	微量元素		
	必需微量元素	可能必需微量元素	具有潜在毒性，但低剂量可能有功能作用的微量元素
钙	铁	锰	氟
磷	铜	硅	铅
钾	锌	镍	镉
钠	硒	硼	汞
硫	铬	钒	砷
氯	碘		铝
镁	钴		锡
	钼		锂

√ 矿物质的主要功能

部分矿物质的主要功能见表4-24。

表 4-24　部分矿物质的主要功能

钙	磷
①构成骨骼和牙齿 ②维持神经和肌肉的活动 ③促进细胞信息传递 ④血液凝固 ⑤调节机体酶活性 ⑥维持细胞膜的稳定性	①构成骨骼和牙齿 ②参与能量代谢 ③构成细胞成分 ④酶的重要成分 ⑤调节细胞因子活性 ⑥调节机体酸碱平衡
镁	**铁**
①促进骨骼生长和神经肌肉的兴奋性 ②影响胃肠道功能 ③调节激素作用 ④扩张血管，降低血压 ⑤降低血清胆固醇浓度，预防动脉粥样硬化	①参与体内氧的运输和组织呼吸过程 ②维持造血功能 ③维持机体正常免疫 ④抗脂质过氧化
锌	**硒**
①促进生长发育 ②与能量代谢相关的酶的激活剂 ③促进机体免疫功能 ④维持细胞膜结构	①抗氧化功能 ②保护心血管和心肌健康 ③增强免疫功能 ④促进生长、抗肿瘤
铬	**碘**
①增强胰岛素作用 ②参与脂代谢 ③参与核酸代谢 ④促进生长发育	①促进脂肪和糖的代谢 ②调节组织中水盐的代谢 ③促进维生素的吸收和利用 ④调节能量转换

√ 矿物质和肥胖

1. 钙

从孕期开始，到孩子两岁这个关键时期，增加钙的摄入，能为孩子的未来铺垫一条健康的道路。研究发现，充足的钙摄入有助于成年后保持体重稳定，抵御不健康的高脂膳食带来的体重困扰[29]。令人惊喜的是，来自奶类的钙比钙补充剂更具抗肥胖效果[30]！

2. 镁

肥胖的朋友常常会面临慢性镁缺乏的风险，而这种缺乏会进一步引发低度炎症、胰岛素抵抗[31]，改变脂肪细胞的结构和数量[32]，甚至导致能量代谢失衡。悄悄地，镁成为我们抵抗肥胖的得力助手。

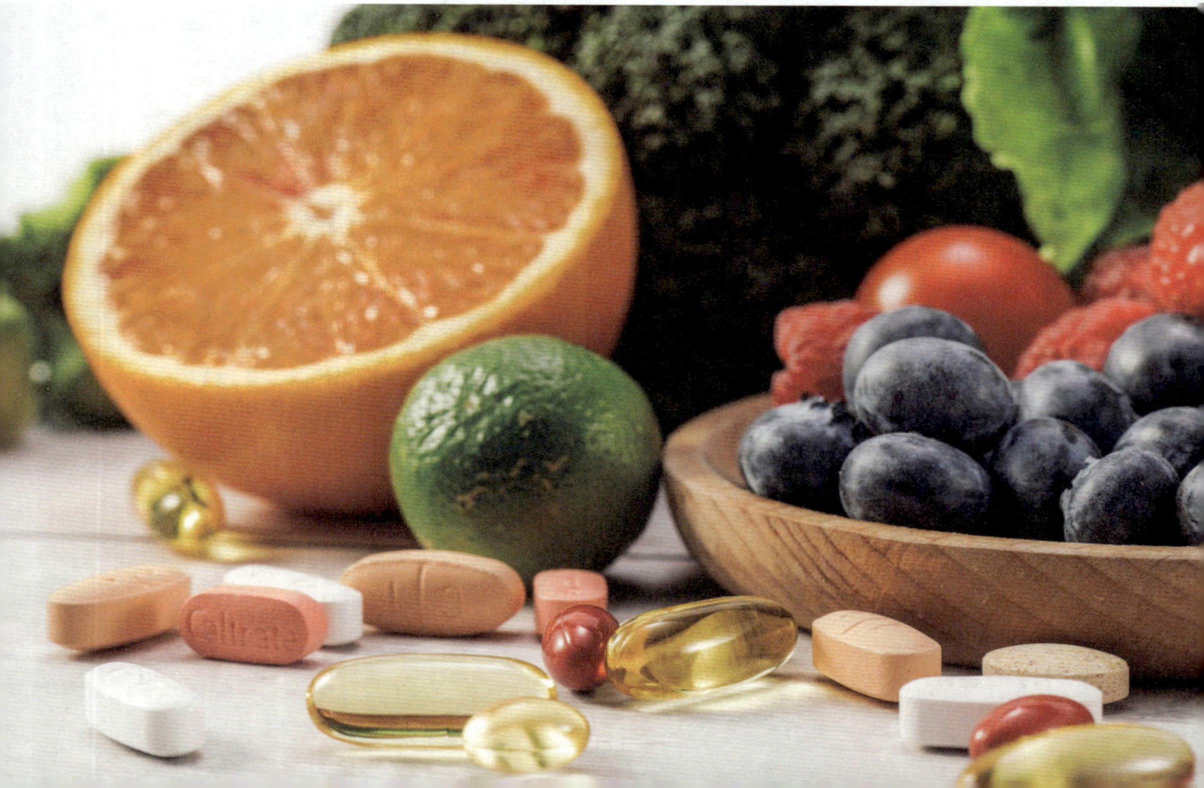

3. 铁

超重、肥胖的儿童患铁缺乏症的风险是体重正常儿童的2.0～3.5倍[33]。而在肥胖状态下，脂肪细胞分泌的肝脏抗菌多肽会增加，妨碍肠道对铁的吸收[34]。铁缺乏不仅影响儿童的生长发育，更可能为健康埋下隐患。

4. 锌

锌被誉为人体瘦素的激发剂[35]。缺锌会导致体内瘦素水平下降，进而影响脂代谢，诱发单纯性肥胖[36]。此外，缺锌还会加重肥胖朋友的胰岛素抵抗[37]。

第六节　膳食纤维和水

一、膳食纤维的生理功能

“膳食纤维”想必大家都不陌生吧！它是指植物性食物中含有的、不能被人体小肠消化吸收的、对人体有健康意义的碳水化合物。膳食纤维可分为可溶性膳食纤维与不可溶性膳食纤维。

√ 有利于食物的消化过程

膳食纤维不易被磨碎，当我们摄入富含膳食纤维的食物时，它们会在口腔中经历更长久的咀嚼，从而促进肠道中消化酶的分泌，加速肠道内容物的排出，有利于食物的消化过程。

√ 降低血清胆固醇

膳食纤维能够结合胆酸，降低血脂，并且可溶性膳食纤维（如果胶、树胶、豆胶）的降脂作用较明显，而不可溶性膳食纤维没有这种作用。

√ 预防胆结石形成

膳食纤维能降低胆汁和胆固醇的浓度，降低胆固醇饱和度。胆固醇饱和度降低后，胆固醇结晶减少，结石形成的可能性也相应降低。

√ 维护结肠功能

膳食纤维可以抑制厌氧菌生长，促使嗜氧菌的生长，使具有致癌性的代谢物减少。此外，膳食纤维的吸水性可以增加粪便体积以及缩短粪便在肠道的时间，减少致癌物质与易感的肠黏膜之间的接触时间，从而减少产生癌变的可能性。

√ 防止能量过剩和肥胖

膳食纤维有很强的吸水能力，能够增加胃内食物的体积而增加饱腹感，从而减少摄入的食物和能量，有利于控制体重，防止肥胖。

二、膳食纤维的食物来源

膳食纤维主要来源于植物性食物，如粮谷类的麸皮和糠含有大量纤维素、半纤维素和木质素；柑橘、苹果、香蕉、柠檬等水果以及洋白菜、甜菜、苜蓿、豌豆、蚕豆等蔬菜含有较多的果胶。除了天然食物所含自然状态的膳食纤维外，近年有从天然食物中提取的膳食纤维被制作为粉末状、溶解液体状等多种形式的产品。

三、膳食纤维和肥胖

√ 果蔬膳食纤维

胡萝卜中的膳食纤维可以加速肠道蠕动，缩短胆固醇在肠道里的“逗留时间”，降低胆固醇的吸收率[38]。

莲藕可溶性膳食纤维可以阻止胆汁酸重吸收，增加粪便中胆固醇的含量，从而降低机体中胆固醇的含量[39]。

石榴皮中的膳食纤维（如石榴皮多糖）可以抑制胆固醇的合成。在结肠发酵过程中，还能产生短链脂肪酸，进一步减少肝脏中的胆固醇和脂肪酸合成[40]。

√ 谷物膳食纤维

想要膳食纤维，那就离不开谷物！它们可是我们膳食纤维的主要来源。麸皮或米糠中的膳食纤维含量高达11.6%～30.2%[41]，堪称膳食纤维的“宝库”。我们在进行低碳饮食时，减少碳水化合物摄入的同时，也减少了谷物食物的摄入，因此要注意多摄入蔬菜、藻类等补充膳食纤维。

√ 藻类膳食纤维

褐藻膳食纤维，又称海藻酸盐、褐藻胶，是一种存在于海带、巨藻等褐藻中的不溶性盐多糖类物质。它有三宝：抑制糖脂摄入、阻碍糖脂吸收、促进糖脂排泄[42]。让你在享受美食的同时，还能保持健康体重。

√ 菌类膳食纤维

金针菇膳食纤维可以通过增加饱腹感、增加粪便体积、刺激胃肠道蠕动、干扰胆固醇吸收等途径，帮助你轻松控制体重[43]。

香菇中的膳食纤维（如香菇多糖）能够减少脂肪细胞面积，从而改善脂肪组织的炎症以及机体糖脂代谢紊乱[44]。

四、水的生理功能

身为构成身体至关重要的元素之一，水不仅是我们维持生命的基石，更是调节人体生理功能的神奇之手。对于人类的生命而言，失去水源的威胁远甚于断粮。举例来说，即便中断食物供应，仅依赖水分生存，人们仍可勉强维持数周；然而，一旦中断水源，生命只能延续数日。一般来说，当身体水分减少5%至10%时，生命岌岌可危。相较之下，食物中断导致身体脂肪和组织蛋白质消

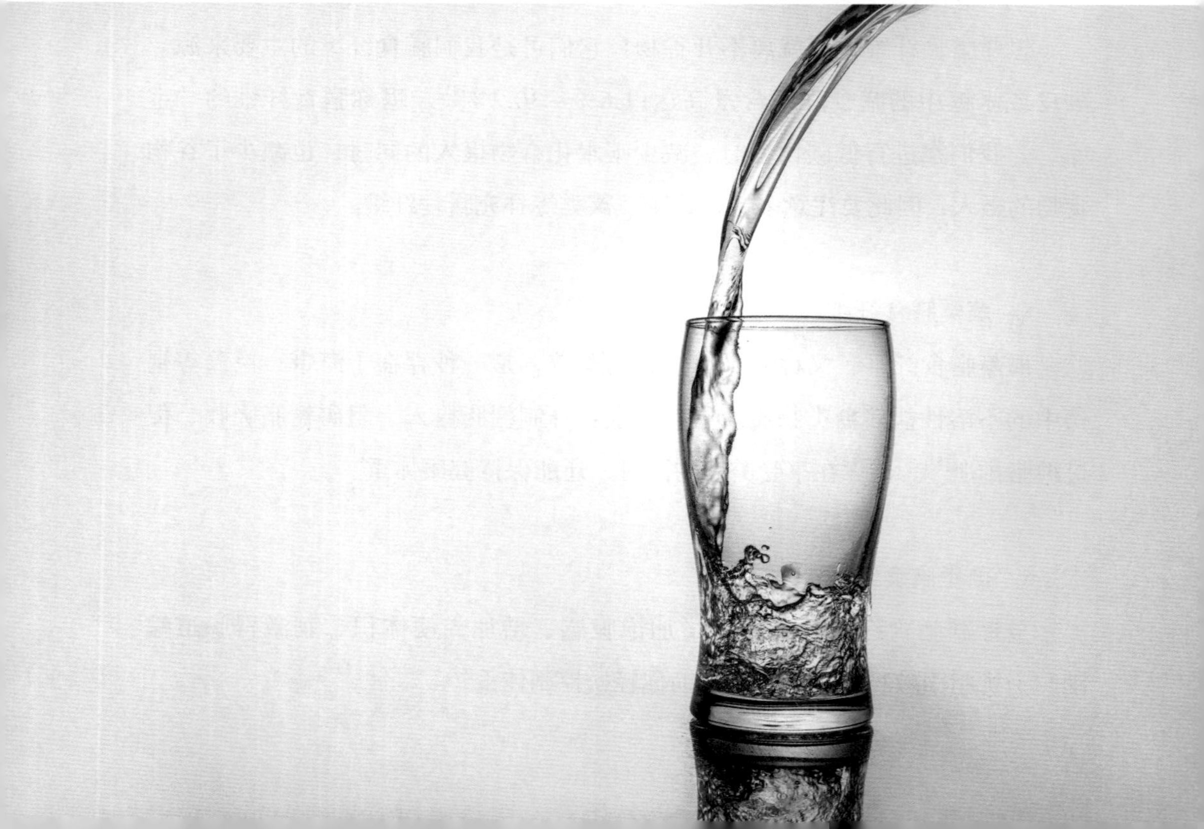

耗50%时，人才会面临死亡；而水分耗损至全身水分的10%时，生命便可能戛然而止。这些事实足以证明，水对生命的延续至关重要。

√ 构成细胞和体液的重要组成成分

健康成年人体内约有65%的体重是被水分占据的。没错，水分就像是人体这座大城堡的基石，支撑着我们的生命活动。血液中超过80%的成分是水，它如同人体的血液高速公路，将养分和氧气输送到每一个角落，同时将代谢废物带回解毒站。水分还广泛分布在组织细胞内外，构建起一个生机勃勃的内部环境。

√ 参与人体内新陈代谢

水在人体内可不仅仅是个配角，它参与到了消化、吸收、循环、排泄等各个环节。有了水的帮助，营养物质得以迅速送达，废物也能顺利排出，保证人体内新陈代谢和生物化学反应的顺利进行。可以说，水是人体代谢过程中不可或缺的助手。

√ 调节人体体温

在炎炎夏日，大量的水分能吸收代谢过程中产生的热量，让你在运动后依然保持清凉。水分就像一位聪明的体温调节大师，时刻守护着你的舒适度。

√ 润滑作用

关节、胸腔、腹腔和胃肠道等部位都藏着一层神秘的水分。这些水分有着神奇的作用，它能缓冲器官、关节肌肉和组织的摩擦，起到润滑和保护的作用。

五、水和肥胖

水的种类繁多，而它们对体重的影响却大相径庭。有些水堪称减重的小助手，喝下去就能助力你摆脱肉肉，迈向瘦身成功。然而，也有那么一些水，喝了不仅无法帮你控制体重，甚至还可能对健康造成威胁。因此在减重路上，挑选正确的水至关重要。下面就让我们一起探索一下，不同种类的水是如何影响减重的。

√ 白开水

有研究显示，增加饮水量有助于维持健康体重、降低肥胖的发生风险[45]。

2013年一项研究显示，4年内每天增加一杯水的摄入量可减少体重增加，增加水的摄入而不是含糖饮料或果汁，可降低长期体重增加的风险。

2020年的一项研究显示，每天喝4杯（≈1 L）以上的白开水可以降低超重发生风险。

√ 纯净水

纯净水经过净化处理后，有害污染物和对健康有益的矿物元素含量都会减少。但是长期饮用纯净水可能造成机体缺乏矿物元素[46]，比如长期饮用纯净水可导致血清Mg^{2+}浓度降低，血脂指标中总胆固醇、甘油三酯、低密度脂蛋白胆固醇浓度升高，脂蛋白关键酶活力降低[47-49]。

√ 含糖饮料

众所周知，长期喝含果糖的饮料可导致肥胖，除了引起肥胖外，还会使糖尿病、痛风、高血压等疾病的发病率增加。研究显示，每天多喝340 mL的含糖饮料，将会导致BMI升高0.24 kg/m^2[50]。因此，在减重时，饮用含糖饮料是大忌。

√ 茶

茶叶含有丰富的多酚类化合物且茶叶水本身不含热量，其抗肥胖及体重控制效果得到广泛的认可，早在《本草拾遗》中就有“茶，去人脂，久食令人瘦”的记载[51]。尤其是绿茶，具有瘦身、降脂等功效[52，53]。

√ 咖啡

咖啡在控制体重、减少体脂中也具有重要的作用，主要是由于咖啡中咖啡因、绿原酸等物质的作用。对于健康成年人来说，每天可摄入2～3杯。

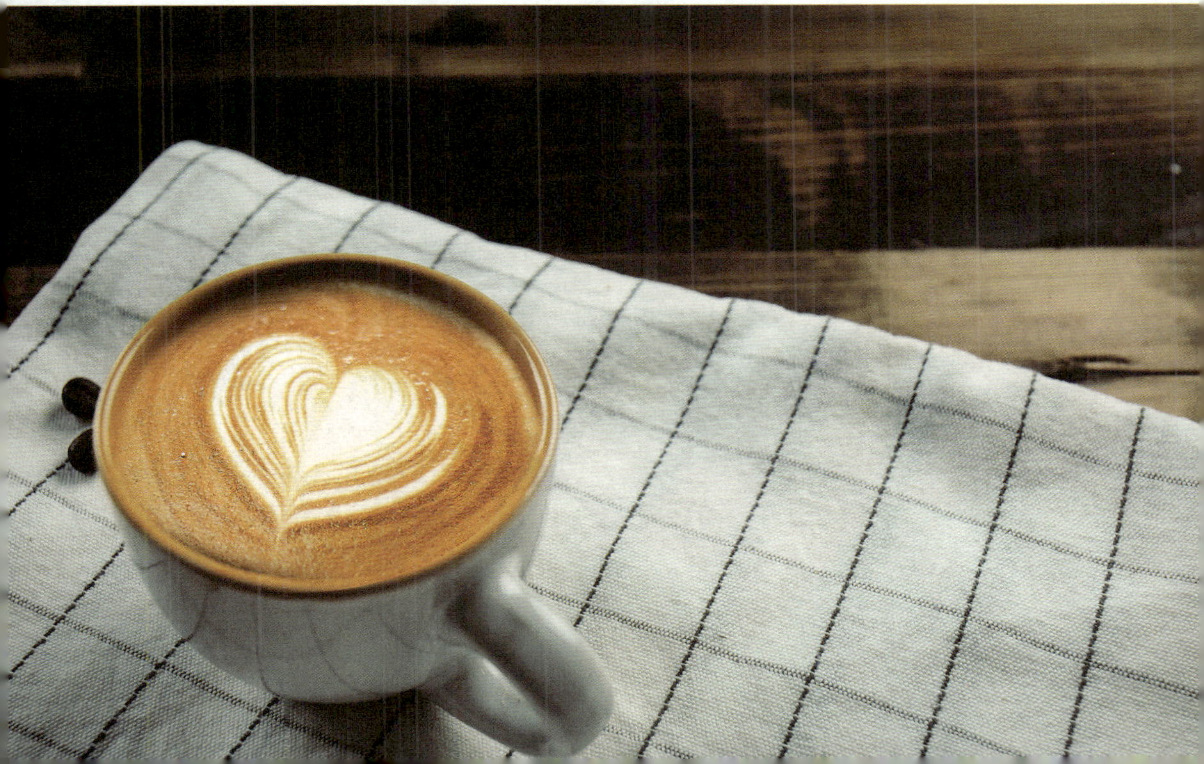

第七节　食物营养成分解读

掌握食物的营养成分，是挑选健康食品的关键。然而，当下许多人对营养成分了解不足，这使得他们在选购食品时往往无从下手，尤其在体重管理期间。那么，为何解读营养成分如此重要？它又能为我们揭示哪些奥秘呢？

通过营养成分表，我们能够一目了然地了解这款食物所含的各种营养成分及其含量。在减重过程中，这为我们提供了宝贵的信息，让我们知道哪些

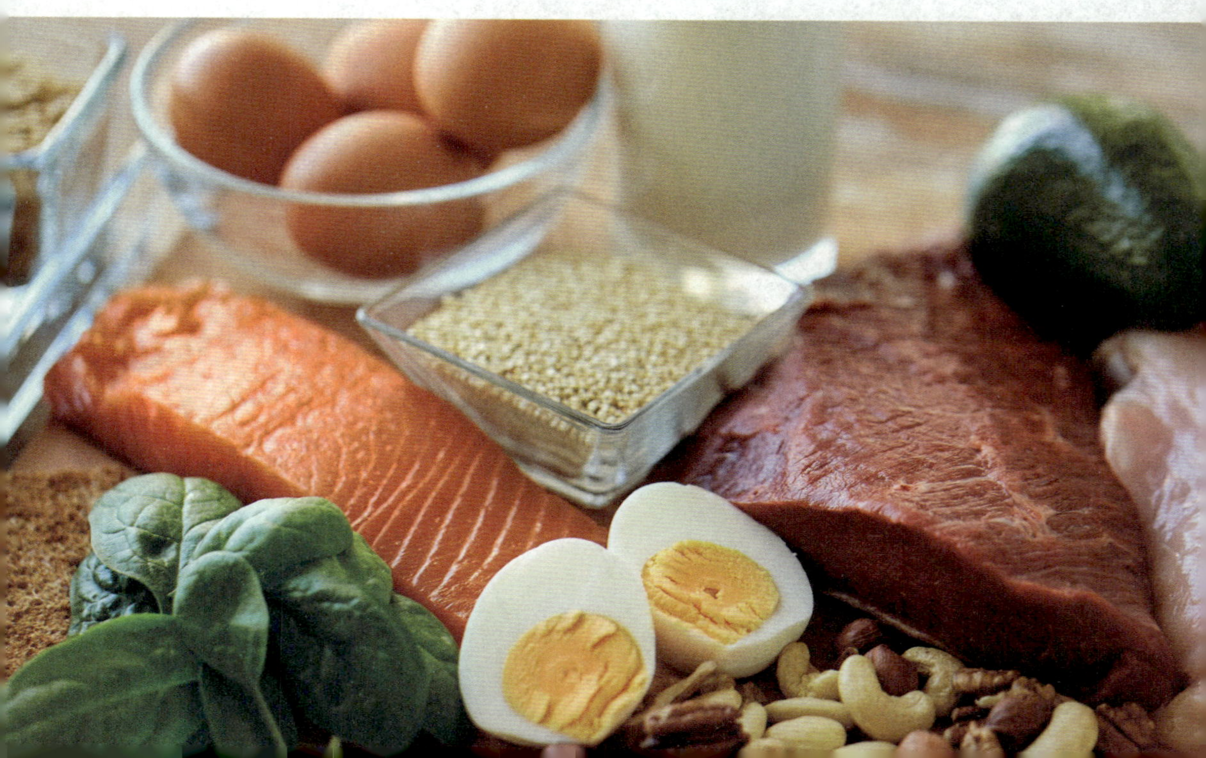

食物适合摄入，哪些食物需要避免。由此可见，掌握营养成分的重要性不言而喻。

首先，我们来了解两个新词汇，一个是食品标签营养素参考值（NRV），它就像食品营养的度量衡，帮助我们比较不同食品的营养含量，成为我们选购食品时的得力助手。它也是帮助我们判断某种食品是健康佳品还是垃圾食品的有用指标。

以下是我国营养素参考值的具体内容，详见表4-25。

表 4-25　中国营养素参考值（NRV）

营养成分	NRV	营养成分	NRV
能量	8400 kJ	泛素	5 mg
蛋白质	60 g	生物素	30 μg
脂肪	< 60 g	胆碱	450 mg
饱和脂肪酸	< 20 g	钙	800 mg
胆固醇	< 300 mg	磷	700 mg
碳水化合物	300 g	钾	2000 mg
膳食纤维	25 g	钠	2000 mg
维生素 A	800 μgRE	镁	300 mg
维生素 D	5 μg	铁	15 mg
维生素 E	14 mg α-TE	锌	15 mg
维生素 K	80 μg	碘	150 μg
维生素 B_1	1.4 mg	硒	50 μg
维生素 B_2	1.4 mg	铜	1.5 mg
维生素 B_6	1.4 mg	氟	1 mg
维生素 B_{12}	2.4 μg	铬	50 μg
维生素 C	100 mg	锰	3 mg
烟酸	14 mg	钼	40 μg
叶酸	400 μg DFE		

另一个是营养素参考值百分比（NRV%），它是用来比较和描述某种食品能量或营养成分含量占中国营养素参考值的百分数，是评价食品营养价值的实用指标。NRV%计算公式为：

$$NRV\%=\frac{100\ g某食品中营养素含量}{中国营养素参考值}\times 100\%$$

接下来我们举例一个食物营养成分表来学习一下，表4-26为某食品营养成分表。

表 4-26　某食品营养成分表

项目	每 100 g	营养素参考值
能量	2269 kJ	27%
蛋白质	8.0 g	13%
脂肪	31.6 g	53%
反式脂肪酸	0 g	
碳水化合物	56.7 g	19%
钠	200 mg	10%

由表4-25可知，某食品100 g含能量2269 kJ，占能量营养素参考值的27%计算公式为：

$$NRV\%=\frac{2269\ kJ}{8400\ kJ}\times 100\%$$

该食品100 g含蛋白质8 g，占蛋白质营养素参考值的13%；含脂肪31.6 g，占脂肪营养素参考值的53%；含碳水化合物56.7 g，占碳水化合物营养素参考值的19%；含钠200 mg，占钠营养素参考值的10%。

分析此营养成分表中的营养素参考值（NRV%），可知该食品是高脂肪、高能量食品。因此，通过学习了解食品的营养成分表可以为我们提供许多有价值的食品营养信息，指导我们科学选择食品。

第八节　食品配料表解读

食品配料表，这串神秘“密码”蕴藏着美食背后的健康秘密。你是否好奇，那些美味佳肴究竟由哪些食材组成？它们对我们的身体又有何影响？接下来，让我们一起揭开它的神秘面纱，探寻加工食品的原料构成，揭示其背后的营养价值。

首先我们要知道的是，食品配料表中的原材料均按其添加量由高到低排序，也就是说配料表第一个原材料含量最高，其后的原材料含量依次降低。

让我们以某款受欢迎的饮品为例，一起挖掘其背后的营养信息。表4-27为某品牌果味酸酸乳的配料表。

表 4-27　某品牌果味酸酸乳的配料表

	按含量高低排序
配料表	水、鲜牛奶、白砂糖、全脂奶粉、低聚异麦芽糖、乳酸、安赛蜜、食用香精（橙味香精、酸奶香精）

很多人认为该产品是酸奶，经常喝对肠道健康有帮助。事实上，该产品含量最高的是水，然后依次是鲜牛奶、白砂糖、全脂奶粉、低聚异麦芽糖、

乳酸、安赛蜜、食用香精（橙味香精、酸奶香精），没有看到任何跟益生菌或肠道菌群有关的成分，因此对肠道健康并没有多大帮助。

果汁饮料，真的是我们想象中的用新鲜水果榨成的吗？它真的健康吗？让我们来看看下面的某品牌果汁食品配料表吧。

表 4-28　某品牌果汁配料表

品名	XXX 牌天然芒果苹果汁混合果汁饮料
原产国	塞浦路斯
规格	1L
配料	水、芒果浆、浓缩苹果汁、白砂糖、柠檬酸、黄原胶、瓜尔胶、食用香料
保质期	13 个月
饮用方法	直接饮用
储存方法	置于阴凉干燥处

从配料表里我们可以看到，排在第一位的是水，第二位是芒果浆。也就是说它是芒果浆和水兑在一起稀释的，至于浓缩的芒果汁含量是多少，我们不得而知。除此之外，配料表里还有浓缩苹果汁、白砂糖、柠檬酸、黄原胶、瓜尔胶及食用香料等。在配料表中我们没有发现一点鲜榨果汁的身影，所以我们要考虑一下它对健康的潜在影响了。

很多饮料的食品配料表上写得清清楚楚，它们是由浓缩果汁与各种添加剂调配而成的，而不是用新鲜的蔬菜和水果榨成的汁。所以我们去购物时，不要只看包装正面的自然健康、全果汁、使用纯果汁之类的广告语，而忽略了饮料背后的配料表。

参考文献

[1] White JS . Straight talk about high-fructose corn syrup : what it is and what it ain’t [J] . Am J Clin Nutr . 2008 , 88 (6) : 1716S-1721S .

[2] 李守洲，韩明英．儿童肥胖与果糖摄入的关系研究进展[J]．现代医药卫生，2020，36 (11) : 1687-1689 .

[3]Cox CL , Stanhope KL , Schwarz JM , et al . Consumption offructose-sweetened beverages for 10 weeks reduces net fatox dation and energy expenditure in overweight/obese men andwomen [J] . Eur j Clin Nutr , 2012 , 66 (2) : 201-208 .

[4] Kolderup A , S vihus B . Fructose Metabolism and Relation to Atherosclerosis , Type 2 Diabetes , and Obesity[J] . J Nutr Metab , 2015 , 2015 : 823081 .

[5] 马丽娜，罗白玲，史俊杰，等．常见几种功能性低聚糖对肠道菌群调节机制的研究进展[J]．微生物学免疫学进展，2017，45 (06) : 89-92 .

[6] Cani PD , Possemiers S , Van de Wiele T , et al . Changes in gut

microbiota control inflammation in obese mice through a mechanism involving GLP-2-driven improvement of gut permeability [J] . Gut . 2009 , 58 (8) : 1091-1103 .

[7] Whelan K , Efthymiou L , Judd PA , et al . Appetite during consumption of enteral formula as a sole source of nutrition : the effect of supplementing pea-fibre and fructo-oligosaccharides [J] . Br J Nutr . 2006 , 96 (2) : 350-356 .

[8] Kristensen M , Jensen MG . Dietary fibres in the regulation of appetite and food intake [J] . Importance of viscosity . Appetite . 2011 , 56 (1) : 65-70 .

[9] Huaman JW , Mego M , Manichanh C , et al . Effects of Prebiotics vs a Diet Low in FODMAPs in Patients With Functional Gut Disorders [J] . Gastroenterology . 2018 , 155 (4) : 1004-1007 .

[10] Torres N , Torre-Villalvazo I , Tovar AR . Regulation of lipid metabolism by soy protein and its implication in diseases mediated by lipid disorders [J] . J Nutr Biochem . 2006 , 17 (6) : 365-373 .

[11] Dor C , Stark AH , Dichtiar R , et al . Non-Dairy Animal Protein Consumption Is Positively Associated with Overweight and Obesity in Israeli Adolescents [J] . Foods , 2022 , 11 (14) : 11142072 .

[12] Guilherme A , Virbasius JV , Puri V , et al . Adipocyte dysfunctions linking obesity to insulin resistance and type 2 diabetes [J] . Nat Rev Mol Cell Biol . 2008 , 9 (5) : 367-377 .

[13] Pilvi TK , Storvik M , Louhelainen M , et al . Effect of dietary calcium and dairy proteins on the adipose tissue gene expression profile in diet-induced obesity [J] . J Nutrigenet Nutrigenomics .

2008，1(5)：240-251.

[14] Ross PL，Huang YN，Marchese JN，et al. Multiplexed protein quantitation in Saccharomyces cerevisiae using amine-reactive isobaric tagging reagents [J]. Mol Cell Proteomics. 2004，3(12)：1154-1169.

[15] Sánchez-Moya T，López-Nicolás R，Planes D，et al. In vitro modulation of gut microbiota by whey protein to preserve intestinal health [J]. Food Funct. 2017，8(9)：3053-3063.

[16] 孙长颢. 国家卫生和计划生育委员会“十三五”规划教材 营养与食品卫生学 供预防医学类专业用 第8版[M]. 北京：人民卫生出版社，2017.

[17] Koh-Banerjee P，Chu NF，Spiegelman D，et al. Prospective study of the association of changes in dietary intake，physical activity，alcohol consumption，and smoking with 9-y gain in waist circumference among 16 587 US men [J]. Am J Clin Nutr. 2003，78(4)：719-727.

[18] Saravanan P，Davidson NC，Schmidt EB，et al. Cardiovascular effects of marine omega-3 fatty acids [J]. Lancet. 2010，376(9740)：540-550.

[19] Souza DR，Pieri BLDS，Comim VH，et al. Fish oil reduces subclinical inflammation，insulin resistance，and atherogenic factors in overweight/obese type 2 diabetes mellitus patients：A pre-post pilot study[J]. J Diabetes Complications，2020，34(5)：107553.

[20] 陆雯昳，汤庆娅. 中链脂肪酸在脂肪代谢异常时的临床价值[J]. 中国

实用儿科杂志，2022，37（10）：764-766.
[21] Wei X，Peng R，Cao J，et al. Serum vitamin A status is associated with obesity and the metabolic syndrome among school-age children in Chongqing，China [J]. Asia Pac J Clin Nutr. 2016，25（3）：563-570.
[22] Hao Y，Ma X，Shen Y，et al. Associations of serum 25-hydroxyvitamin D3 levels with visceral adipose tissue in Chinese men with normal glucose tolerance [J]. PLoS One，2014，9（1）：e86773.
[23] Vranić L，Mikolašević I，Milić S. Vitamin D Deficiency：Consequence or Cause of Obesity? [J]. Medicina (Kaunas)，2019，55（9）：541.
[24] Pramono A，Jocken JWE，Essers YPG，et al. Vitamin D and Tissue-Specific Insulin Sensitivity in Humans With Overweight/Obesity [J]. J Clin Endocrinol Metab. 2019，104（1）：49-56.
[25] Pereira-Santos M，Costa PR，Assis AM，et al. Obesity and vitamin D deficiency：a systematic review and meta-analysis [J]. Obes Rev. 2015，16（4）：341-349.
[26] Olpin SE，Bates CJ. Lipid metabolism in riboflavin-deficient rats. 1. Effect of dietary lipids on riboflavin status and fatty acid profiles [J]. Br J Nutr. 1982，47（3）：577-596.
[27] Olpin SE，Bates CJ. Lipid metabolism in riboflavin-deficient rats. 2. Mitochondrial fatty acid oxidation and the microsomal desaturation pathway [J]. Br J Nutr. 1982，47（3）：589-596.
[28] Higashi-Okai K，Nagino H，Yamada K，et al. Antioxidant and prooxidant activities of B group vitamins in lipid peroxidation [J]. J

UOEH . 2006 , 28 (4) : 359-368 .

[29] 田林，田洛嘉，司徒文佑，等．钙与肥胖关联的证据及其机制研究进展[J]．现代预防医学，2022，49 (07)：1206-1211．

[30] Zemel MB . Regulation of adiposity and obesity risk by dietary ca cium : mechanisms and implications [J] . J Am Coll Nutr . 2002 , 21 (2) : 146S-151S .

[31] Garrison SR , Al an GM , Sekhon RK , et al. Magnesium for skeletal muscle cramps [J] . Cochrane Database Syst Rev , 2012 , (9) : CD009402 .

[32] Devaux S , Adrian M , Laurant P , et al . Dietary magnesium intake alters age-related changes in rat adipose tissue cellularity [J] . Magnes Res . 2016 , 29 (4) : 175-183 .

[33] Moayeri H , Bidad K , Zadhoush S , et al . Increasing prevalence of iron deficiency in overweight and obese children and adolescents (Tehran Adolescent Obesity Study) [J] . Eur J Pediatr . 2006 , 165 (11) : 813-814 .

[34] Yanoff LB , Menzie CM , Denkinger B , et al . Inflammation and iron deficiency in the hypoferremia of obesity [J] . Int J Obes (Lond) . 2007 , 31 (9) : 1412-1419 .

[35] Chen MD , Song YM , Lin PY . Zinc may be a mediator of leptin production in humans [J] . Life Sci . 2000 , 66 (22) : 2143-2149 .

[36] Tungtrongchitr R , Pongpaew P , Phonrat B , et al . Serum copper , zinc , ceruloplasmin and superoxide dismutase in Thai overweight and obese [J] . J Med Assoc Thai . 2003 , 86 (6) : 543-551 .

[37] Garc í a OP , Ronquillo D , del Carmen Caamaño M , et al . Zinc , iron

and vitamins A, C and e are associated with obesity, inflammation, lipid profile and insulin resistance in Mexican school-aged children [J]. Nutrients. 2013, 5 (12): 5012-5030.

[38] 林文庭，洪华荣．胡萝卜渣膳食纤维调节血脂的作用[J]．营养学报，2008 (05): 530-531.

[39] 雷丹，李军胜，李书艺，等．莲藕可溶性膳食纤维与多酚复合物的稳定性及脂肪吸附活性研究[J]. 中国食品学报, 2022, 22 (02): 31-39.

[40] 武媛．石榴皮多糖的提取纯化、结构表征及体外降脂活性研究[D]. 陕西师范大学, 2021.

[41] 尚珊，臧梁，傅宝尚，等．全谷物原料的营养特性及食品开发研究进展[J]. 食品工业科技, 2022, 43 (08): 443-452.

[42] 邱霞，张德蒙，高翔宇，等．褐藻膳食纤维对糖脂代谢调节作用的研究进展[J]. 中国食物与营养, 2023, 29 (01): 51-56.

[43] 孟杰．金针菇及运动干预对改善肥胖青年体质健康的效果[J]. 中国食用菌, 2020, 39 (10): 214-216.

[44] Shimizu T, Mori K, Kobayashi H, Tsuduki T. Japanese mushroom consumption alters the lipid metabolomic profile of high-fat diet-fed mice [J]. Heliyon, 2020, 6 (7): e04438.

[45] 中国营养学会．中国居民膳食指南 2022. [M]. 北京：人民卫生出版社，2022.

[46] 张玥，张曼，张娜，等．纯净水对健康影响的定性循证研究[J]. 中国食物与营养, 2020, 26 (04): 9-13.

[47] Sabatier M, Arnaud MJ, Kastenmayer P, et al. Meal effect on magnesium bioavailability from mineral water in healthy women [J]. Am J Clin Nutr. 2002, 75 (1): 65-71.

[48] Altura BM , Shah NC , Jiang XC , et al . Short-term magnesium deficiency results in decreased levels of serum sphingomyelin , lipid peroxidation , and apoptosis in cardiovascular tissues [J] . Am J Physiol Heart Circ Physiol . 2009 , 297 (1) : H86-H92 .

[49] Rylander R . Magnesium in drinking water and cardio-vascular disease--an epidemiological dilemma [J] . Clin Calcium . 2005 , 15 (11) : 11-15 .

[50] Ludwig DS , Peterson KE , Gortmaker SL . Relation between consumption of sugar-sweetened drinks and childhood obesity : a prospective , observational analysis [J] . Lancet , 2001 , 357 (9255) : 505-508 .

[51] 林智 . 乌龙茶的减肥功效研究[J] . 茶博览 , 2013 (07) : 70-73 .

[52] 陈金华 , 谭斌 , 龚雨顺 , 等 . 红茶对高脂饮食小鼠血脂的调节作用研究[J] . 茶叶科学 , 2015 , 35 (04) : 384-396 .

[53] Bose M , Lambert JD , Ju J , et al . The major green tea polyphenol , (-)-epigallocatechin-3-gallate , inhibits obesity , metabolic syndrome , and fatty liver disease in high-fat-fed mice [J] . J Nutr . 2008 , 138 (9) : 1677-1683 .

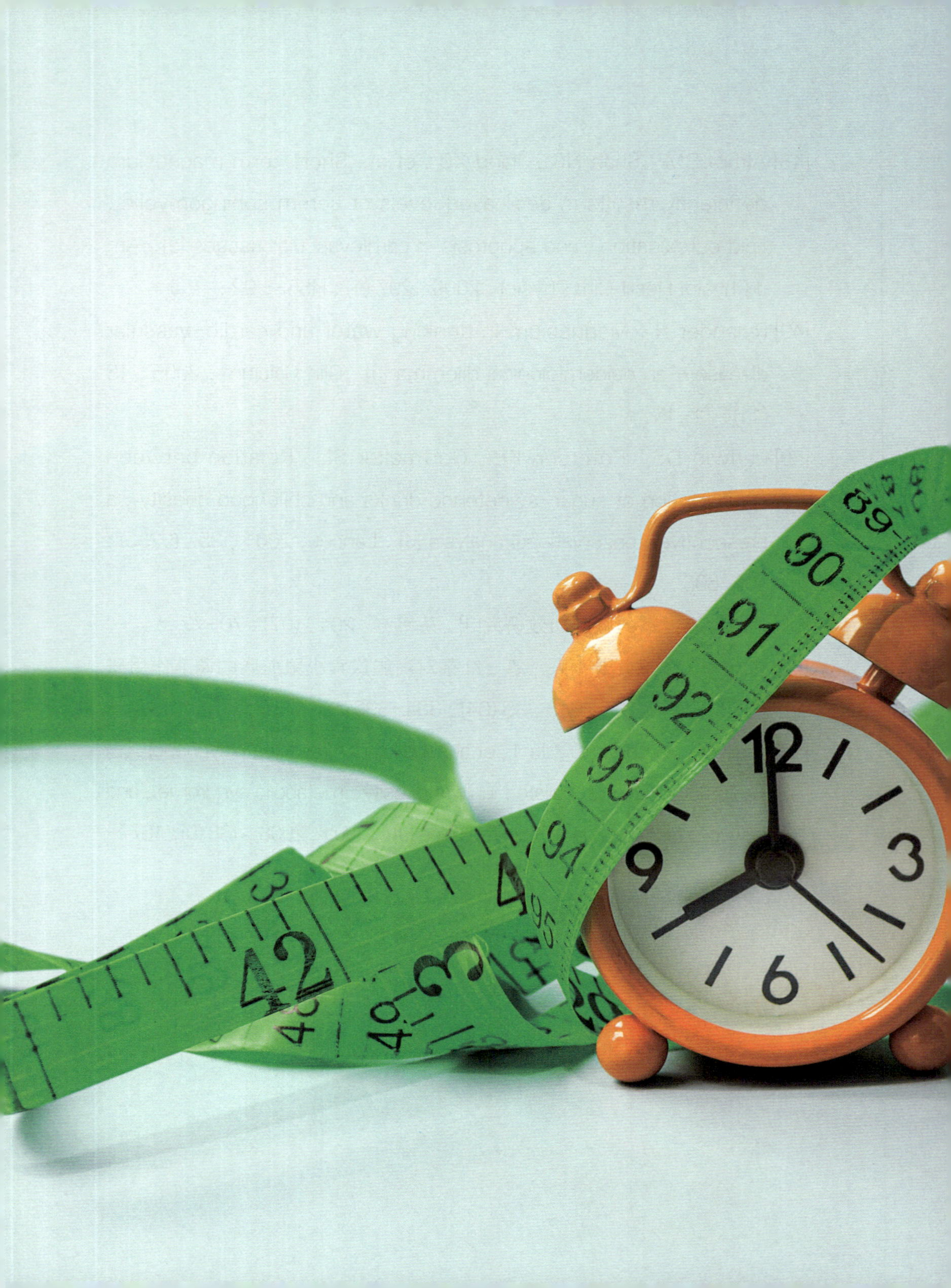

第五章

体重管理的膳食干预

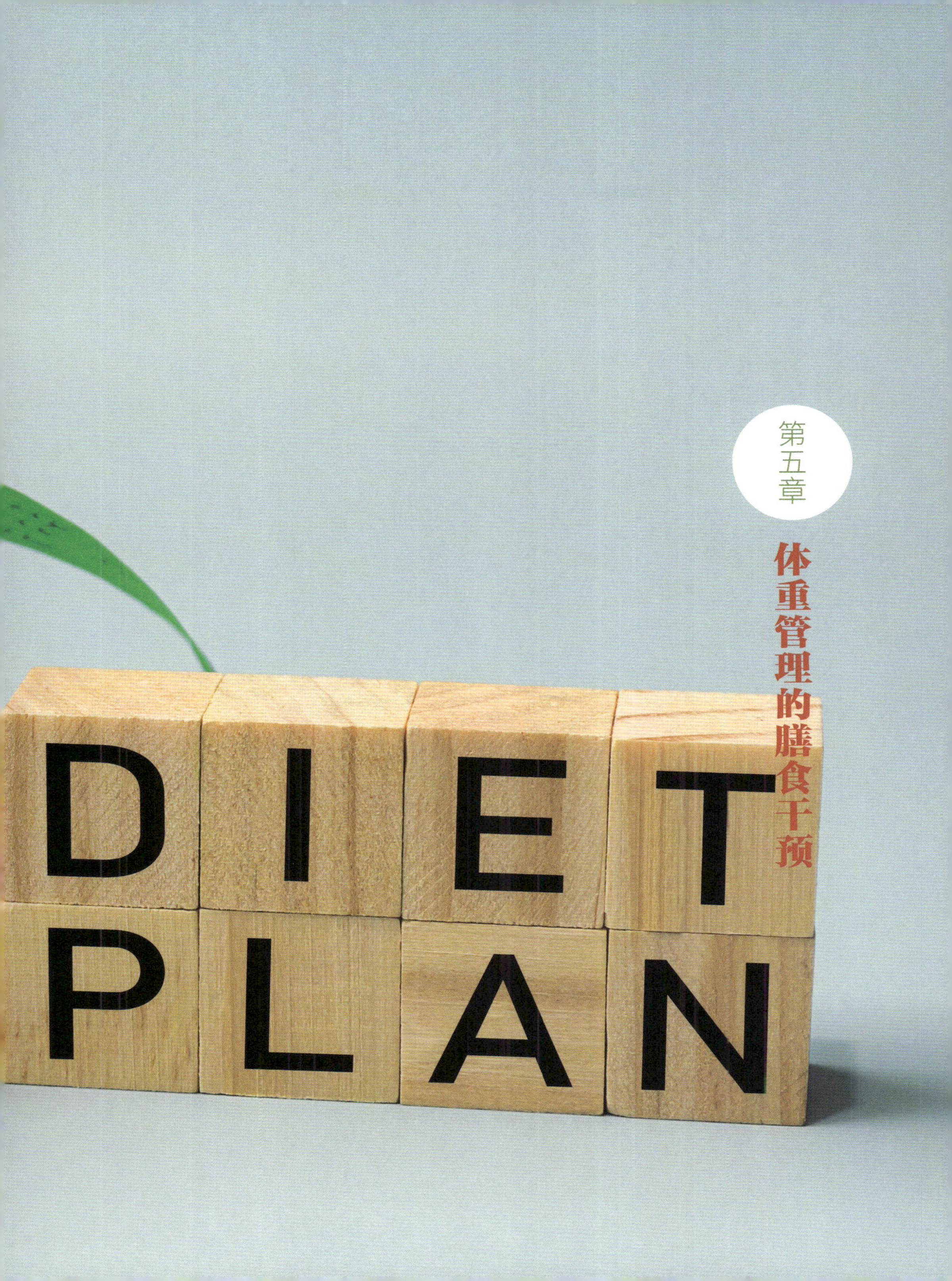

体重管理，这个看似简单的话题，实则蕴含着丰富的科学内涵和个性化需求。它并非仅仅关注体重数字的增减，而是追求保持全面健康、实现身心和谐的生活方式。体重管理要求我们从多维度、多层次去认识和调整自己的身体状况，涉及营养学、运动学、心理学等众多领域，我们需要运用各种方法，从饮食、运动、心理等多个方面进行优化和改善。

膳食干预在体重管理中尤为重要。毕竟，“民以食为天”，饮食与我们的体重紧密相连。通过合理的膳食搭配和适量的热量摄入，我们可以轻松掌控体重，实现健康的体重管理。反之，不当的饮食习惯可能导致体重失控，甚至引发一系列健康问题。

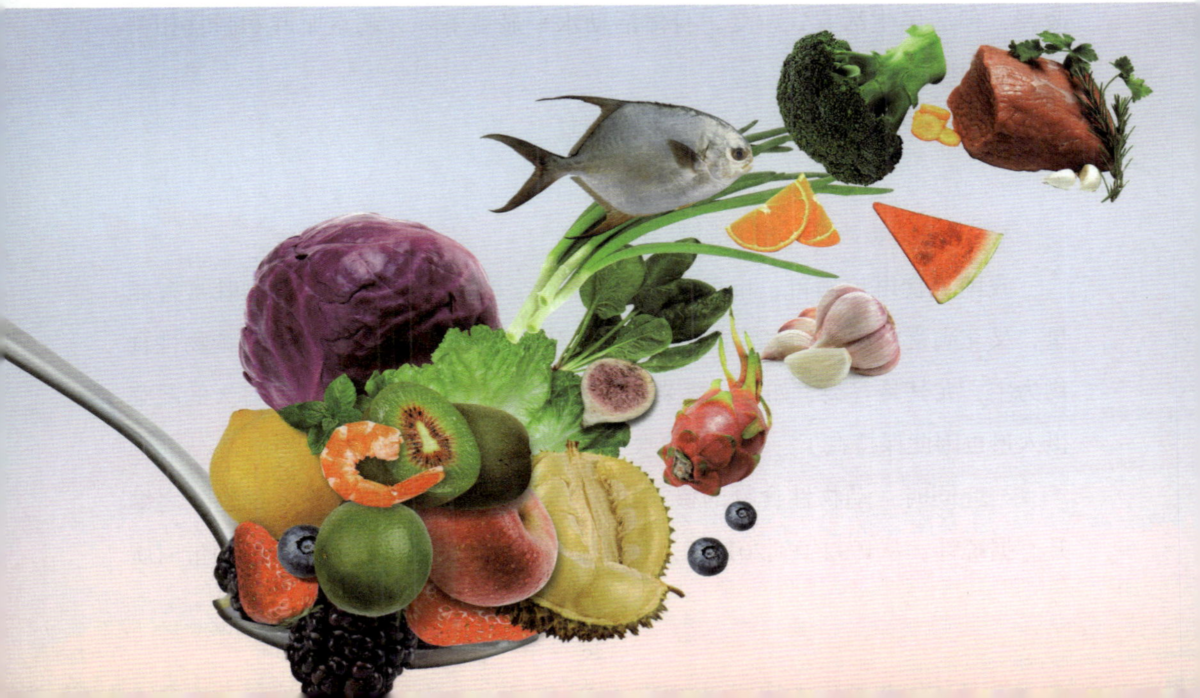

那么，如何进行科学的膳食干预呢？我们需要掌握一些基础的营养学知识，了解我们的膳食营养模式。同时，学习主流的体重管理饮食法，理解它们的基本原理和实施方法，使我们在实际操作中更加游刃有余。对于患有代谢疾病的特殊人群，他们还需关注膳食营养的需求和限制，确保饮食健康和安全。

第一节　中国居民膳食营养模式

中国居民营养现状

《中国居民膳食指南科学研究报告（2021）》[1]中分析了近年来中国居民各类食物的消费现状和营养状况，其中指出：我国居民营养状况得到了明显改善，但居民生活方式改变，身体活动水平显著下降，超重肥胖和膳食相关慢性病问题也日趋严重。

造成这种状况的原因主要有以下几点。

√ 消费结构改变，膳食质量普遍提高

我国美食琳琅满目，市场供应丰富无比。每天，我们吃的食物既富含能量，又充满蛋白质，食物品质更是日益提升。然而，大多数人依然以植物性食物为主，尤其是谷类。如今，蔬菜品种繁多，四季供应不断，我们每天的蔬菜摄入量也因此保持在了一个良好的水平，大约每人每天摄入270 g的蔬菜。

与此同时，动物性食物的摄入在逐年增加，优质蛋白的摄入量也随之攀升。据统计，从1992年到2015年，我国城乡居民从动物性食物中摄取的蛋白质

比例从18.9%上升至35.2%。值得一提的是，农村居民的饮食习惯发生了翻天覆地的变化。他们从碳水化合物中获取能量的比例从1992年的70.1%降至2015年的55.3%，而从动物性食物中摄取的蛋白质比例则从12.4%猛增至31.4%。

√ 居民不健康生活方式普遍存在

我国居民的饮食习惯以谷物为主，然而，这些谷物多为精制米面，全谷物和杂粮的摄入量严重不足，这使得我们每天摄入的膳食纤维大大减少。

另外，我们摄入的深色蔬菜、水果、鱼虾类、豆类食品以及奶制品也远远不够。与此同时，越来越多的人选择在外就餐，然而食堂、餐馆、外卖的食物不仅盐添加会过量，还有可能被添加劣质油脂，这无疑给体重增加了负担。

对于儿童青少年来说，含糖饮料的摄入已成为一大健康隐患。研究发现，青少年儿童的含糖乳饮料和饮料消费率分别高达30%和25%，明显高于成年人。

此外，饮酒对健康的影响也不容忽视。检测数据显示，我国成年男性居民的饮酒率超过了60%。如果以日均酒精摄入量≥15 g定义为过量饮酒，那么我国男性的过量饮酒率超过50%[1]。

√ 生活方式改变，身体活动水平显著下降

在过去的20年里，我国经济迅猛发展，城市化的步伐也愈发紧凑。这些翻天覆地的变化不仅改变了我们的生活方式，也悄然影响着我们的身体健康。每天忙碌的工作与生活让人疲惫不堪，运动成了奢侈的活动。如今，扫地机器人、全自动洗衣机等智能家居的普及，再次无形中削减了我们的活动量。

当下，短视频的流行越发让人们沉浸在手机的海洋中，空闲时间久坐成

了常态。若能量摄入保持不变，活动量却日益减少，那么，超重和肥胖便和我们形影不离。

尽管成年女性的休闲和交通方面的身体活动略有提升，但与工作和家务活动中减少的身体活动相比，女性的每周平均身体活动总量还是下降了8.2 MET · h，意味着每天的能量消耗减少了64.7 kcal。而成年男性每周的身体活动总量平均下降了9.3 MET · h，意味着他们的每日能量消耗也因此减少了79.7 kcal[1]。

√ 超重肥胖和膳食相关慢性病问题日趋严重

《中国居民营养与慢性病状况报告（2020年）》[2]显示，18岁及以上居民超重率和肥胖率分别为34.3%和16.4%，成年居民超重或肥胖者已经超过一半，为50.7%。

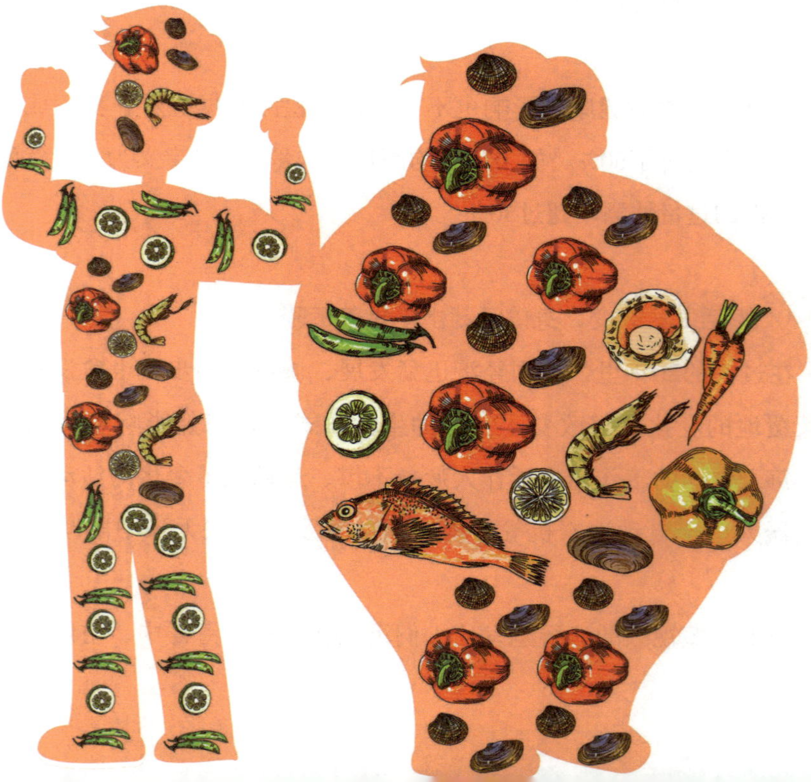

另外，我国慢性病人群基数也在不断扩大。2019年，我国因慢性病导致的死亡人数占总死亡人数的88.5%，其中心脑血管病、癌症、慢性呼吸系统疾病的总体死亡比例为80.7%。

第二节　糖是如何影响身体的

在日常生活中，糖仿佛是无处不在的调味魔法师，为无数美食注入了灵魂。然而，糖对身体的作用远不止于增添美味。它如何在我们的体内施展魔力？我们又该如何理智地看待糖的摄入，让它成为我们美好生活的一部分呢？

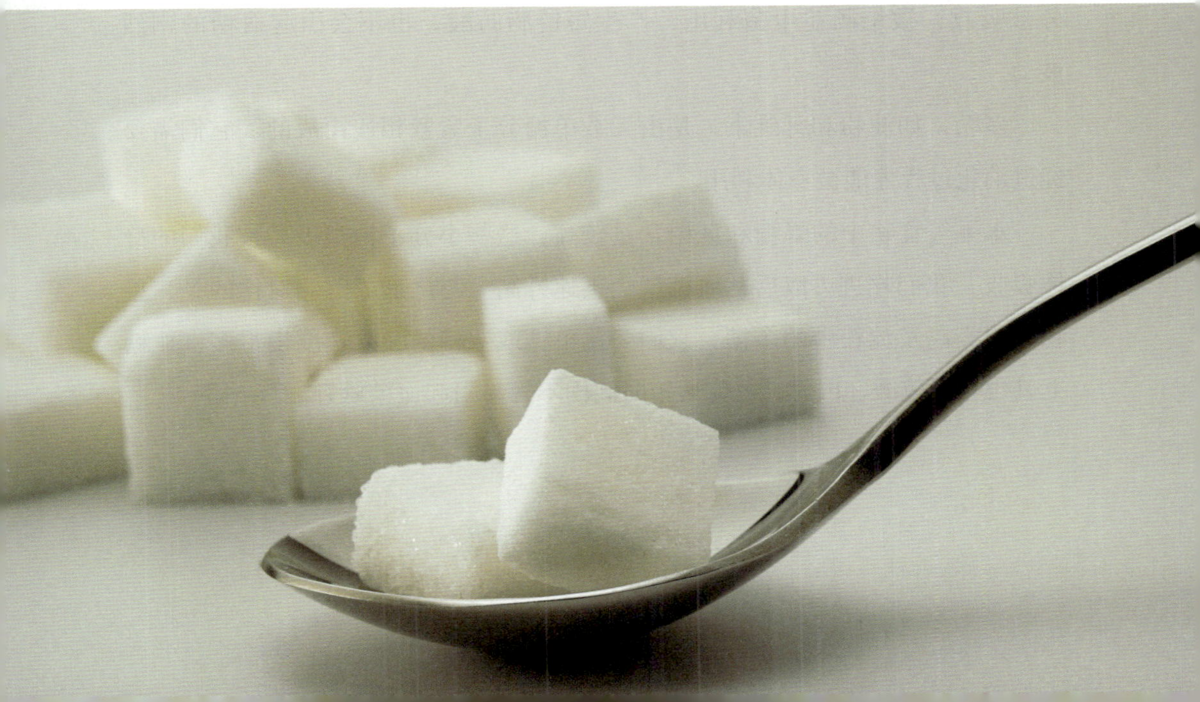

一、糖的种类与血糖

在我们深入探讨糖之前，先来回顾一下糖的分类。我们在前面介绍碳水化合物的分类时，也介绍了糖的分类。膳食中的碳水主要分为三类：糖（单糖、双糖、糖醇）、寡糖和多糖。

单糖，如葡萄糖和果糖，是最简单的糖形式，它们可以直接被身体吸收，为我们的生命活动提供能量。

双糖，如蔗糖（就是我们常说的白糖），是由两个单糖分子手牵手组成的。它们需要经过一番分解才能被身体吸收。

糖醇，如甘露糖醇和麦芽糖醇，它们广泛存在于生物界特别是在植物中。因为糖醇的代谢不需要胰岛素，因此，对于血糖比较高的朋友是十分友好的。

寡糖，又称低聚糖，如低聚果糖和低聚木糖，多数低聚糖不能或只能部分被吸收，被结肠益生菌利用，产生短链脂肪酸，也不会引起血糖的剧烈波动。

多糖，如淀粉和纤维素，是由无数单糖分子紧紧相连而成的。它们需要经过消化过程才能被身体利用。

水果等食物中的果糖和蔗糖含量较高，这些小分子糖类极易被我们的身体吸收，我们吃进去以后，血糖就会迅速升高。与之形成鲜明对比的是，谷物和薯类以及淀粉中的多糖，它们要比单糖或双糖的吸收速度慢得多，血糖上升也相对较缓，因此，吃完后短时间内不容易引起血糖飙升。

二、糖对身体的影响

当我们品尝美食，尤其是含糖佳肴时，胰腺这个小器官可忙坏了。它分泌胰岛素，就像一名勤劳的快递员，帮助我们的细胞接收和利用这些糖分。血糖越高，需要的胰岛素就越多。但有趣的是，胰岛素过多反而会让细胞变得迟钝，就像音响音量过大导致听力下降一样，细胞对葡萄糖的吸收能力也会减弱。

这时，胰腺就像一个调皮的孩子，试图用更大的声音引起我们的注意，于是分泌更多的胰岛素。但这样的做法适得其反，因为过多的胰岛素会让细胞更加不敏感，进而产生胰岛素抵抗。无奈之下，胰腺只得继续分泌更多的胰岛素以降低血糖，虽然血糖保持正常，但胰岛素水平却节节攀升。当胰岛素分泌量达到峰值，细胞失去对胰岛素信号的响应，血糖上升，从而陷入2型糖尿病的困境。

糖摄入过多时，若身体能量需求已满足，剩余的糖便会转化为脂肪储存起来。长期的高糖饮食导致肥胖，加大超重和肥胖的风险。更糟糕的是，糖还会影响身体对其他营养物质的吸收，如维生素等，进一步加剧健康问题。

糖还有一个已经被人熟知的危害——“吃糖坏牙”。当糖残留在牙齿和口腔中，细菌便会将其发酵，产生有机酸，进而破坏牙齿结构，导致蛀牙。

三、口服葡萄糖耐量试验

口服葡萄糖耐量试验（oral glucose tolerance test，OGTT）是检测葡萄糖代谢功能的试验。它是一个重要的检测手段，可用来了解我们身体对糖的处理能力和患糖尿病的风险。

√ 正常参考值[5]

空腹血糖为3.9～6.1 mmol/L。口服葡萄糖后0.5～1小时，血糖达到高峰（一般为7.8～9.0 mmol/L），峰值＜11.1 mmol/L。2小时后血糖＜7.8 mmol/L。3小时后血糖恢复至空腹水平。

√ 诊断糖尿病[5]

糖尿病的诊断标准见表5-1。

表 5-1　糖尿病诊断标准

诊断标准	静脉血浆葡萄糖或 HbA1c 水平
典型糖尿病症状	
加上随机血糖	≥ 11.1 mmol/L
或加上空腹血糖	≥ 7.0 mmol/L
或加上 OGTT 2h 血糖	≥ 11.1 mmol/L
或加上 HbA1c	≥ 6.5%
无糖尿病典型症状者，须改日复查确认	

注：典型糖尿病症状包括烦渴多饮、多尿、多食、不明原因体重下降；随机血糖指不考虑上次用餐时间，一天中任意时间的血糖，不能用来诊断空腹血糖受损或糖耐量降低，随机血糖≥ 11.1 mmol/L，适用于协助诊断具有典型糖尿病症状的患者；空腹状态指至少 8 小时没有进食；OGTT 为口服葡萄糖耐量试验；HbA1c 为糖化血红蛋白，推荐在采用标准化检测方法且有严格质量控制的医疗机构，可以将 HbA1c ≥ 6.5% 作为糖尿病的补充诊断标准；急性感染、创伤或其他应激情况下可出现暂时性血糖升高，不能以此时的血糖值诊断糖尿病，须在应激消除后复查，再确定糖代谢状态

√ 判断糖耐量异常

空腹血糖＜7.0 mmol/L，2小时血糖为7.8～11.1 mmol/L，且血糖达到高峰的时间延长至1小时后，血糖恢复正常的时间延长至2～3小时后，同时伴有尿

糖阳性者。

第三节　目前主流的体重管理饮食法

在繁星闪烁的饮食江湖中，汇聚了各式各样的饮食模式，诸如高蛋白膳食、生酮饮食、轻断食饮食，等等。这些不同的饮食策略各具特色，所摄入的食物类型千差万别，而它们在体重管理方面的表现也各有千秋。让我们拨开重重迷雾，分析当前主流的体重管理饮食方法，看看哪一款最适合你。

一、阿特金斯饮食法

阿特金斯饮食（Atkins diet）的魅力之处，在于它是一种以低碳水化合物为核心的饮食方式。这个饮食计划的核心理念就是严格限制碳水化合物的摄入，让你的身体逐渐适应低碳水化合物的生活方式。在入门阶段，每天摄入的碳水化合物仅限于20 g，随后根据体重下降的情况，逐步寻找适合自己的碳水化合物摄入量。一般来说，采用这种生活方式的人群每日碳水化合物的摄入量为20～90 g[6]。

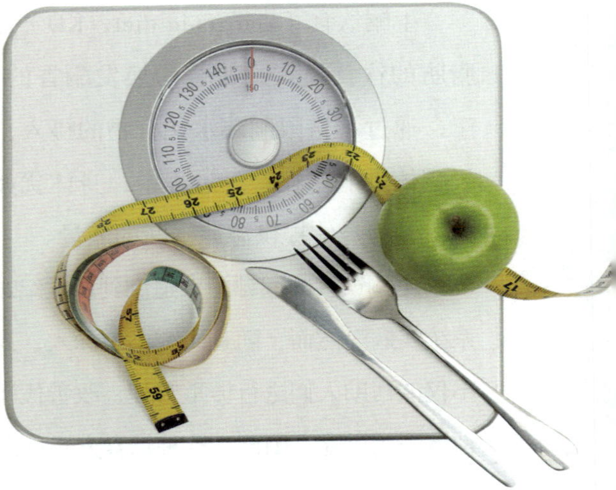

坚持这种饮食方式，你将会发现它带来的诸多益处。阿特金斯饮食法不仅能助你成功进行体重管理，还能改善糖尿病症状，守护心血管健康。值得一提的是，经过改良后的阿特金斯饮食法还被证实具有抗癫痫的功效。

然而，任何事物都有两面性。在刚开始尝试阿特金斯饮食的前一两周，由于碳水化合物摄入极低，你可能会遇到一些小困扰，如头疼、头晕、乏力，甚至便秘。别担心，这些症状通常在3～4周后会逐渐消失。在此期间，适当补充盐、维生素和矿物质，有助于缓解这些不适。

另外，由于糖分摄入减少，身体会开始产生酮体，让你感觉不太舒服，有时甚至会有恶心、疲劳的症状，呼吸也可能带有异味。但只要每天摄入的碳水化合物超过50 g，这些症状就会消失无踪。

但是，阿特金斯饮食法并不适合肾功能衰竭的人、孕妇和哺乳期妇女。患有糖尿病的朋友在尝试这种饮食时，一定要与专业人士沟通，适当调整口服降糖药或胰岛素剂量。

二、生酮饮食法

生酮饮食（ketogenic diet，KD）是一种低碳水化合物、适量蛋白质、高脂肪的饮食模式，被誉为焕发酮香的“脂肪燃烧之旅”。它的核心理念在于，通过严格限制碳水化合物的摄入，引导身体从依赖葡萄糖供能转变为依赖酮体供能。在这一过程中，身体犹如一辆高效的燃脂战车，将脂肪转化为酮体，为身体提供源源不断的能量。

生酮饮食的起源可以追溯到20世纪20年代，起初是为了治疗诸如癫痫等神经系统疾病。然而，随着研究不断深入，人们发现生酮饮食的益处远不止于此。它不仅能帮助人们进行体重管理，改善代谢，还能降低患糖尿病、心血管疾病等慢性疾病的风险。因此，这种饮食方式逐渐在全球范围内掀起一股热潮。

生酮状态，是一种独特的身体代谢模式。当我们减少碳水化合物的摄入，适度摄入蛋白质，同时增加脂肪的摄入，身体便会开启脂肪燃烧模式。在这个过程中，一种名为酮体的神奇物质应运而生，它将替代葡萄糖，成为我们身体的主要能量来源。简单来说，生酮状态就是让身体从“烧糖”模式切换到“烧脂肪”模式[8]。

生酮饮食的神奇之处在于，它能让身体更加高效地燃烧脂肪。通过限制碳水化合物的摄入，让身体进入生酮状态，脂肪便会如瀑布般源源不断地被燃烧和代谢，从而达到管理体重的目的。

三、地中海饮食法

地中海饮食法展现了地中海沿岸国家（如葡萄牙、西班牙、法国、意大利、南斯拉夫、希腊等）独特的膳食结构。其核心是以丰富的植物食品为基础，将蔬菜、水果、全谷类、豆类和坚果纳入日常膳食中。奶制品摄入适量，以奶酪和酸奶为主。

为了保持健康，地中海饮食鼓励人们用新鲜水果替换甜品、蜂蜜和糕点等食品。海鲜成为餐桌上的常客，每周至少食用2次，以提供优质的蛋白质。适量饮用红酒也至关重要，因为红酒中的类黄酮抗氧化物质有助于减轻身体的氧化应激。

相较于肉类和肉制品，地中海饮食主张适量摄入。食物加工简单，保持新鲜，并将橄榄油作为主要的食用油，其富含单不饱和脂肪酸，也是主要的脂肪来源。

遵循地中海饮食，你能收获的远不止健康。研究表明，这种饮食结构能降低心血管疾病、2型糖尿病、代谢综合征、认知障碍和某些肿瘤的发病风险。此外，它还能降低中风和记忆力减退的风险，保护大脑血管免受损伤。

四、轻断食饮食法

轻断食饮食法，也叫间歇式断食，是一种特殊的饮食方法。不同于传统的节食观念，轻断食主张“有计划地进食”，一周中有5天正常饮食，而在另外的2天，女性每天摄入约500 kcal的能量，男性则为600 kcal。这种“5+2”的模式，不仅让你告别长期节食的痛苦，还能有效降低身体的代偿反应，实现稳定的降压、减重效果，可谓一举两得！

在轻断食的过程中，虽然身体摄入的热量减少，但消耗的热量却依然保持不变。这就意味着，你的身体将在减少热量摄入的同时，逐步减轻体重，减少体脂，特别是减少腹部脂肪，让你的身材更加紧致有型。

更令人惊喜的是，轻断食还能帮助身体启动自我修复模式。在摄入热量减少的情况下，身体会开始消耗、吞噬自身细胞，加强白细胞循环水平，淘汰掉有问题和已经老化的细胞。这样一来，身体的炎症反应得到缓解，许多慢性疾病的患病风险也随之降低。

第四节　代谢疾病人群膳食营养指导

肥胖，这个看似简单的词汇，实则隐藏着诸多健康隐患。它常常引发一系列代谢性疾病，诸如高血压、高血脂、高血糖等，给人体健康造成极大威胁。

高血压、高血脂、高血糖等代谢性疾病，就像是船舱中随时可能爆炸的定时炸弹。一旦引燃，后果不堪设想。而我们所做的膳食营养指导，便是拆除这些炸弹的引线，让游艇重回平稳的轨道。

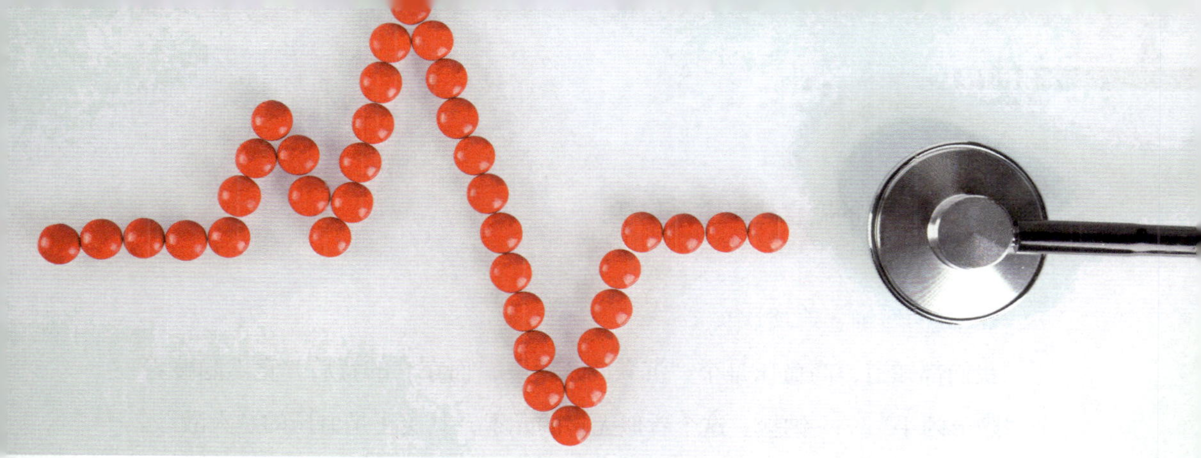

一、高血压人群

高血压，这个病症之普遍，简直如同生活中的垃圾桶。时不时就会听到身边的朋友抱怨“哎，我的血压又高了”“他一直在吃降压药呢”。高血压与肥胖可谓是一对“忠实伙伴”，如影随形，它们之间的联系千丝万缕。更值得注意的是，高血压还是诱发心脏病、脑卒中、肾疾乃至导致死亡的重要危险因素。因此，控制血压的重要性无须多言，它与我们的健康息息相关。

高血压的水平分类及定义见表5-2。

表 5-2　血压水平分类及定义

分类	收缩压（SBP，mmHg）	舒张压（DBP，mmHg）
正常血压	< 120 和	< 80
正常高值	120 ~ 139 和（或）	80 ~ 89
高血压	≥ 140 和（或）	≥ 90
1 级高血压（轻度）	140 ~ 159 和（或）	90 ~ 99
2 级高血压（中度）	160 ~ 179 和（或）	100 ~ 109
3 级高血压（重度）	≥ 180 和（或）	≥ 110
单纯收缩期高血压	≥ 140 和	< 90

注：SBP 和 DBP 分属于不同级别时，以较高的分级为准

高血压人群的膳食建议主要包括：

√ 减钠增钾，清淡饮食

我们都知道，高血压是个“沉默的杀手”，而在它的背后，竟然隐藏着一个“隐形凶手”——钠盐。这个看似无害的元素，其实正是血压的“大敌”。

钠盐摄入过多，会让你的身体陷入“水深火热”之中。没错，过多的钠盐会导致体内水分潴留，让你的心脏承受额外负担，从而使血压升高。因此，高血压人群务必把钠盐的摄入量降到合理范围。

首先，每日食盐摄入量不要超过5 g（约2000 mg钠），这大约相当于一啤酒瓶盖的量。其次，要注意控制酱油、蚝油等含钠调味品的使用，咸菜、腌肉等“重口味”的高钠食物，都要敬而远之。

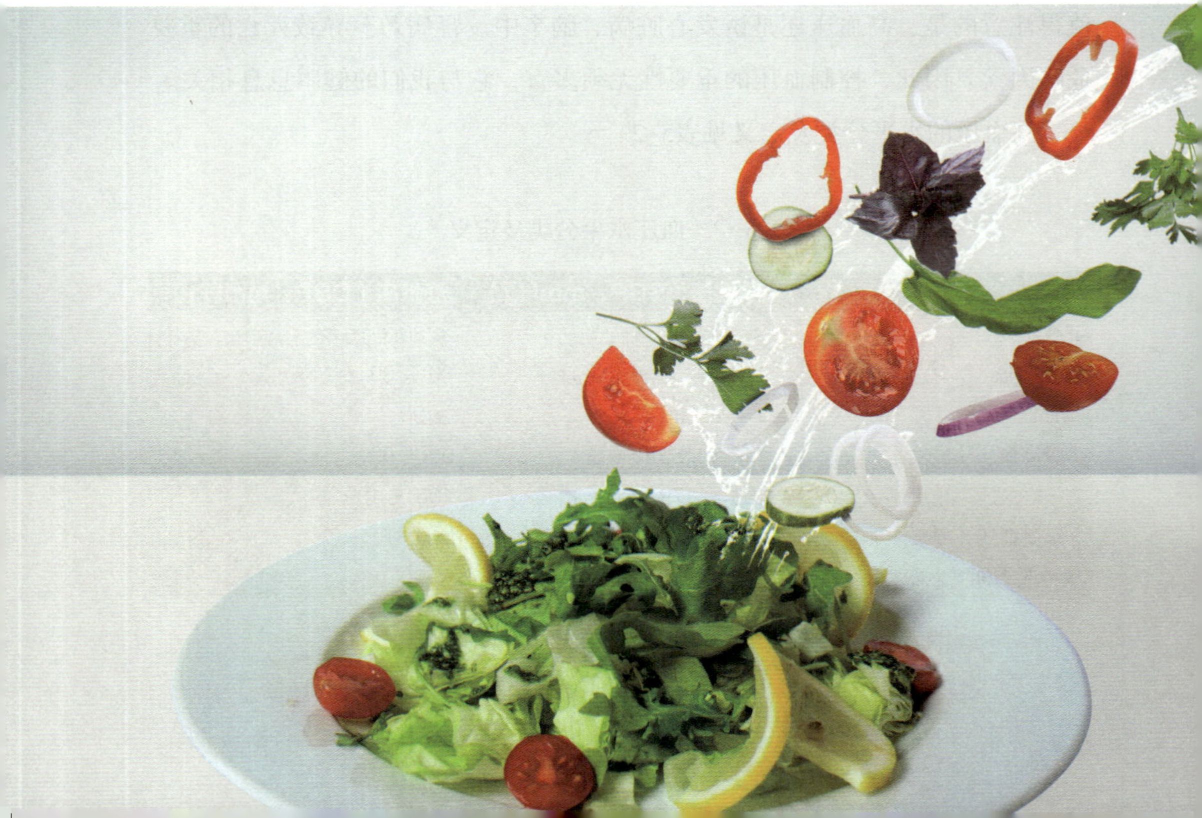

另外，购买食品时别忘了关注食品标签上的钠含量，选择低钠食品，为自己的健康把关。每一个细节都可能影响你的健康状况，千万不要忽视！

常见富含钠的食物见表5-3。

表5-3　常见富含钠的食物

单位：mg /100 g 可食部分

食物名称	钠	食物名称	钠	食物名称	钠
虾皮	5058	蛋清肠	1143	多维面包	653
虾米	4892	大腊肠	1099	小泥肠	648
鲑鱼子酱	2881	火腿	1087	龙虾片	640
咸鸭蛋	2706	扒鸡	1001	豆腐干	634
鲅鱼（罐头）	2310	午餐肉	982	红烧鸭（罐头）	628
香肠	2309	酱鸭	981	风干肠	618
老年保健肉松	2302	鱿鱼（干）	965	油条	585
咖喱牛肉干	2075	香肠（罐头）	874	羊肉串（炸）	581
牛肉松	1946	酱牛肉	869	沙蛤蜊	578
虾脑酱	1790	叉烧肉	819	油饼	573
鸡肉松	1688	火腿肠	771	珍珠里脊丝（罐头）	572
盐水鸭（熟）	1558	肯德基（炸鸡）	755	蒜肠	562
广东香肠	1478	鹌鹑蛋（五香罐头）	712	午餐肠	553
羊乳酪	1440	小红肠	682	蚕豆（炸）	548
福建式肉松	1420	素火腿	676	松花蛋	543
腊肠	1420	猪肝（卤煮）	675	咸面包	526
葵花子（炒）	1322	契达干酪（普通）	670	海参	503
方便面	1144	契达干酪（脱脂）	670		

√ 合理膳食，科学食养

植物蛋白，是你降血压的绿色盟友，它的功效明确，降压效果显著。

然而，对于那些生活中小习惯不那么好，比如吸烟、大量饮酒、体重超

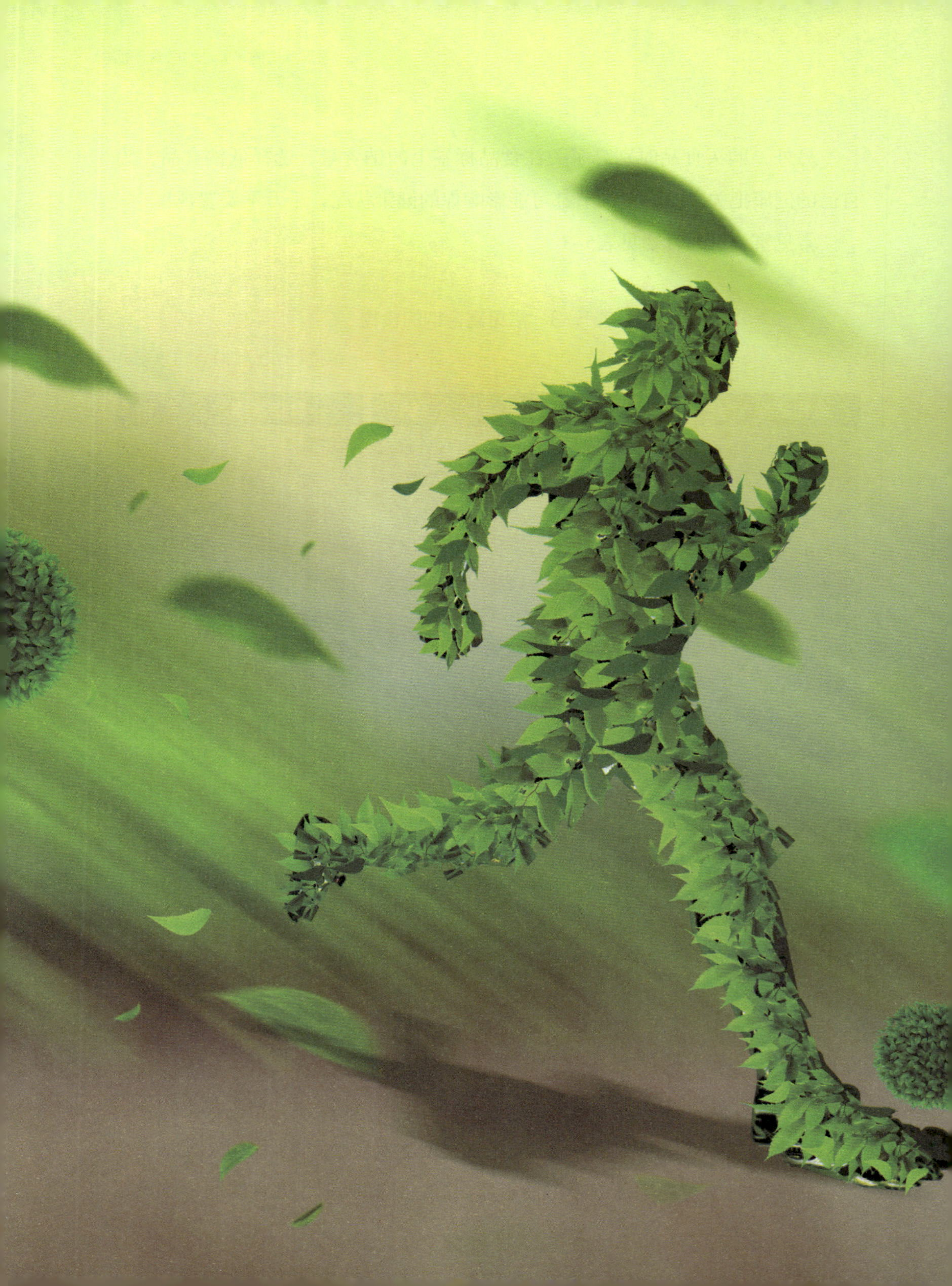

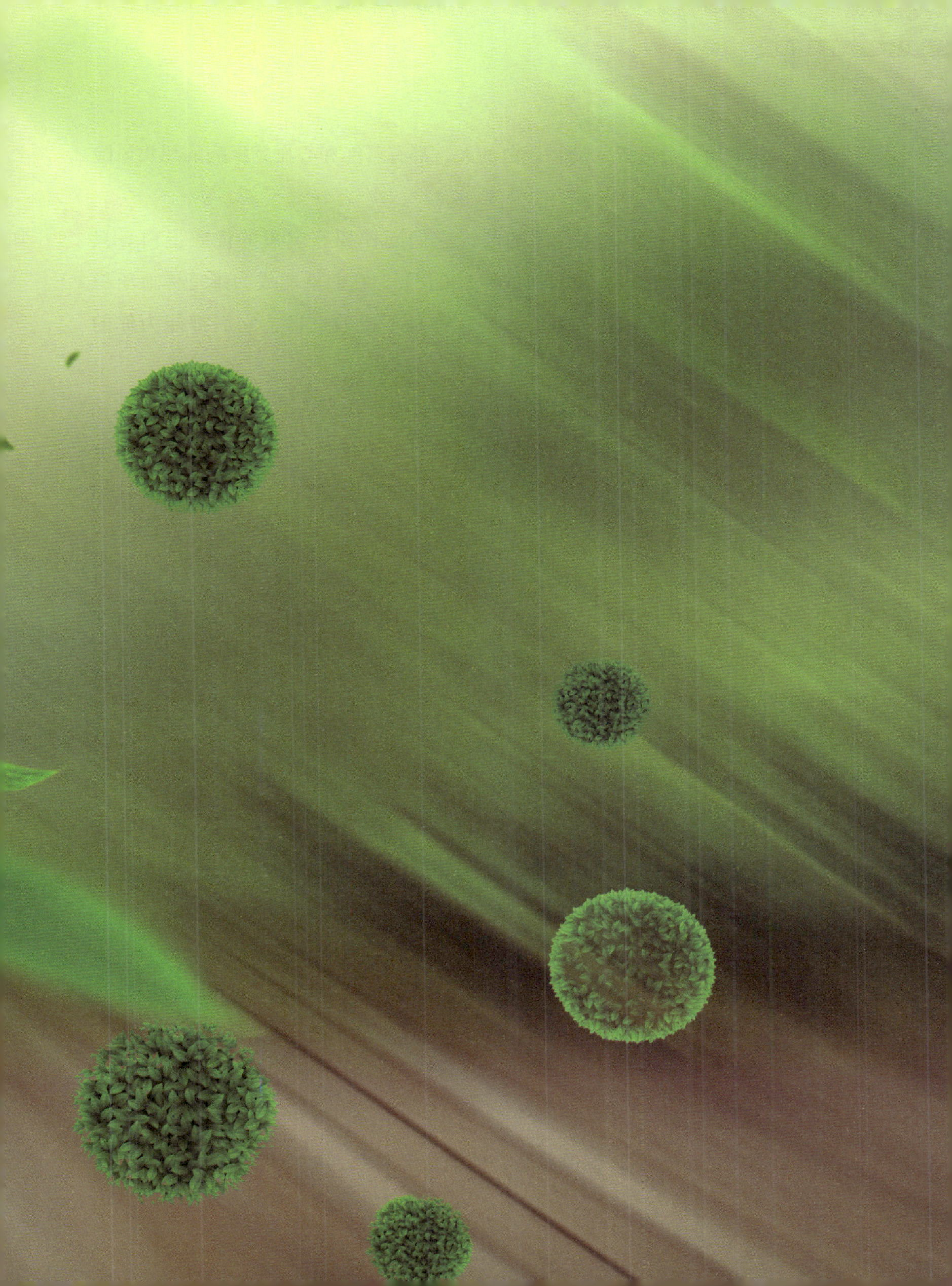

标或久坐不动、过量摄入动物蛋白的人，都有可能和心血管疾病的死亡风险牵上红线。

但别急着关上动物性食品的门，它们同样拥有宝贵的优质蛋白。只要你能恰到好处地摄入（每日120～200 g），它们就能成为维持你血压稳定的隐形助手。像牛奶、鱼、禽类，都是不错的选择，它们都能为你的食谱增添健康风采。

如果你是一位高血压与肥胖的双重困扰者，短期内的“高蛋白低碳水化合物饮食”就像是一场体重管理和血压的双重逆袭战。它不仅能让你体重下降，还能一并改善异常的血压、空腹血糖、总胆固醇和三酰甘油水平，让你的健康指标全面逆袭。

而高脂饮食，就像是个诱人的陷阱，它会让高血压找上你。但并非所有的脂质都是健康的绊脚石。例如α–亚麻酸这种神奇的优质脂肪酸，能改善你的胰岛素抵抗，帮血管收缩与舒张，保护你的血管内皮，一路降低心血管病发病率，成为你健康路上的守护者。

√ 吃动平衡，健康体重

高血压人群应该根据个人情况选择适合自己的运动方式，建议进行规律的中等强度有氧运动。一般来说，患有高血压的朋友每周应累计进行2.5～5小时中等强度有氧活动，或1.25～2.5小时高强度有氧活动，让身体充满活力。

肥胖也是高血压的危险因素之一，而减轻体重就能降低血压，改善心血管健康。因此，你通过享受低碳水、高纤维的美食，避免了过度进食，身材变得更加匀称，血压也保持在理想范围内。这样的生活，岂不美哉？

√ 戒烟限酒，心理平衡

烟草中的尼古丁，就像恶魔，悄悄侵袭着我们的血管，让血压飙升。

患有高血压的朋友们，请别让这个恶魔有机可乘，果断拒绝吸烟，远离二手烟！

酒也不是什么好东西，尽管它身着华丽的外衣。高血压人群最好别碰，如果实在想喝，那就浅浅尝一小口吧。白酒、葡萄酒、啤酒每日饮用量应分别低于50 mL、100 mL、300 mL。记住，选择低度酒，避免空腹饮酒。

除了外在的诱惑，不健康的内心活动也是正常血压的隐形杀手。长期的精神紧张、焦虑、抑郁等负面情绪，就像一颗颗定时炸弹，让你的血压节节攀升。所以，朋友们，要学会调节情绪，避免情绪波动过大。

冥想、瑜伽等放松方式，也是降压良药，能让你在忙碌的生活中找到片刻的宁静。如果心情仍难以平复，不妨寻求专业医疗人员的帮助。同时，用积极的心态面对生活，保持乐观，让每一天都充满阳光。

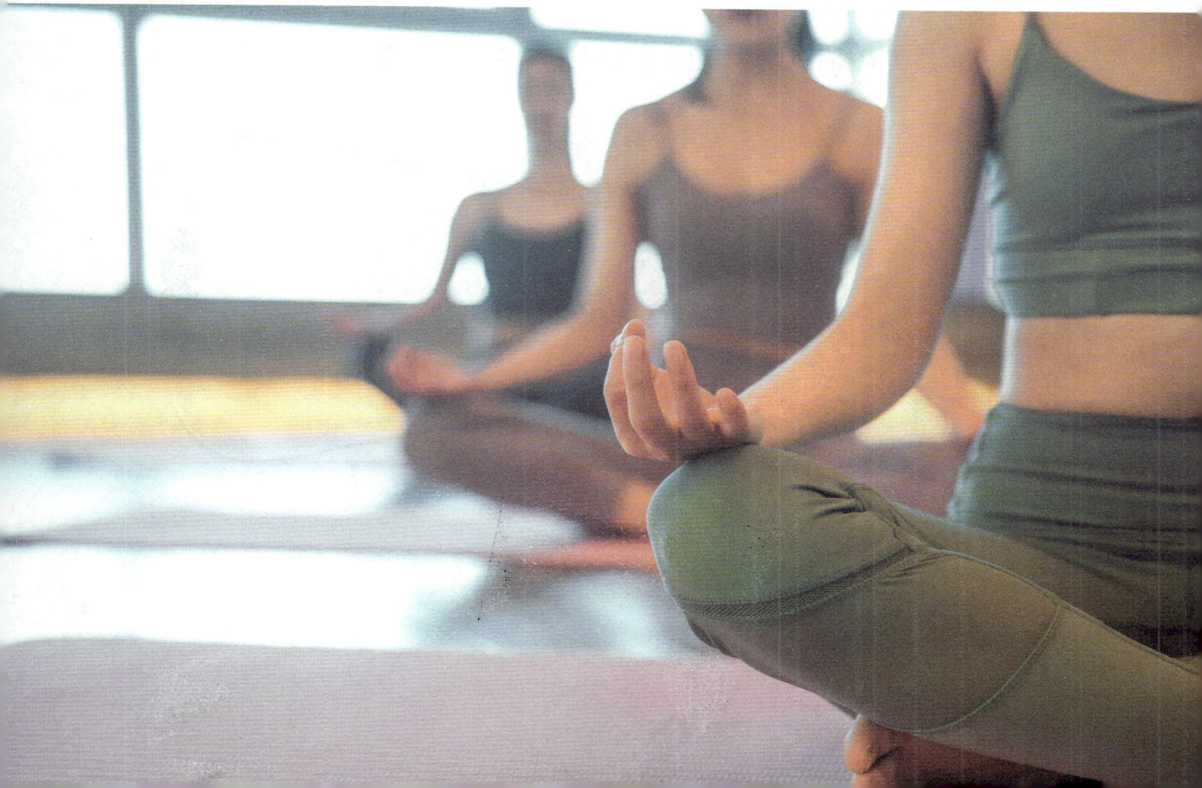

√ 监测血压，自我管理

掌控血压，稳住人生！定期监测血压，了解你的血压数值及达标状态，让健康不再失控。遵循专业人士的建议，进行个性化生活方式干预，长期坚持，让血压回归正常轨道。根据心血管总体风险及血压水平，进行科学随诊，为你的健康保驾护航。

二、高脂血症人群

高脂血症，俗称高血脂、血脂异常或高脂蛋白血症，简单来说，就是血液中的血脂浓度偏高。这个“隐形杀手”潜伏在人们的身体里，悄悄地诱发冠心病、脑卒中等严重心脑血管疾病，让人防不胜防。

许多人以为高血脂是肥胖人士的“专利”，瘦人们完全可以高枕无忧。这种观念其实大错特错！不论身材胖瘦，只要饮食不健康，每个人都有可能

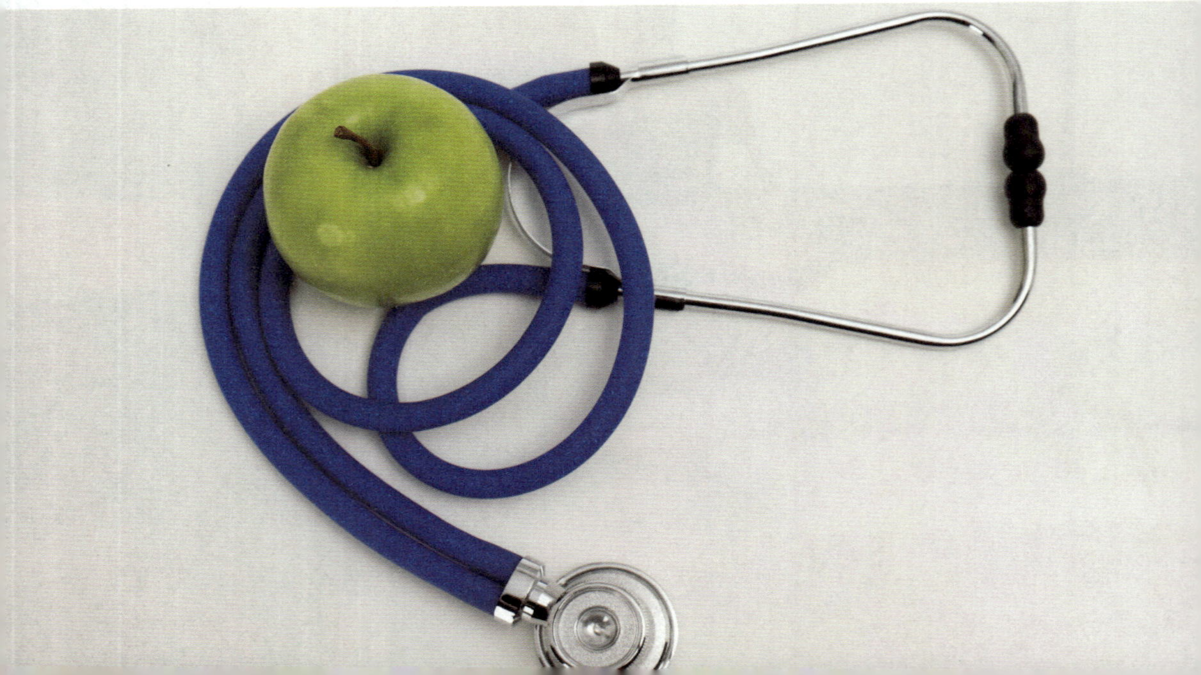

成为高血脂的受害者。只不过对于瘦人们来说，患上高血脂之后，其对健康的威胁或许没有肥胖人士那么紧迫罢了。

常言道："血脂不降百病生。"调控血脂在正常范围对于每一个人，尤其是超重和肥胖的朋友来说，至关重要。

高脂血症参考标准见表5-4。

表5-4　高脂血症参考标准

分类	TC	LDL-C	HDL-C	TG	非HDL-C	Lp(a)
理想水平	—	< 2.6	—	—	< 3.4	—
合适水平	< 5.2	< 3.4	—	< 1.7	< 4.1	< 300
边缘升高	≥ 5.2 且 < 6.2	≥ 3.4 且 < 4.1	—	≥ 1.7 且 < 2.3	≥ 4.1 且 < 4.9	—
升高	≥ 6.2	≥ 4.1	—	≥ 2.3	≥ 4.9	≥ 300
降低	—	—	< 1.0	—	—	—

注：TC：总胆固醇；LDL-C：低密度脂蛋白胆固醇；HDL-C：高密度脂蛋白胆固醇；Lp(a)：脂蛋白a；Lp(a)的单位是mg/L，其余单位为mmol/L

高脂血症人群的膳食建议主要包括：

√ 吃动平衡，保持健康体重

控制能量摄入，维持健康体重，成为自己膳食管理的宇航员。就像宇航员精确计算每一克燃料，我们也要精确控制每日摄入的能量，确保我们的"体重飞船"不偏离健康的轨道。减少不必要的体脂增加，就像给飞船减负，提高飞行效率。

体育锻炼——身体活动的"助推器"，足量运动可每天燃烧至少200 kcal。想要这艘飞船飞得更高、更远，体育锻炼是必不可少的推进器。每周5～7次，每次

30分钟的中等及以上强度运动，就像为飞船注入强大的动力，让你的人生旅途更加精彩。

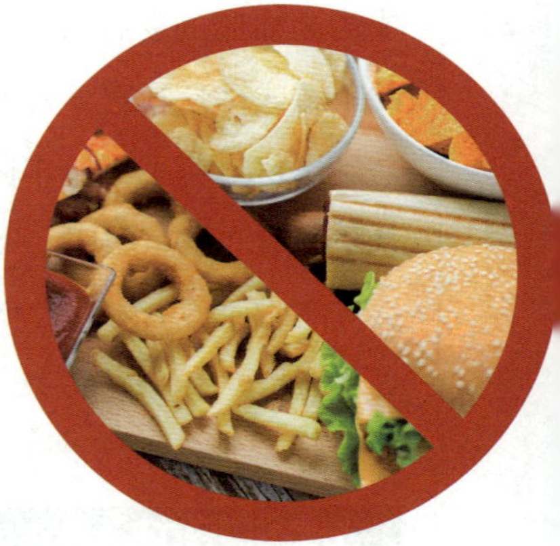

√ 调控脂肪，少油烹饪

高脂血症朋友们在制作美食时，要尽量避免过度加工食物，远离油炸、油煎等不健康的烹饪方式，转而选择蒸、煮等少油、健康的烹饪方式。

在选择油脂时，优先考虑富含n-3单不饱和脂肪酸的植物油，这将为你的身体健康带来更多好处。

√ 食物多样，蛋白质和膳食纤维摄入充足

在打造一份既控制总能量及脂肪，又多样化的平衡膳食时，我们就像在玩一场营养的“乐高”，每天至少要搭上12种“营养积木”——食材，而每周则要达到25种以上，这样才能保证我们的身体得到全面而丰富的营养。

在选择动物蛋白时，不妨挑选一些脂肪含量较低的“选手”：鱼虾类、去皮的禽肉和畜肉等。这些食物中的蛋白质、氨基酸和活性肽就像血脂代谢的“劳模搬运工”，能帮助我们更好地清理血液中的胆固醇。有研究发现，如果每周能吃上3次以上的水产品，就像给血液做了一次“大扫除”，能显著降低血清胆固醇的水平。

对于奶类，脱脂或低脂牛奶是不错的选择。牛奶中富含多种降血脂的“高手”，比如Ca^{2+}能帮助减少脂肪的吸收，而乳清蛋白则能刺激脂蛋白脂肪酶，让脂肪在肠道里的“旅途”变得更加艰难。值得一提的是，相比牛乳，骆驼乳中的饱和脂肪酸要低一些，而多不饱和脂肪酸和单不饱和脂肪酸的含量则更高一些。

别忘了，植物性蛋白质也是膳食中不可或缺的“角色”。大豆蛋白就是其中的“明星”，每天摄入含有25 g大豆蛋白的食品，可以让我们心血管健康的“防线”更加坚固。

膳食纤维就像膳食中的“清道夫”，每人每天需要摄入25～30 g的膳食纤维（其中7~13 g是可溶性膳食纤维）。它们能帮助我们保持肠道的健康，预防心血管疾病，还能让我们的饱腹感更持久。

最后，每日至少要摄入500 g的新鲜蔬菜，让深色蔬菜占据一半以上的“地盘”。新鲜水果也不可少，每天200～350 g，让色彩和营养一起融入我们的餐桌。

√ 少盐控糖，戒烟限酒

小心隐藏的盐分！你可能不知道，日常饮食中的酱油、鸡精、味精、咸菜、咸肉、酱菜等食品含有高量的隐形盐分。这些隐藏的盐分就像无声的健康窃贼，悄悄地影响你的血压和心脏健康。所以，为了维持一个健康的生活方式，请务必减少这些高盐食品的摄入。

而甜食，虽然味道甜美，但过多摄入会导致身体负担加重。世界卫生组织推荐，成年人每天的添加糖摄入量应控制在总能量摄入的10%以下。对于那些正在与肥胖和高甘油三酯血症作斗争的朋友们，这个数字更加严格，以支持身体的整体健康。

至于烟酒，它们不仅无法提升你的HDL-C（高密度脂蛋白胆固醇）水平，反而可能让你在享受的同时，为心脏和血管带来更多的麻烦。所以，选择健康的生活方式，就要远离烟酒。

√ 会看慧选，科学食养，适量食用食药物质

通过看标签来选择适合的食品，满足营养需求。

首先，让我们聊聊植物甾醇。这可是被誉为“生命的密码”的神奇物质，它不仅能帮助降低胆固醇，还参与了身体机能的许多秘密活动。那么，怎样才能获取足够的植物甾醇呢？它们就在我们身边的大豆、洋葱、香菇以及深色蔬果中。这些食物不仅富含植物甾醇，还含有多种维生素和矿物质，是人体健康的好帮手。专家建议，每人每天摄入2 g左右的植物甾醇，就能满足身体的需要。

接下来，我们来谈谈多糖。香菇，这个看似普通的食材，其实含有大量的多糖，它们是增强免疫力的秘密武器。多糖还能帮助调整身体的新陈代谢，是保持身体健康的秘诀。

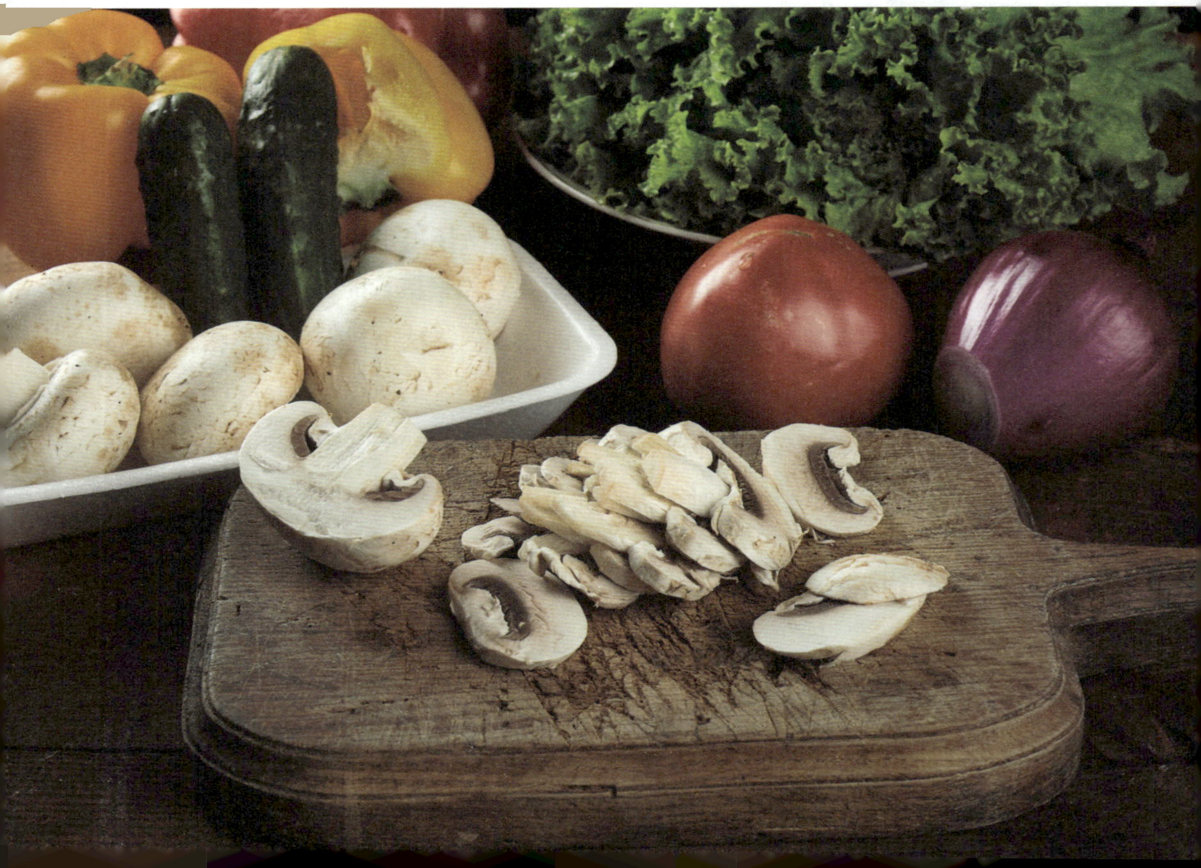

三、高血糖人群

谈及高血糖，许多人第一时间便会联想到糖尿病。那么，高血糖和糖尿病究竟是不是一回事呢？它们是同一种疾病的不同表现吗？实则不然，尽管糖尿病可能伴随高血糖，但高血糖并不等同于糖尿病。

糖尿病是人体内分泌系统失调导致糖代谢功能出现故障的一种疾病。而高血糖则是指血液中的糖分过高，超出正常范围，但可能尚未达到糖尿病的诊断标准。

血糖水平就像一条波动的曲线，糖尿病和高血糖分别拥有不同的曲线形态。糖尿病是曲线持续处于高位，而高血糖则是曲线在某些时刻短暂地升至高位。尽管两者在某种程度上有所重叠，但它们的确有着明显的区别。

具体的高血糖状态分类见表5-5。

表 5-5　高血糖状态分类（WHO 1999）

糖代谢分类	静脉血浆葡萄糖（mmol/L）	
	空腹	OGGT 2h
IFG	6.1 ~ < 7.0	< 7.8
IGT	< 7.0	7.8 ~ < 11.1
糖尿病	≥ 7.0	≥ 11.1

注：WHO 为世界卫生组织；IFG 为空腹血糖受损；IGT 为糖耐量减低；OGTT 为口服葡萄糖耐量试验

空腹血糖受损（impaired fasting glucose，IFG）和糖耐量减低（impaired glucose toleranee，IGT）统称为糖调节受损，也称糖尿病前期。

高血糖人群的膳食建议主要包括：

√ 食物多样，养成和建立合理的膳食习惯

肥胖糖尿病患者的血糖控制，就像进行一场精心的舞蹈表演，需要膳食管理和治疗这两位舞伴默契配合，共同演绎健康的生活节奏。在这场舞蹈中，平衡膳食就是舞台的中央，我们应遵循这一原则，让食物多样，主食定量，蔬果奶豆丰富，同时做到少油、少盐、少糖，既要控制血糖，又要保证每日能量适宜和营养素摄入充足。

√ 能量适宜，控制超重肥胖和预防消瘦

建议肥胖糖尿病患者在原有能量需要的基础上减少500 ~ 750 kcal/d，以达到控制体重的目的。成人糖尿病患者每日能量供应量见表5-6。

表 5-6 成人糖尿病患者每日能量供应量 [kJ/kg（kcal/kg）]

劳动活动强度	体重过低	体重正常	超重 / 肥胖
重体力活动 （如搬运工）	188 ~ 209 （45 ~ 50）	167 （40）	146 （35）
中体力活动 （如电动安装）	167 （40）	125 ~ 146 （30 ~ 35）	125 （30）
轻体力活动 （如坐式工作）	146 （35）	104 ~ 125 （25 ~ 30）	84 ~ 104 （20 ~ 25）
休息状态 （如卧床）	104 ~ 125 （25 ~ 30）	84 ~ 104 （20 ~ 25）	62 ~ 84 （15 ~ 20）

注：标准体重参考世界卫生组织 1999 计算方法：男性标准体重（kg）=[身高（cm）－100]×0.9；女性标准体重（kg）=[身高（cm）－100]×0.9－2.5

√ 优选全谷物和低血糖生成指数食物

全谷物与那些经过精炼的谷物相比，在人体内的消化吸收过程要缓慢得多。这种缓慢并非毫无益处，它就像一个调节器，平稳地释放出葡萄糖，减缓了血糖水平的急剧上升。

全谷物就像一位聪明的营养师，巧妙地帮助你的身体控制血糖，改善胰岛素的敏感性。这样的功效，对于预防糖尿病等代谢性疾病来说，无疑是宝贵的。而且用全谷物替换一部分精制谷物，可以在不经意间为你的健康加码，帮助你在血糖、甘油三酯以及体重管理上取得更好的成效。

√ 积极运动，改善体质和胰岛素敏感性

研究发现，餐后运动对肥胖的糖尿病人群来说再合适不过啦！建议每周

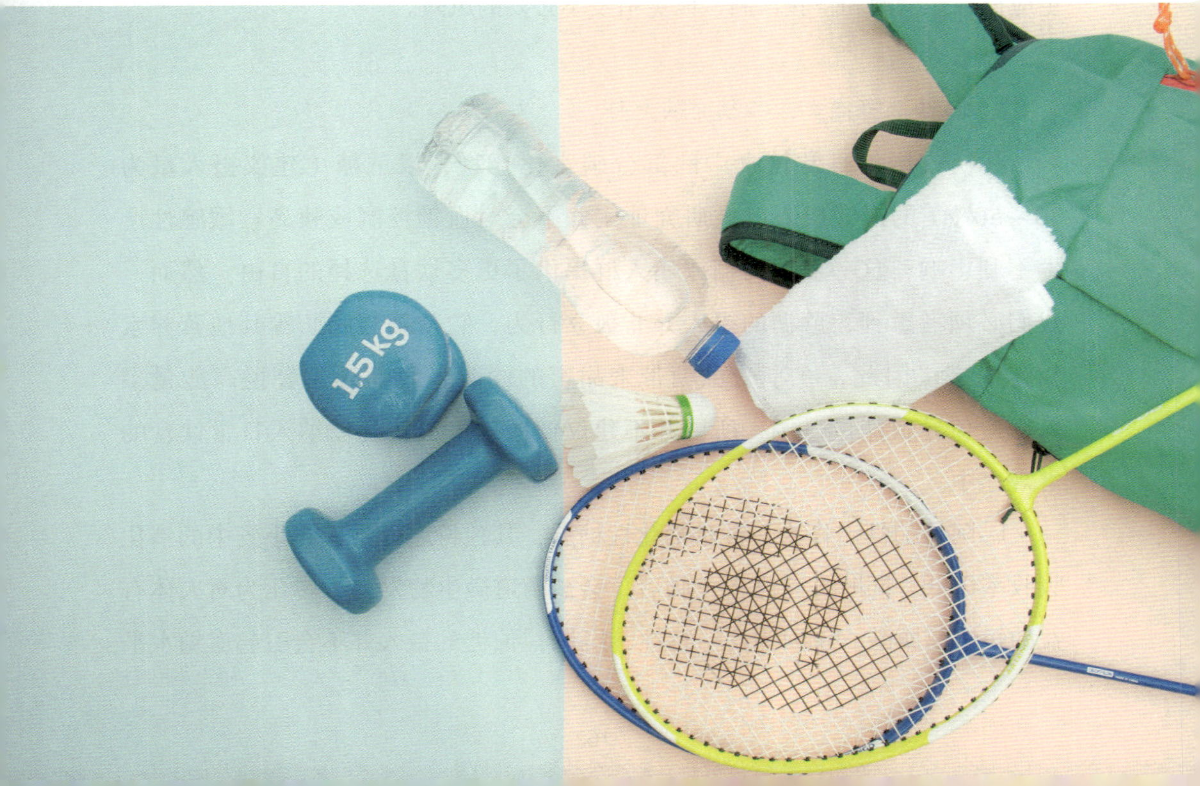

至少安排5天，每次运动30～45分钟，其中中等强度的运动要占到一半以上。比如快走、骑车、打乒乓球、羽毛球、慢跑、游泳等都是不错的选择。当然，如果条件允许，一周进行2次抗阻运动，如哑铃、俯卧撑、器械类运动等，更能有效提高肌肉力量和耐力。

是不是有点动心了呢？别急，我们还要提醒大家，日常活动和运动要适量，循序渐进，持之以恒。同时，为了防止低血糖的发生，运动前后要加强血糖监测。

√ 限制饮酒，预防和延缓并发症

酒精就像一个狡猾的“隐形杀手”，它会悄悄地渗透进糖尿病朋友的生活，增加他们发生低血糖的可能性。对于那些正在口服磺脲类药物的糖尿病朋友来说，酒精这一副作用更为明显。因此，糖尿病朋友在药物治疗期间，更应该忌讳酗酒和空腹饮酒，以免引发不必要的风险。

√ 合理选择糖类，控制血糖上升

替换或增加日常饮食中的部分碳水化合物，以蔗糖（建议摄入量为30～50 g）的形式摄入已被研究证实并不会对血糖控制或胰岛素敏感性产生不利影响。这一发现为糖尿病人群提供了更多饮食选择的自由。然而，我们必须考虑到，蔗糖的摄入并非孤立行为，它常常与脂肪等其他营养素相伴而来。因此，在享受蔗糖带来甜蜜的同时，我们还需警惕高能量摄入，避免导致能量过剩，所以并不建议糖尿病人群将蔗糖纳入日常饮食的常规之中。

L–阿拉伯糖，作为一种难消化性糖分，其独特之处是其在小肠中的消化吸收率极低。同时，它进入大肠后，会被肠道微生物发酵，转化为对人体有益的短链脂肪酸。正因为这一特性，L–阿拉伯糖的摄入并不会引起血糖水平的上升，因此成为糖尿病人群理想的甜味替代品。更有益的是，L–阿拉伯糖还能非竞争性地抑制蔗糖酶的活性，从而减缓蔗糖的分解代谢，有助于减缓餐后血糖的升高。

四、高尿酸人群

近年来，随着我国民众生活质量的不断提升，一个日益凸显的健康问题逐渐浮出水面——高尿酸血症。曾经，高尿酸血症似乎是中老年人的“专属印记”，然而如今，越来越多的年轻人也加入了这个行列，非中老年人群的尿酸水平不断攀升。尿酸问题不容小觑，它对健康的威胁也不容忽视。

血尿酸升高对健康影响极大，这使得高尿酸血症被医学界列为继高血压、高血糖、高血脂“三高”之后的第四个重大的健康危险因素。

高尿酸血症是指正常饮食状态下，不同时间2次检测空腹血尿酸水平男性 $>420\ \mu mol/L$（7 mg/dL），女性 $>360\ \mu mol/L$（6 mg/dL）。

高尿酸人群的膳食建议主要包括：

√ 限制嘌呤

不同的食材，有着不同的嘌呤含量和吸收利用率。对于那些被高尿酸血症和痛风困扰的朋友们来说，选择食材可是一门科学。低嘌呤的膳食应该是你们餐桌上的主角，而那些高嘌呤的食物，最好让它们远离你们的视线和唇舌。

常见食物嘌呤含量详见表5–7。

表 5-7 常见食物中的嘌呤含量（mg/100g）

食物	嘌呤含量	食物	嘌呤含量	食物	嘌呤含量
鸡肝	317	猪肉	138	馒头	27
猪肝	275	草鱼	134	油饼	27
猪肺	272	羊肉	109	面粉	26
皮皮虾	254	牛肉	105	榛蘑（鲜）	23
泥鳅	247	豌豆	86	小米	20
黄豆	218	沙丁鱼	82	油条	19
鸡肉	208	腰果（熟）	80	胡萝卜	17
八爪鱼	198	鳕鱼	71	地瓜	13
绿豆	196	面包	50	粽子	12
黑豆	170	大米	44	黄瓜	11
三文鱼	168	香菇（鲜）	37	莲藕	10
木耳（干）	166	南瓜	29	海蜇丝	9

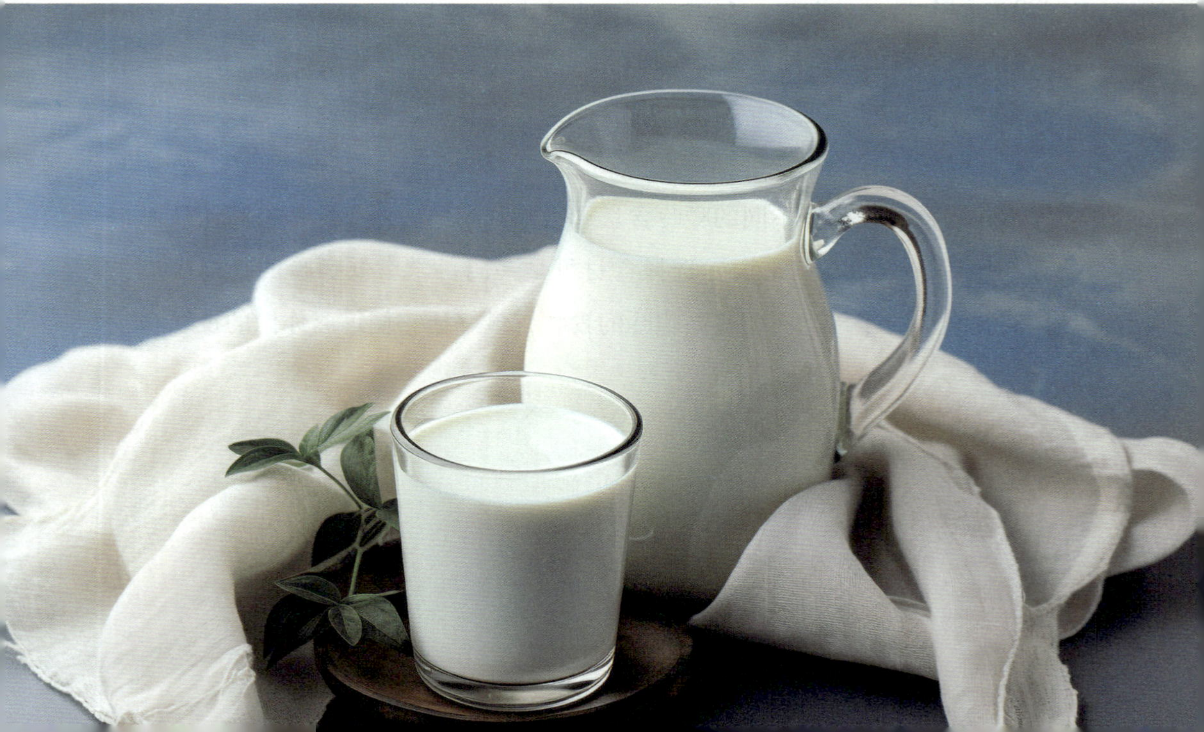

√ 蔬奶充足，限制果糖

在维持健康饮食的指南中，蔬菜通常被誉为“大自然的药物”。但你知道吗？这些绿色宝库中的大多数瓜类、块茎、块根和叶菜，其实是低嘌呤的美食，是痛风患者的理想选择。它们不仅色彩缤纷、口感各异，而且营养丰富，是餐桌上不可或缺的亮点。

然而，即使是蔬菜，也有它们的“嘌呤优胜者”。比如香菇、草菇、芦笋、紫菜、海带以及粮食胚芽等，这些植物性食品嘌呤含量较高，痛风患者应适量食用。

让我们来点科学的调味料：研究发现，每天饮用大约250 mL的牛奶，可以降低21%的痛风发病风险。就像给身体穿上了一层防护衣，让痛风远离我们。更令人惊喜的是，那些奶制品摄入量最多的人群，他们的痛风危险性竟然比摄入量最少的人群低了约50%！这简直就是饮食中的“灵丹妙药”。

但要注意的是，果糖这个“甜蜜的陷阱”可要小心对待了。它可能会悄悄地提高你体内的尿酸浓度，导致磷酸化产物累积，还有肝脏ATP的持续消耗，最终可能导致大量尿酸的生成。所以，尽管果糖甜蜜可爱，也需要我们谨慎对待。

√ 足量饮水，限制饮酒

在维持痛风者的健康生活方式中，水，这个无形的良药，扮演着至关重要的角色。首先，没有肾脏病、心力衰竭等疾病的痛风朋友每天应饮水2～3 L，这可不是随意地饮水，而是要精确调控，以确保每天尿量大约2 L。这有助于维持尿酸碱度（pH值）在6.3～6.8的理想范围，创造一个有利于尿酸排泄、不利于尿酸盐结晶形成的内环境。

其次，别忘了“少量多次”的饮水原则。我们建议痛风的朋友在清晨、中午、夜晚各饮用约500 mL的水。这样的饮水习惯不仅帮助维持身体水分平衡，还能有效促进尿酸的排出。

选择饮用水时，还应追求高品质。优先考虑的是弱碱性、小分子水。这类水被科学研究证明可以促进尿酸排泄，是痛风朋友的理想选择。

另外，有研究显示，只需将1～2个鲜柠檬片加入2～3 L的水中，就能帮助降低尿酸水平。这种简单有效的方法，不仅能充分利用柠檬的天然成分，还能为你的饮水增添一丝清新的果香。

当然，我们也要警惕酒精这名隐藏的“敌人”。酒精不仅会影响嘌呤的释放，增加尿酸生成，还会导致血清乳酸升高，减少尿酸排泄。特别提醒，黄酒和啤酒中嘌呤含量较高，痛风的朋友应尽量避免。

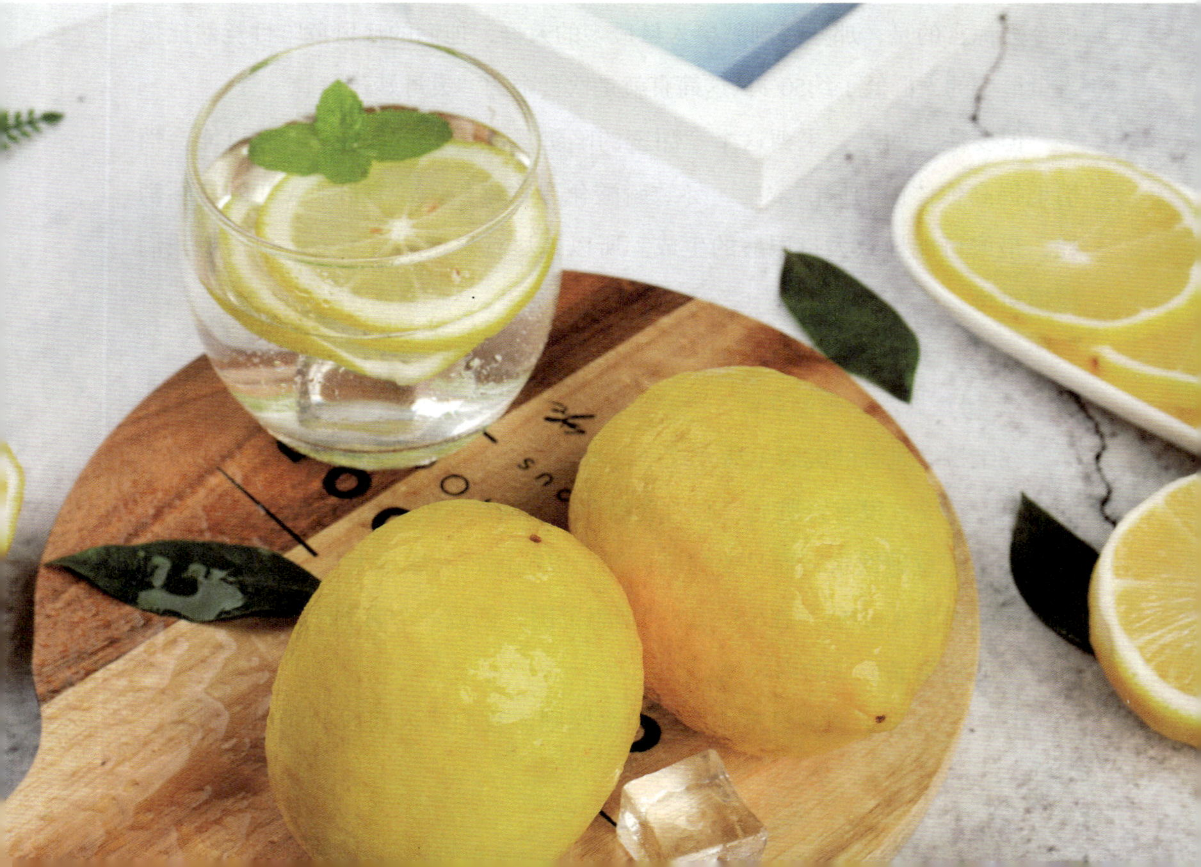

√ 科学烹饪，少食生冷

对于高尿酸血症和痛风的朋友来说，生冷食品如冰激凌、生冷海鲜等犹如双刃剑，在刺激味蕾、享受美味的同时，也悄悄地向脾胃健康发起挑战。这些食品的过量摄入，不仅可能伤害到我们脆弱的脾胃，更会加剧尿酸盐结晶的形成，犹如在关节中埋下了一颗颗引爆痛风的定时炸弹。

√ 吃动平衡，健康体重

在痛风人群中，大约有50%的人超重或肥胖，管理体重的关键不在于一蹴而就地减轻体重，而在于持之以恒地适度调整。对于痛风的朋友而言，总体热量的摄入应比一般健康体重人群减少10%~15%，这样的限制可以帮助控制体重，同时也有助于尿酸水平的降低。然而，减少热量并不意味着牺牲营养均衡。合理膳食的规划，应结合每个人的具体体力活动水平来定制。

为了达到改善痛风、健康体重这个目标，痛风朋友的饮食应富含蔬菜、水果和全谷物，同时限制红肉、海鲜和酒精的摄入。此外，规律的体育活动也是不可或缺的，比如每周至少150分钟的中等强度运动，或是75分钟的高强度运动。

五、高同型半胱氨酸血症人群

有一种神秘的健康隐患，它虽不像高血压、高血脂、高血糖、高尿酸那样广为人知，却悄悄地成为心脑血管疾病的第二大元凶，仅次于高血压。它就是高同型半胱氨酸。

如果你的体检报告上这个指标被标注了“↑”的话，要小心，你的高血压、高血糖和高血脂可能因此变得更加棘手。更糟糕的是，你可能会被骨质疏松、脑卒中、冠心病、慢性肾脏病甚至是某些肿瘤等疾病缠上。

多种因素可导致血总同型半胱氨酸水平的蓄积，形成高同型半胱氨酸血症，简称高血同。

高同型半胱氨酸血症水平及分类见表5-8。

表 5-8 高同型半胱氨酸血症的水平及分类

分类	血同（μmol/L）
正常	< 10
低度	10 ~ 15
中度	15 ~ 30
重度	> 30

高同型半胱氨酸血症人群的膳食建议主要包括：

√ 戒烟限酒

烟草中的尼古丁和其他有害物质，犹如定时炸弹，悄然侵蚀着我们的血管。它们导致血管壁炎症和硬化，加大心血管疾病的发病风险。如同一条被污染的河流，我们需要清理血管中的毒素垃圾，恢复健康。因此，戒烟，成为抵抗烟草危害的第一要务。

酒精是个狡猾的家伙，它悄然闯入我们的身体，干扰我们对营养素的吸收和利用。这使得同型半胱氨酸水平飙升，加大心血管疾病的发病率。就像一辆失控的汽车在道路上横冲直撞，酒精对我们的身体也是如此危险。

如何在这场对抗烟草和酒精的战争中赢得胜利呢？答案就是改变生活方式！高同型半胱氨酸人群应坚决戒烟，切断毒素的来源。同时，限制酒精的摄入，减轻身体的负担。如果你无法完全戒酒，也应尽量减少饮酒量和频率，从而降低危害程度。

√ 补充营养素

1. 增加叶酸摄入

叶酸身怀降低同型半胱氨酸的大本领。每日补充0.8 mg，就能将同型半胱氨酸的浓度巧妙地降至最低。

叶酸的魔术手，不仅体现在降低同型半胱氨酸上，更在于它丰富的食物来源。绿叶蔬菜、豆类、坚果和全麦面包等，都是叶酸的宝库。当你把绿叶蔬菜、豆类、坚果和全麦面包等富含叶酸的食物加入饮食清单，就是把健康纳入了生活。

2. 补充维生素B_6和维生素B_{12}

同型半胱氨酸的高低，与你体内的维生素B_6和B_{12}也密切相关。这两种维生素就像身体的“降酸高手”，帮你维持健康的生理状态。那么，它们藏身于哪些美食之中呢？

白色肉类（如鸡肉和鱼肉）是维生素B_6含量最高的食物，堪称“冠军”。此外，肝脏、豆类、坚果类和蛋黄等也是富含维生素B_6的“优秀者”。值得一提的是，水果和蔬菜中的维生素B_6含量也相当可观，尤其是香

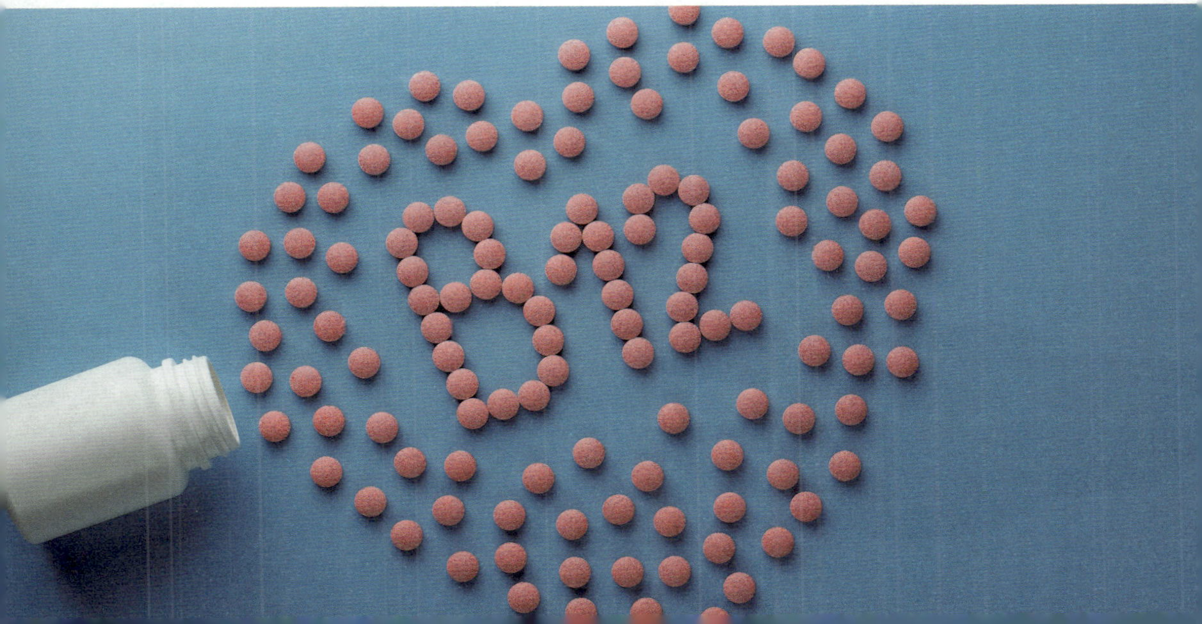

蕉、卷心菜、菠菜，简直是富含维生素B_6的“富翁”。

维生素B_{12}这位“降酸高手”主要藏身于动物性食品中，如肉类、动物内脏、鱼类、禽类及蛋类。相比之下，乳制品和植物性食品中的维生素B_{12}含量较少。

高同型半胱氨酸人群可以通过什么样的饮食来获取足够的维生素B_6和B_{12}呢？答案是：多样化饮食。只要合理搭配食物，你就能从美食中找到健康的“降酸高手”。

3. 补充甜菜碱

甜菜碱，这个在众多食物中隐藏的天然化合物，竟然拥有降低同型半胱氨酸的神奇能力。谁说美味与健康不能兼得？甜菜根、菠菜、麦麸，甚至某些美味海鲜如虾和蟹，都富含甜菜碱。对于高同型半胱氨酸的朋友们来说，适量增加这些食物的摄入，能让你的身体焕发出健康的光彩。

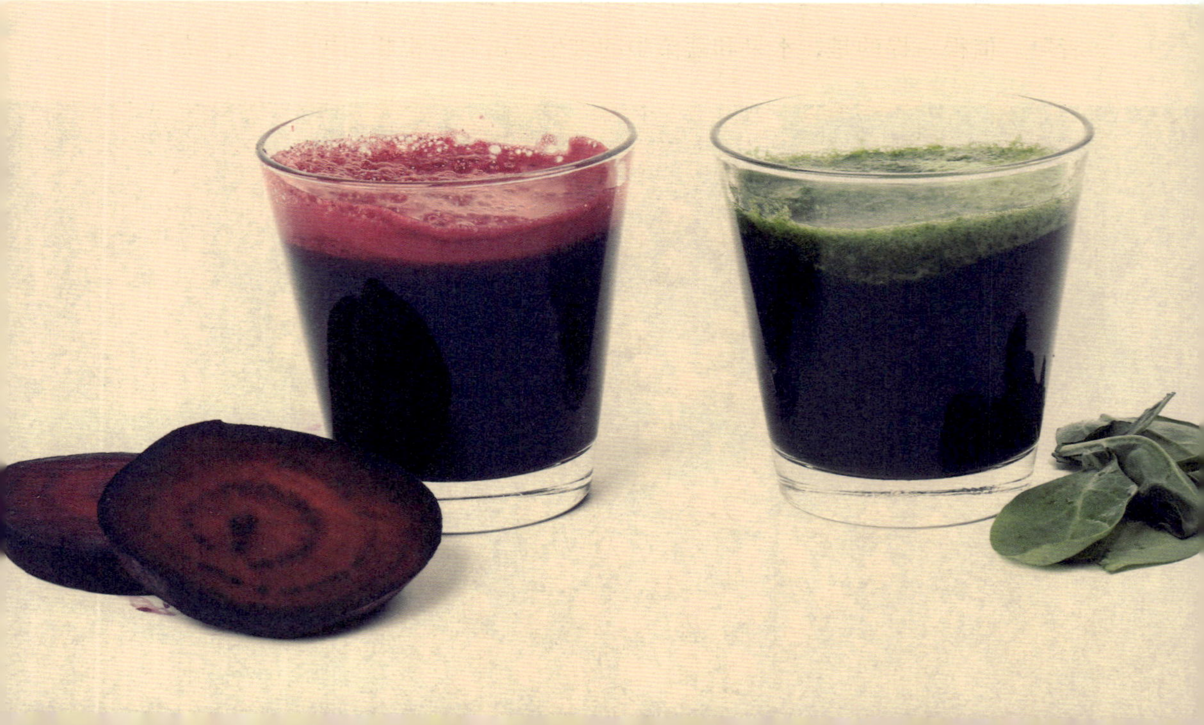

4. 控制蛋白质

过多摄入蛋白质，可能会让你的身体陷入高同型半胱氨酸的困境。所以，控制蛋白质摄入，特别是动物性蛋白质的摄入，是高同型半胱氨酸血症人群需要做到的。鱼肉、瘦肉和豆类等优质蛋白质是你的最佳选择，它们不仅能为你提供必要的营养，还能避免让你陷入健康困境。同时，要尽量避免过多摄入高脂肪、高热量的食物。

√ 控制体重

研究发现，超重和肥胖的朋友往往容易出现高同型半胱氨酸血症。另外，高同型半胱氨酸血症人群体内的脂肪酸结合蛋白会出现失衡。在这个状态下，脂肪和蛋白质更容易在体内堆积，进一步加剧了病症的发展。因此，控制体重对于防治高同型半胱氨酸血症具有重要意义。体重控制住了，身体的各项生理功能就能逐渐恢复正常，进而降低患病风险。

参考文献

[1]中国营养学会．中国居民膳食指南科学研究报告：2021．[M]．北京：人民卫生出版社，2021．

[2]国家卫生健康委员会．中国居民营养与慢性病状况报告（2020年）[J]．营养学报，2020，42（6）：521．

[3]中国营养学会．中国居民膳食指南（2022）[M]．北京：人民卫生出版社，2022．

[4]戴维・珀尔马特．谷物大脑[M]．北京：机械工业出版社，2021．

[5]葛均波．内科学9版[M]．北京：人民卫生出版社，2018．

[6]罗伯特・C.阿特金斯．阿特金斯医生的饮食新习惯[M]．北京：中国青年出版社，2004．

[7]邓宇虹．阿特金斯饮食模式的利与弊[J]．糖尿病天地（临床），2015，9（02）：81-82．

[8]吉米・摩尔．生酮饮食[M]．北京：中国纺织出版社，2019．

[9]中国高血压防治指南修订委员会，高血压联盟（中国），中国医疗保健国

际交流促进会高血压病学分会，等．中国高血压防治指南（2024年修订版）[J]．中华高血压杂志（中英文），2024，32（07）：603-700．
[10]中华人民共和国国家卫生健康委员会．成人高脂血症食养指南（2023年版）[J]．全科医学临床与教育，2023，21（7）：581-583．
[11]中华人民共和国国家卫生健康委员会．成人糖尿病食养指南（2023年版）[J]．全科医学临床与教育，2023，21（5）：388-391．
[12]杨月欣，葛可佑．中国营养科学全书（下）2版．[M]．北京：人民卫生出版社，2019．
[13]中国营养学会骨健康与营养专业委员会，中华医学会肠外肠内营养学分会，中国老年医学学会北方慢性病防治分会．高同型半胱氨酸血症诊疗专家共识[J]．肿瘤代谢与营养电子杂志，2020，7（3）：283-288．

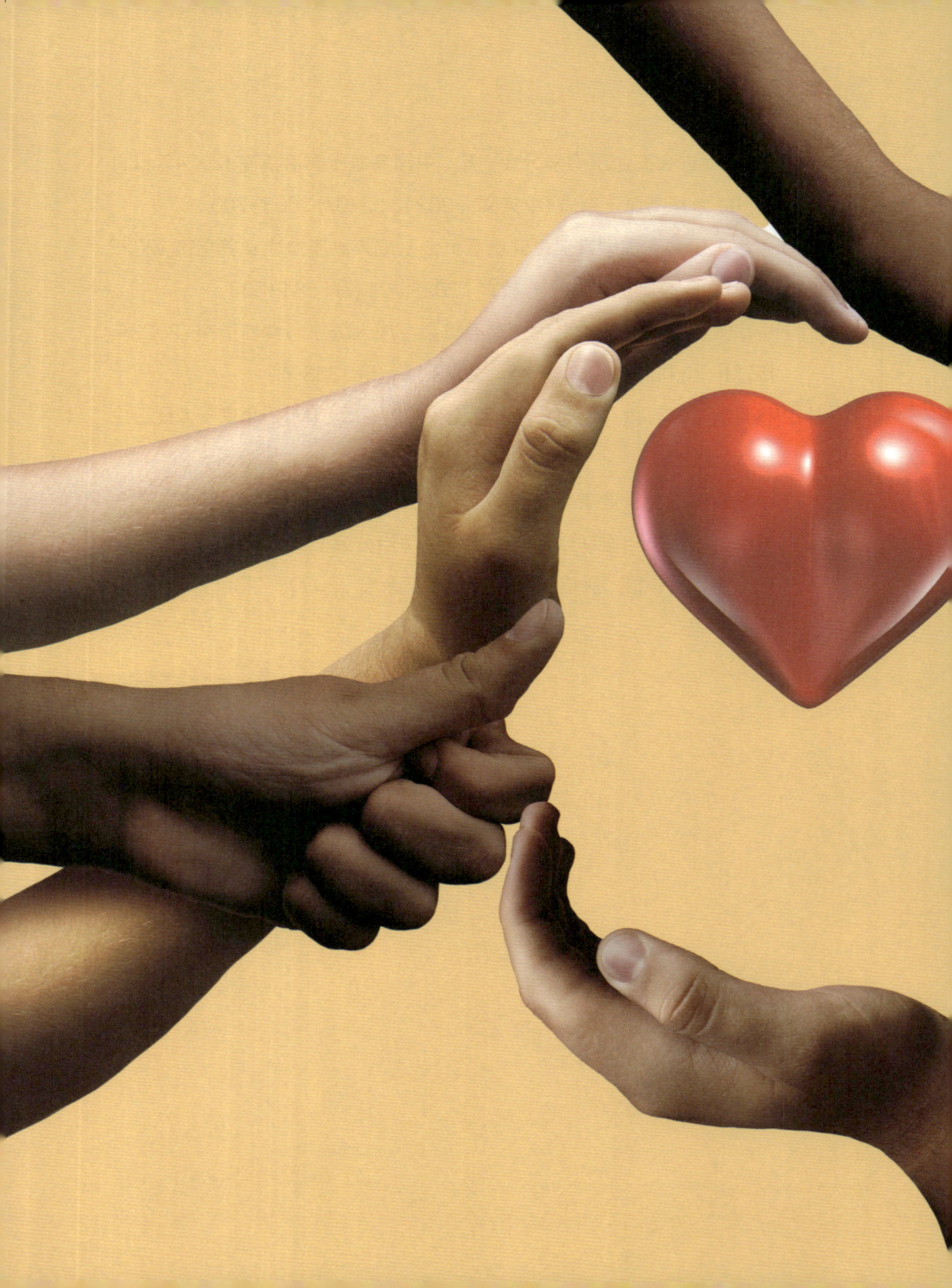

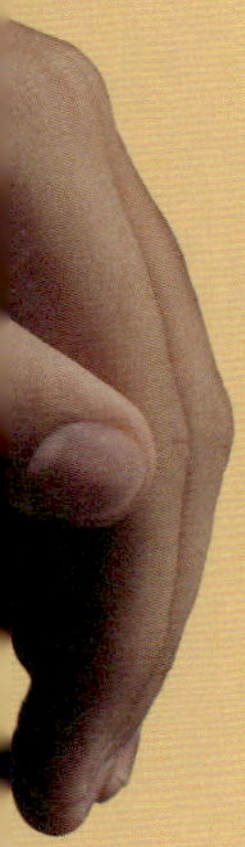

第六章 体重管理的心理干预

在繁华的现代社会，生活节奏快，压力潮水般涌来，许多人发现自己陷入了体重管理的漩涡。这并非仅仅是饮食不健康、运动不足所致，还有许多隐藏在心理和情绪深处的因素。事实上，肥胖的朋友常常饱受外貌焦虑的困扰。许多人（尤其是女性朋友）因为体重问题，产生了自卑、情绪紊乱和自我贬低等消极心理。这些心理反应导致行为退缩、体力活动减少和过度进食，进而加重了肥胖。因此，针对体重管理的心理干预尤为关键。

在体重管理领域，心理干预的作用至关重要。它犹如一把解锁肥胖人群心灵深处的钥匙，助力他们识别并解决那些可能导致体重攀升的心理和情感问题，如情绪化进食、食物渴求和成瘾、暴饮暴食等。这样一来，肥胖的朋友们便能更好地迈向健康饮食和作息的全新生活。

不仅如此，心理干预还能为肥胖的朋友注入信心，激发他们管理体重的内在动力。如此一来，肥胖人士在追求健康体重的征途中便能事半功倍，最终取得成功。

第一节　情绪化进食

在体重管理的过程中，情绪化进食无疑是一个亟待关注的问题。这不仅仅是一个挑战，更是深入影响肥胖人群心理健康和生活质量的难题。相信不少人有过这样的体验：遭遇失恋或挫折时，心情低落，不自觉地大快朵颐，试图用美食填补内心的空虚。

情绪化进食，顾名思义就是我们在没有生理饥饿的情况下，因为压力、

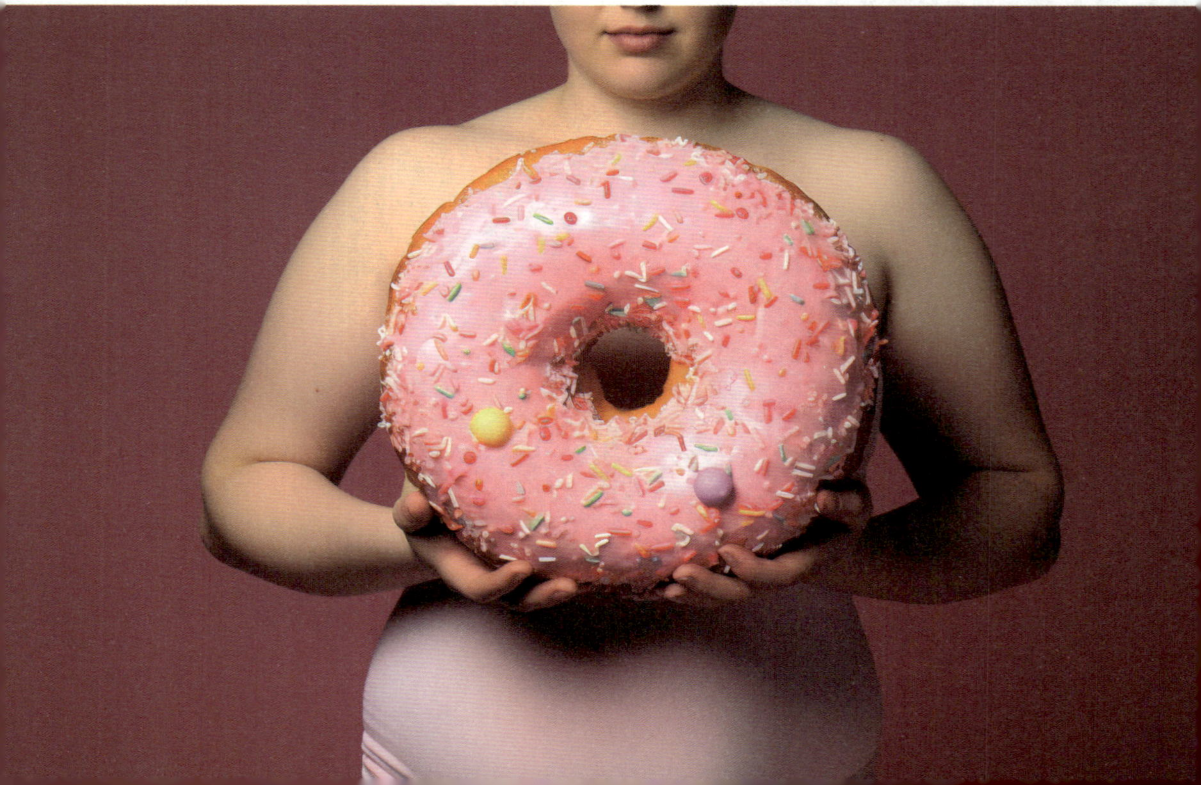

悲伤、无聊或焦虑等原因导致我们的情绪发生变化而引起的进食行为。在这种情况下，我们可能会摄入过量的食物，尤其是甜食、炸鸡等高糖、高脂肪的“安慰食物”，从而引起体重增加和肥胖。

一、引起情绪化进食的原因

情绪化进食的根源错综复杂，涵盖了生物学、心理学以及社会环境等多个层面。

在生物学领域，生活充满各种压力，这些压力使我们的下丘脑-垂体-肾上腺轴活跃起来，进而释放出皮质醇等应激激素。这些激素会增强我们对“治愈美食”的渴望。

在心理学方面，我们常听到这样的话：“不开心的时候，吃点好吃的就会开心起来。”当人们的自尊心受挫，情绪难以调节，感到抑郁或焦虑时，往往会通过品尝美食来寻求短暂的慰藉。

此外，社会和文化因素也在情绪化进食行为中占据了重要地位。例如，社会对我们的形象期望以及食物与情感之间的联系，都可能导致我们因情绪波动而大快朵颐。

二、情绪化进食对人体的影响

情绪化进食，这个看似短暂的解脱之道，实则对我们的身体和心灵埋下了大隐患。没错，它能够快速帮助我们释放压力，给我们带来短暂的愉悦。然而，这种错误的行为模式若持续下去，后果不堪设想。体重悄然增加，健康问题接踵而至，如2型糖尿病、心血管疾病等，都可能成为我们的困扰。

更糟糕的是，情绪化进食还将加重我们的心理负担。想想看，每当吃完一顿情绪化的餐点后，你是否会懊悔不已，质疑自己为何无法控制食欲，为何总是陷入这个恶性循环。这种罪恶感、自我厌恶和抑郁情绪的叠加，如同滚雪球般，让我们越发难以自拔。

三、应对情绪化进食

首先，知己知彼，方能百战不殆。增进对自身情绪化进食行为的了解，便是这场战役的关键所在。如何实现呢？通过日记记录、情绪觉察等方法，让你内心的声音愈发清晰。

例如，当你不开心的时候，试着在日记中描绘出让你心情低落、压力大的事件。随后，量身定制一个解决方案，化解心头之患。这样一来，你便能更好地认识到情绪化进食的原因，从而有针对性地加以改进。

其次，打造健康情绪调节闭环，拥抱积极生活，远离负面情绪的困扰。学会运用冥想、深呼吸、正念练习和适量运动等方法，让你以更积极的态度面对生活中的困扰。

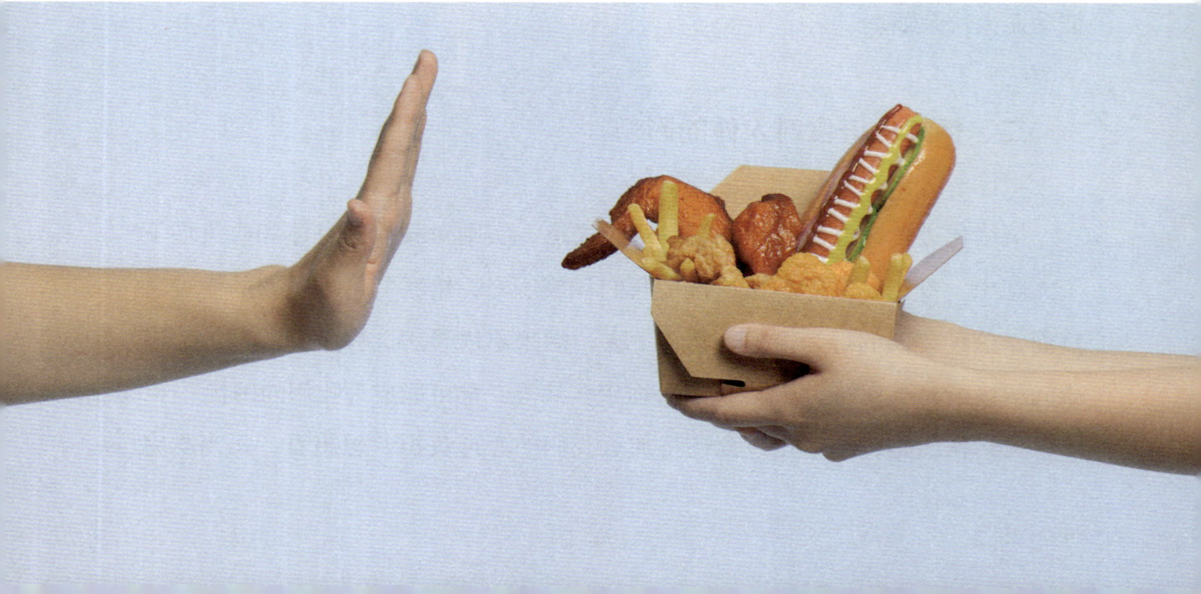

运动是天然的减压良方，它能帮助你释放负面情绪，找回内心的平衡。不开心的时候，何不迈开腿跑步，或是约上朋友来一场篮球赛？让运动帮你战胜对食物的渴望，重拾健康的生活方式。

此外，寻求专业人士的帮助，如进行心理咨询和接受营养指导，是应对生活挑战的重要一步。专业人士可以为你量身定制解决方案，帮助你排解负面情绪，培养健康的饮食习惯和生活方式。

第二节　食物渴求和食物成瘾

在生活中，为什么有些人对白开水嗤之以鼻，却对饮料青睐有加？为什么有些人即便已吃饱，仍会对甜点念念不忘，甚至忍不住大快朵颐？

其实，这些奇特的现象背后，可能藏着一个你不知道的秘密——食物渴求或食物成瘾。它们在不知不觉中会成为你在体重管理之路的绊脚石。

想象一下，你的身体就像一艘在大海中航行的船，而食物渴求和食物成瘾就像无法躲避的暗礁，让你在追求健康生活的道路上屡屡触礁。那么，究竟什么是食物渴求、食物成瘾呢？

食物渴求是由情绪激发的对特定食物（通常是高糖、高热量，比如常见的糖油混合物：油炸糕、汉堡等）的强烈需求。当这种需求达到一定程度时，可能演变为食物成瘾，即对食物的依赖性和无法自控的进食行为。这种现象与对酒精、烟草和鸦片等物质的成瘾类似，具有明显的生理和心理依赖特征。

一、食物渴求和食物成瘾形成的原因

√ 高糖、高脂肪加工食品的大量摄入

如今，各类加工食品充斥着各大超市的货架，它们普遍含有过量的糖分和脂肪。这些食品能迅速激活大脑的快感中心，释放多巴胺，给人带来短暂的愉悦感。正因如此，人们才会不断追求这种感觉，这也是我们在品尝甜食时倍感愉悦的原因。

高糖、高热量食物会导致肠道菌群紊乱，尤其是当肠道内的酵母菌过度生长时。这些酵母菌就像小小的“吸糖鬼”，吸收了肠道内的糖分，让你对甜食的渴望愈发强烈。

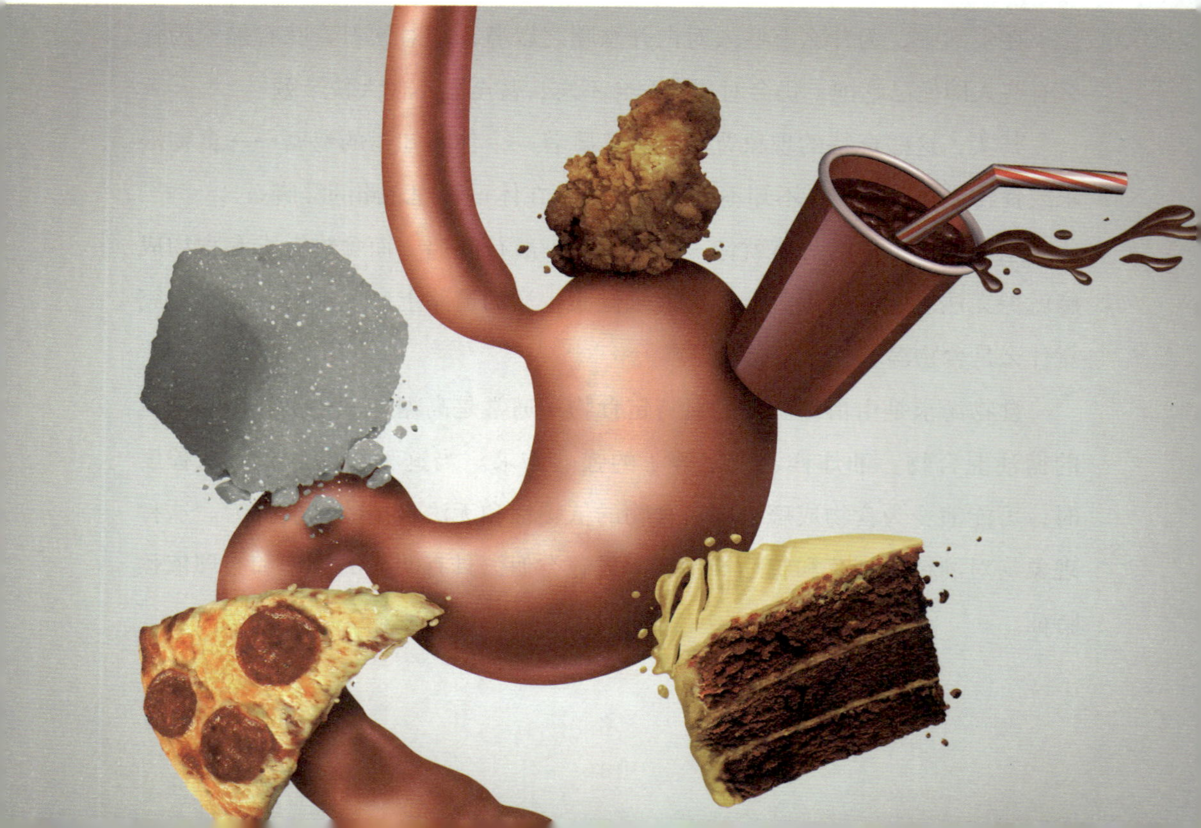

更令人惊讶的是，这种渴望并不受理性控制。当你沉迷于甜品时，酵母菌的繁殖得到了满足，但你的肠道菌群却愈发紊乱。长此以往，瘦素和胰岛素调控出现障碍，加重食物渴求，进而陷入恶性循环。

√ 加工食品中的化学成分

绝大多数加工食品中有食品添加剂。在各种各样的添加剂中，有一些具备刺激食欲的神奇化学成分。而这些成分有可能干扰身体正常的饥饿与饱腹信号，让人不知不觉陷入过度进食的陷阱。

以人工甜味剂阿斯巴甜为例，尽管它所含热量极低，但它却能刺激人体内饥饿激素的分泌。当我们品尝到含有阿斯巴甜的食品时，这种化学物质就会激发我们的食欲，让我们越吃越停不下来，进而摄入过量食物。

√ 心理因素

在生活中，我们常常听到这样的说法：美食是治愈一切烦恼的良药。的确，在面临压力和情绪波动时，许多人会选择通过进食来寻求心理安慰。然而，这种看似无害的习惯，却可能悄然演变成对食物的依赖。

二、食物渴求和食物成瘾的特点

√ 难以自控

有食物成瘾的人往往无法自制地过量摄入特定食物，即便清楚这会对健康造成极大威胁，但他们依然难以抵挡这些食物的诱惑。

√ 情绪依赖

人们在情绪低落或压力大的时候，常常将食物视为心灵的慰藉，借此寻求心理上的满足。

√ 性别差异

研究发现，女性朋友更倾向于渴求高糖、高脂食物，如巧克力和甜点；而男性朋友可能更偏向于高蛋白和咸味食物，如各种肉干、咸蛋黄制品。

√ 社会文化影响

当我们漫步超市，看到包装精美、图片诱人的零食，总会忍不住想尝一尝。这就是社会文化环境和广告宣传在悄无声息地影响着我们的饮食行为和食物选择，尤其对年轻人和儿童的影响更为深远。

三、食物渴求和食物成瘾的解决方法

√ 提高自我管理意识

想要戒除食物渴求和成瘾，首先要正视其存在，深入了解背后的生理和心理机制。这样一来，才能有针对性地采取有效措施，迈向胜利的彼岸。

√ 改善饮食结构

逐步远离高糖和高热量食品，提高蔬菜、低GI水果和全谷物等健康食品在餐桌上的占比，让饮食结构更加合理。

√ 做好情绪管理

当情绪低落时，你是否想过用美食来抚慰心灵？然而，这样的做法可能会让你陷入更大的困境。学会健康的情绪管理技巧，如运动、冥想和正念练习等，至关重要。

√ 寻求专业帮助

面对严重的食物成瘾问题，如果你觉得难以独自应对，不妨寻求专业人士的帮助。他们的指导将为你指明方向，助你摆脱食物成瘾的困扰。

√ 建立支持系统

在体重管理的过程中，家人和朋友的支持至关重要。与他们分享你的感受，或加入支持小组，让大家一起互相鼓励，共同面对食物渴求和成瘾的挑战。

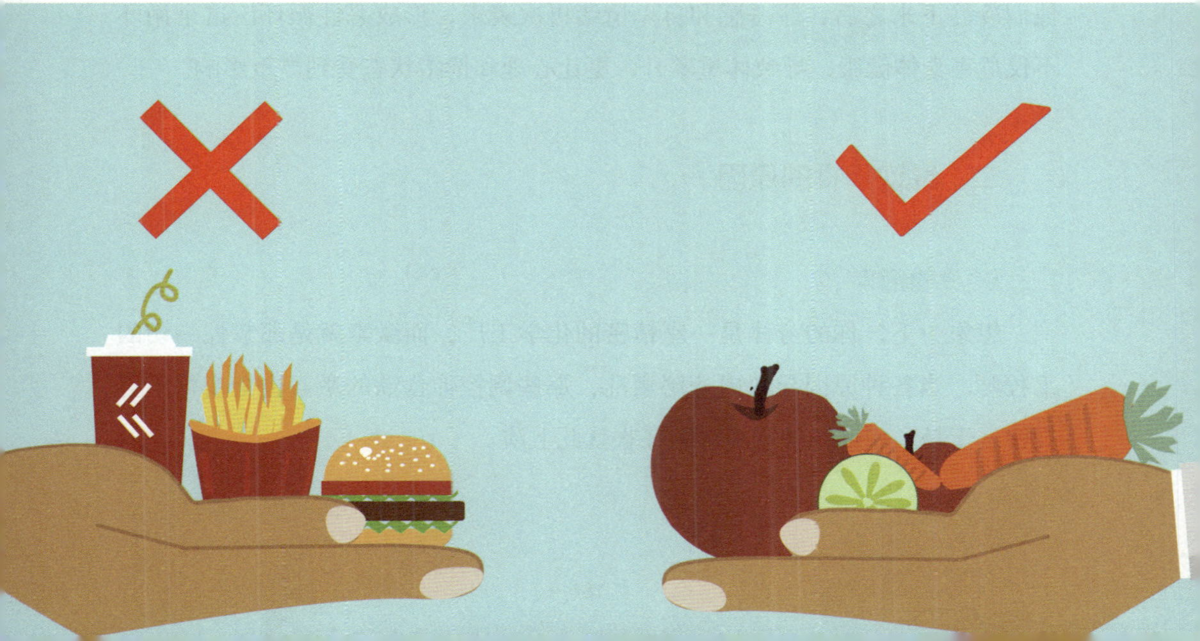

第三节 暴饮暴食

暴饮暴食，临床上称为饮食紊乱，是指强制性地、失控地大量进食的行为。如果一个人在连续6个月内，每周至少出现两次无法控制地过量进食的行为，就被认定为暴食症。随着生活水平的提高，岁末年初，宴请、聚餐的机会增多，因此暴饮暴食成为一种常见的“节日综合征”。

一、暴饮暴食的恶性循环

当一个人深陷自卑情绪，压力如山倒，他可能会迷恋高热量食物，无法自拔。这种食欲犹如黑洞，尤其对肥胖朋友而言，进食量更是难以控制。在他们冷静下来之后，罪恶感和自卑情绪再次袭来，形成恶性循环。这个循环不仅危害身体健康，导致体重攀升，更让心理和情绪状态受到严重影响。

二、暴饮暴食的原因

√ 生物因素

想象一下，你的身体是一座精密的化学工厂，而激素就是那掌控一切的工程师。当各种原因导致内分泌紊乱，那些调控你食欲的激素也会变得不再规律。于是，一场场暴饮暴食的狂欢就此上演。

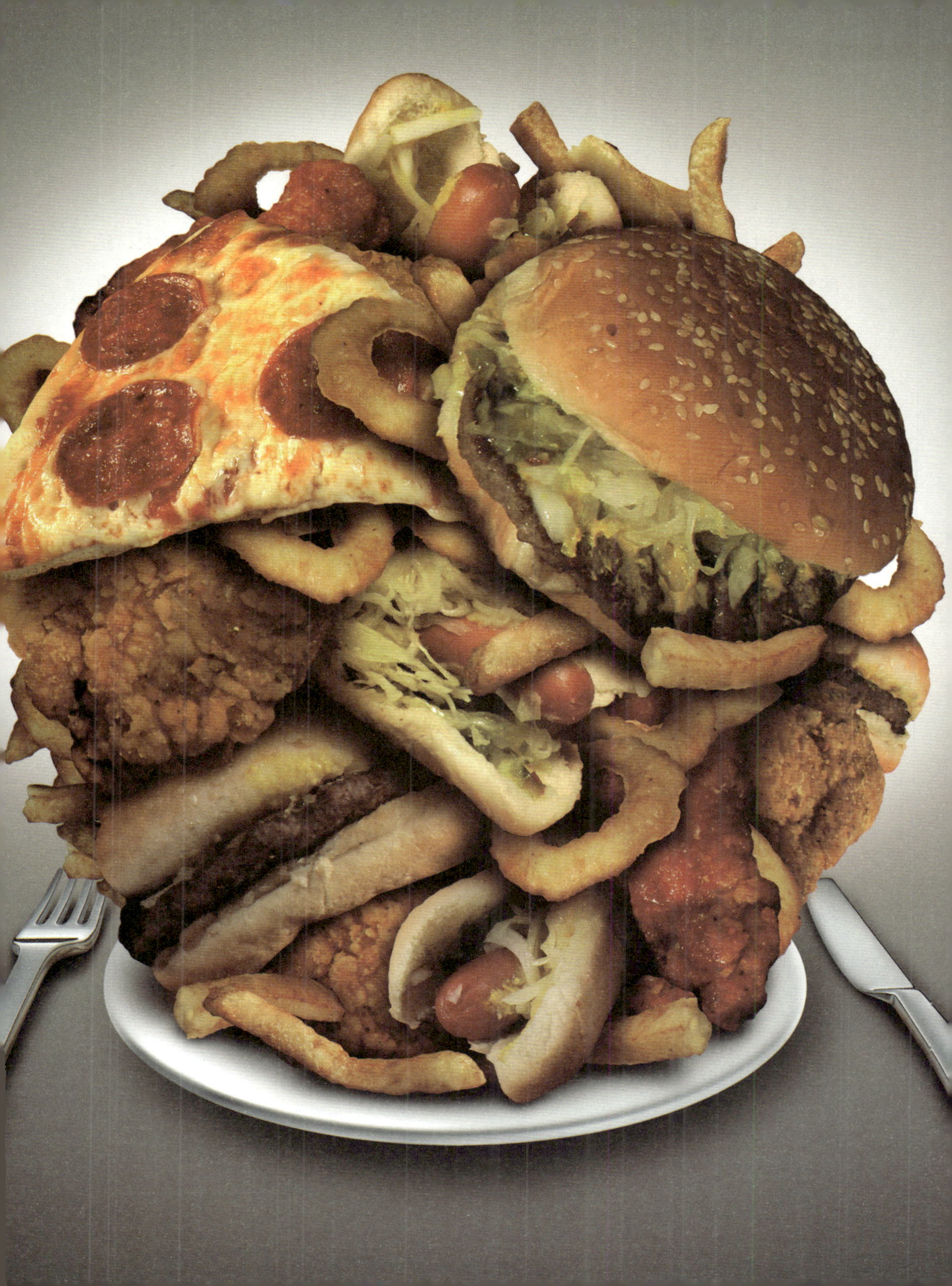

√ 心理因素

有时候，心灵创伤比身体疾病更难以察觉。抑郁、自卑、压力过大，这些情绪问题就像隐形炸弹，随时可能在心中引爆。心情低落时，一场场暴食狂欢或许会成为你发泄情绪的秘密武器。

√ 社会和文化因素

社会对美的标准、家庭环境、经历过的创伤等也可能促发暴食行为。

三、暴饮暴食人群的特点

（1）多数暴饮暴食者会选择独自进食，试图掩人耳目，隐藏自己狂吞滥饮的真实面目。这种现象在肥胖的暴食症人群中尤为突出，他们如同隐形者，躲避着世人的目光。

（2）暴饮暴食者常常无法体会到满足感，即便已经吃饱，他们仍难以控制欲望，停下进食的嘴。这种无法自控的饥饿，如同一只无法满足的怪兽，吞噬着他们的理智。

（3）暴饮暴食之后，强烈的负罪感和羞耻感往往会如影随形。仿佛一场狂欢后的寂静，留下的是心灵深处的自责和悔恨。然而，当下一次冲动来临，他们又难以抵挡那一时满足的诱惑，再次踏上沉沦的道路。

四、暴饮暴食的解决方法

√ 学会接受自己

解决问题的关键在于改变自身，只有认识自己的独特性，接受自己的不完美，才能静下心来解决这些问题。

√ 学会情绪管理

暴饮暴食与情绪之间有着紧密的联系，只有掌握情绪管理的方法，才能有效遏制暴饮暴食的行为。有许多实用的情绪管理技巧，如倾诉、写日记和冥想等，你可以根据自己的实际情况选择合适的方法来调控负面情绪。

√ 养成良好的生活习惯

养成良好饮食习惯，掌握健康生活密码。比如，晚上八点后谢绝进食，让肠胃得到充分休息；吃饭时遵循“七分饱”原则，避免过量摄入。此外，规律运动至关重要，选择适合自己的运动方式，让身体活力四射。

充足的睡眠也是养生之道的重要一环，减少熬夜时间，让身体得到充分休息。熬夜太久，晚餐消化殆尽，容易引发饥饿感，诱惑我们大开吃戒。

√ 寻求专业帮助

在面对一些棘手的问题时，可以寻求专业人士的帮助，通过认知行为疗法、人际心理治疗等专业方法找到问题根源，并学习应对策略。

五、情绪性暴饮暴食人群的特点

√ 自卑和完美主义

在这个热衷于瘦身的时代，我们都渴望拥有健康、完美的身材。然而，当追求完美身材的旅程充满曲折，或未能赢得他人的赞誉时，负面情绪可能悄然滋生，从而诱发情绪性进食。

√ 压抑情绪

某些人往往无法妥善处理情绪，将诸多情感压抑心底。当他们无法排解这些压力时，便容易依赖食物寻求慰藉，从而陷入恶性循环。

√ 快乐与负罪感交替

进食带来的短暂快感过后，却是挥之不去的罪恶感。对于正在寻求体重管理的肥胖朋友来说，这种情况更为明显。每当品尝过美食，他们总会懊悔不已：为何当时无法自制？为何没能坚持到底？

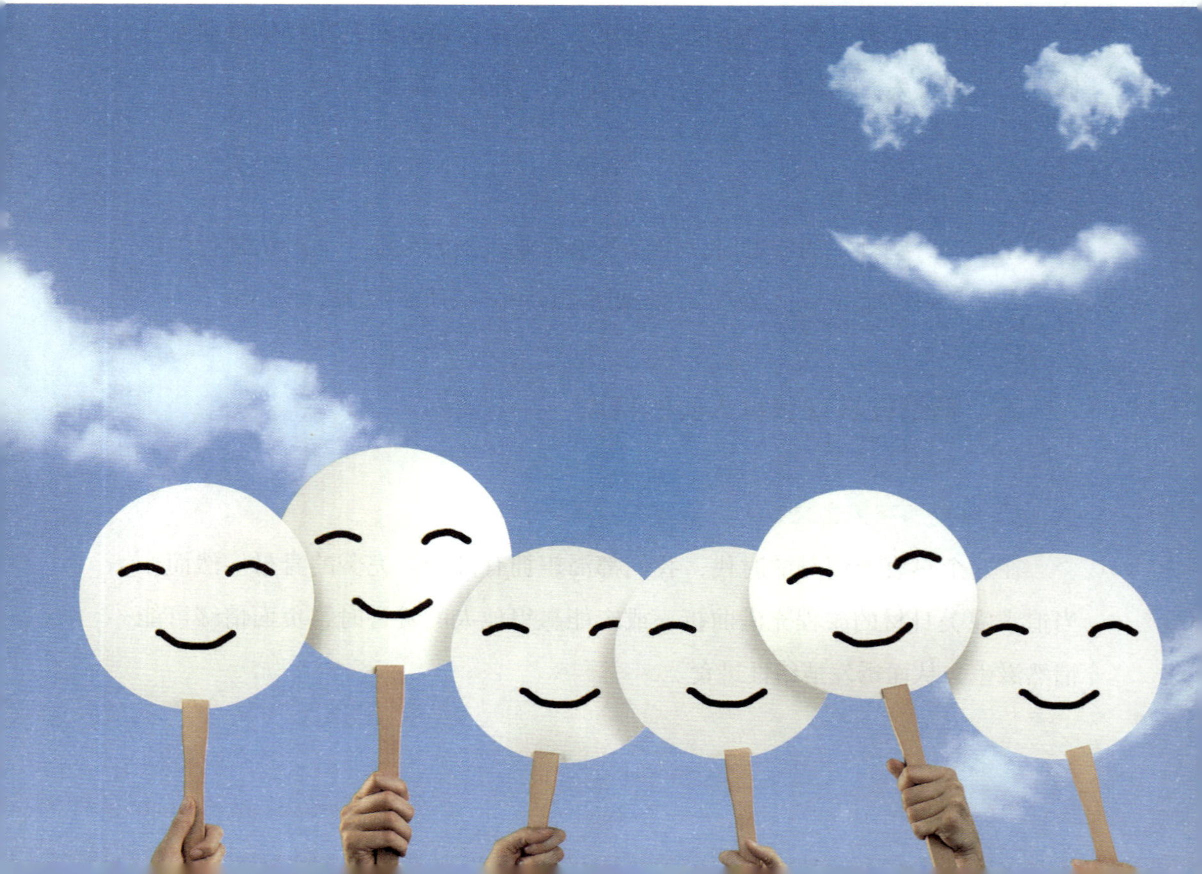

六、应对情绪性暴饮暴食

√ 正念饮食

学习正念饮食，让你用心感受每一口美食的滋味，享受当下，品味生活。别再让进食成为一种机械的动作，跟随我们一起，用正念的心态，去感受食物带来的愉悦。

√ 提高自己的意志力，学会游戏化

管理情绪并不难，只要你学会将体重管理和健康生活目标游戏化。设定一系列小目标，并在达成后给自己一个奖励，让自我挑战成为一种乐趣，让健康生活变得不再枯燥。

√ 社会支持

面对情绪性暴饮暴食时，朋友和家人的支持至关重要。当他们察觉到你的不良情绪，会倾听你的心声，给予你理解和支持，让你不再依赖食物寻求安慰。

第四节　体重管理人士的动机过程分析

在体重管理过程中，激发个体持之以恒地践行健康生活及体重管理计划的关键因素，莫过于动机。想象一下，动机犹如一辆汽车的引擎，推动我们朝着健康体重和健康生活不断前行。那么，肥胖人群进行体重管理的动机究

竟源自何处？它又如何影响体重管理计划呢？

肥胖人群进行体重管理的动机过程可以划分为三个层次：服从、认同和内在化。这三个层次如同一个金字塔，由浅入深地展现了个体对体重管理行为的动机来源及内在驱动力的变化。

一、服从

在体重管理的道路上，许多肥胖的朋友或许会因为外部刺激（如减轻体重、降低胆固醇水平或避免心脏病发作）而投身于体重管理计划。然而，一旦外部刺激消失，他们的动力也会随之烟消云散。以一名胆固醇过高的肥胖者为例，在了解自己的身体状况后，他开始了体重管理之旅。然而，当胆固醇水平恢复正常后，他便放弃继续进行体重管理。这种动机类型被称为“服从”。显然，仅靠服从的力量，很难让体重管理成果持久。

二、认同

较高水平的动机过程在于认同。在这个阶段，你会发现自己为了赢得专业人士的关注和赞赏，变得越来越热衷于参与体重管理。他们的尊重和信任让你深受鼓舞，促使你积极应对体重管理过程中的挑战。然而，一旦离开了这些专业人士的关注和赞赏，你可能会发现坚持体重管理变得愈发困难。这种动机很大程度上依赖于外部认同和赞许，而非内在驱动力。

三、内在化

最高境界的体重管理动机过程，无疑是一种内在化的力量。在这个层面上，肥胖的朋友已经将专业体重管理方法内化为自己的信仰和价值观。他们深信，体重的改变是值得的，与自己的价值观完全契合。因此，在各种环境下，他们都能坚定不移地采取行动。这种源自内心的动力，远超越了外部奖励或认同，成为推动他们勇往直前的坚定力量。

肥胖人士的体重管理之路犹如一场心灵的历练，动机在其中发挥着举足轻重的作用。从服从到认同，再到内在化，这一过程犹如一场蜕变，每一个阶段都见证着他们的成长与改变。

内在化的动机，如同内心深处的一把火，持久且有力。它源于个体的信念和自我驱动力，是推动他们不断向前的精神支柱。因此，在体重管理的道路上，助力他们实现内在化的重要性不言而喻。

要想摆脱肥胖的困扰，我们必须引导他们深入挖掘内心的动力，让他们从内心深处真正渴望健康。这样，他们才会更容易坚持科学的体重管理计划，从而实现持续的健康转变。

第五节　认知重建

认知重建，这个名字听起来颇具科学魅力，实则是一种极具疗效的心理干预手段。在对抗肥胖的战斗中，它发挥着举足轻重的作用。这种方法的核心目标是帮助肥胖的朋友透彻了解自己内心的想法、信念以及对体重的认知，并引导他们积极调整内心的对话，实现自我突破。

想象一下，认知重建就像一把钥匙，帮你解锁通往健康体重的大门。它能让你认识到，原来自己的想法和信念未必正确，从而帮助你摆脱错误的认知陷阱。认知重建还会教你如何运用积极的心态，调整内心的对话，让你与肥胖说再见。

一、认知重建的具体内容

我们可以从以下几个方面帮助肥胖的朋友进行认知重建：

√ 自我认知和身体形象

肥胖的朋友往往面临着自尊心匮乏以及对自身身材形象的消极认知。认知重建犹如一盏明灯，引导他们探索内心的想法和信念，洞悉负面的自我评价如何左右他们的举止和心情。通过调整这些消极认知，肥胖的朋友得以塑造更为积极的自我形象，重拾自尊心和自信心。

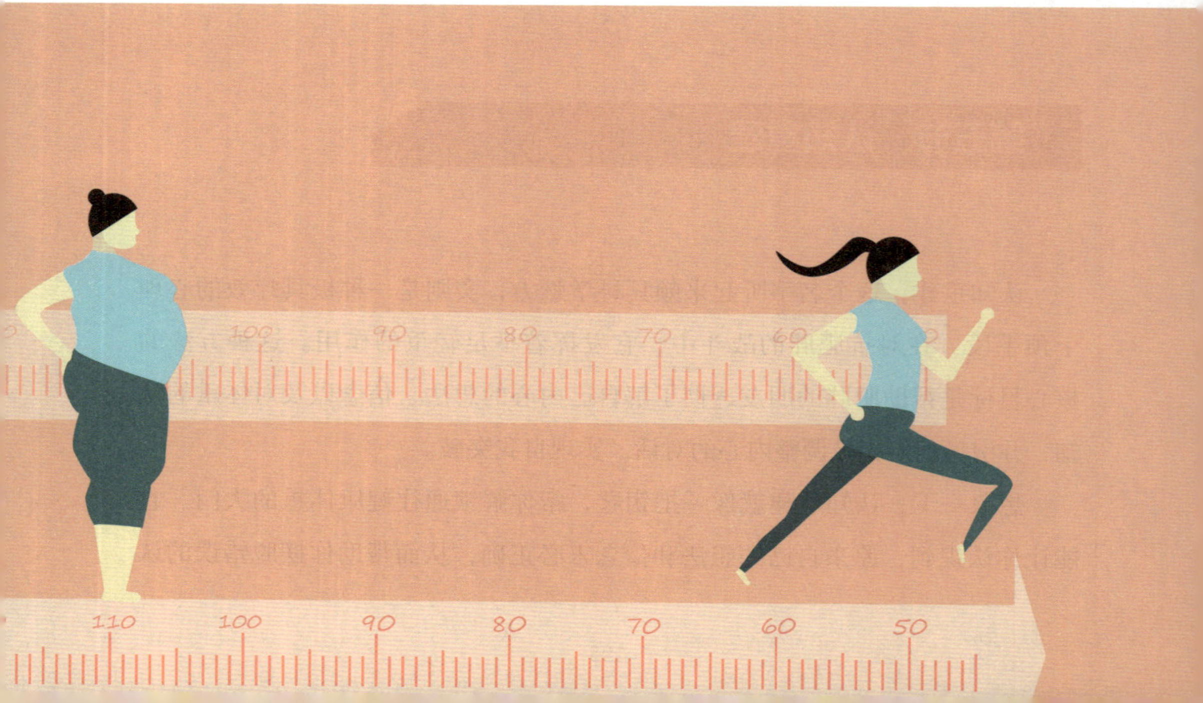

√ 切实可行的减重目标

在追求体重管理成功的道路上，许多肥胖的朋友往往给自己设定一个遥不可及的目标，最终结果可想而知。这时，认知重建就能派上用场，它能帮助他们理性地审视自己的体重管理目标和期望，将那些不切实际的幻想转变为切实可行的目标，从而提高对体重管理过程的满意度与信心。

√ 适宜的体重减轻量

在体重管理的世界里，找到适合自己的“理想体重”至关重要。适当的体重改变幅度能带来诸多健康益处，如降低肥胖相关疾病的发病风险，但过度改变体重甚至低于标准体重同样是有害的。遗憾的是，有些肥胖的朋友对于预设的目标体重难以接受，因为他们觉得要实现的体重管理目标还不够大。那么，如何让这些肥胖的朋友更好地接纳治疗，重新审视体重管理目标呢？答案就是认知重建。

想象一下，你的身体是一辆豪华轿车，体重管理就是驾驶员，负责把控车速。合适的体重管理目标就像在地图上规划一条恰到好处的路线，既能让你享受到驾驶的快感，又能确保不偏离健康的轨道。而认知重建就是为你量身打造的导航系统，引导你重新审视体重管理目标，认识到适度的体重管理带来的种种益处。

二、专家的帮助

在追求完美体重的过程中，找准方向至关重要。想要成功驾驭体重管理，关键一步便是设定正确的目标。而这个目标的制定，不仅需要肥胖朋友的全力配合，更离不开体重管理专家的悉心指导。在这场追求健康体重的战役中，专家的角色远不止提供信息和建议那么简单，他们更要帮助肥胖的朋友们确立实际、积极且可实现的目标。

帮助肥胖的朋友设定正确的目标可以从以下几个方面进行。

√ 目标的设定

在帮助肥胖朋友设定体重管理的目标时，我们要巧妙地将复杂的行为分解为一连串简单的、循序渐进的步骤。这样一来，他们便能明确目标、设立目标并逐步实现。若目标过大或实现过程过于烦琐，他们可能会对减重计划丧失信心。

此外，在为肥胖的朋友设立目标时，我们要充分结合他们的能力和意愿。他们有权自主决定自己的目标，并在设定过程中保持积极主动。这样的方法有助于鼓励肥胖的朋友对行为改变做出承诺并付诸实践。

√ 区分“目标”和“结果”

我们所说的目标，是指通向理想成果的行动计划，这是肥胖的朋友自身可以掌控的。而成果则是这些行动可能带来的最终效果。以体重管理为例，减少夜晚零食的摄入是一个可执行的目标，而体重改变则是这个目标可能实现的效果。因此，在协助肥胖的朋友进行体重管理时，我们应引导他们关注“晚上少吃零食”这一可实际操作的目标，而非一味追求“体重改变”这一终极成果。

√ 目标的表述

要想让肥胖的朋友告别负面情绪，我们需要帮助他们构建积极的心态。如何才能让目标更具吸引力，激发他们的行动力呢？秘诀就在于调整目标表述。例如，把“摆脱所有垃圾食品”的消极影响调整为“每日五份绿色新鲜的蔬果，滋养我的健康生活”。这样的积极目标，无疑更具吸引力。

√ 明确具体的行动

仅有目标，而没有具体的行动路线，对肥胖的朋友来说并不够友好。因此，我们需要为他们提供明确的行动指南，让目标变得触手可及。模糊或过于宽泛的目标，往往难以衡量和执行。以“终结夜间零食恶习”为例，我们可以将其细化为“每晚9点后，若感到饥饿，我会选择一份低热量的小食，并严格控制摄入量”。这样的目标具体可衡量，执行力也更强。

√ 评估目标的重要性

一旦目标设定就绪，体重管理师需要引导肥胖的朋友深入思考：这个目标对谁而言最为关键？如果实现这个目标的动力源于体重管理师而非肥胖人士本身，那么达成目标的概率便会大打折扣。因此，激发肥胖人士的内在动机，确保他们所追求的目标是源于内心的渴望而非外界的压力或期望。当肥胖人士设定的目标对他们个人具有深远意义时，他们将更有毅力持之以恒，最终实现目标。

√ 分析和克服障碍

专业人士需协助肥胖的朋友识别并分析可能妨碍目标实现的种种障碍。这些障碍可能包括知识匮乏、技能不足、对失败的恐惧或缺乏社会支持等。专业人士会教授肥胖的朋友应对这些难题的策略，确保他们能够克服重重困难，实现美好愿景。

总之，专业人士在帮助肥胖的朋友设定正确目标的过程中扮演着至关重要的角色。通过设定积极的目标、明确区分目标和结果、明确具体的行动步骤、评估目标的重要性、分析和克服障碍等，引导他们成功完成体重管理。

第六节　支持性心理治疗

支持性心理治疗源于20世纪初，这是一种充满活力和温情的心理治疗方法。它运用心理学知识和技巧，以劝导、启发、鼓励、支持、同情、说服、消除疑虑、保证等方式，协助肥胖的朋友们看清当前面临的困境，挖掘自身潜能和优势，勇敢面对生活中的种种挑战和心理压力。通过这种方式，他们最终能够实现心灵的治愈，重拾自信，走向更美好的人生。

√ 有效倾听

有效倾听是支持性心理治疗的基石。体重管理师以倾听为利器，深入肥胖朋友的内心世界，对他们面临的痛苦、忧虑和孤独感给予真诚关怀。这种关怀如同明灯，照亮他们的心灵，帮助他们宣泄情感，同时也搭建起信任的桥梁。

在这座信任之桥的基石上，体重管理师与肥胖的朋友之间的纽带愈发牢固。他们由此更加愿意敞开心扉，分享内心的挣扎与困惑，为后续的治疗干预打下坚实基础。在这个过程中，肥胖的朋友与体重管理师共同探索解决问题的方法，让治疗效果倍增。

√ 解决问题

在信任的桥梁奠基之后，体重管理师会对肥胖的朋友提出的问题进行深入剖析，并量身定制出切实可行的解决方案。这一过程，既需要体重管理师具备丰富的专业知识，又需要他们拥有出色的沟通技巧。如此一来，解释和建议才能既精确无误又通俗易懂，让肥胖的朋友能够更加清晰地认识自身困境，找到解决问题的金钥匙。

√ 积极鼓励

积极鼓励是帮助肥胖的朋友建立积极心态、促进心理恢复的重要手段。体重管理师独具慧眼，发掘他们潜在的优势与闪光点，并给予积极肯定，让他们充分释放主观能动性，激活内在潜能。这种关爱与鼓舞，犹如春风拂面，提高肥胖人士的自信，使他们重拾自尊，勇敢面对挑战，无畏困境。

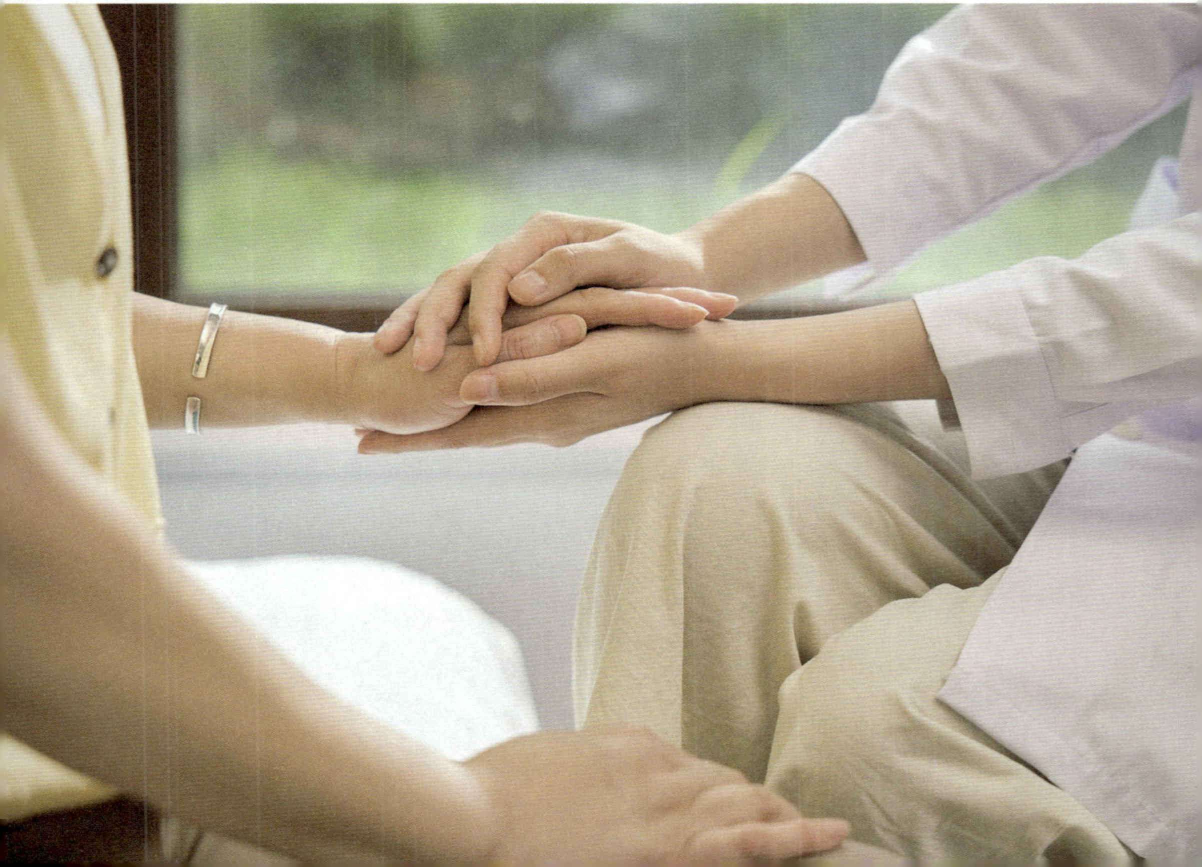

√ 情感释放

支持性心理治疗犹如一把钥匙，为肥胖的朋友打开了一个充满安全感的世界，让他们可以无拘无束地倾诉和宣泄内心深处的情愫。这一过程不仅有助于体重管理专家更深入地洞察他们的内心世界，还能加强双方之间的信任纽带。然而，过度的情感释放未必有利于治疗进程，因此，体重管理师需巧妙地引导肥胖的朋友掌握情感调节与控制的方法。

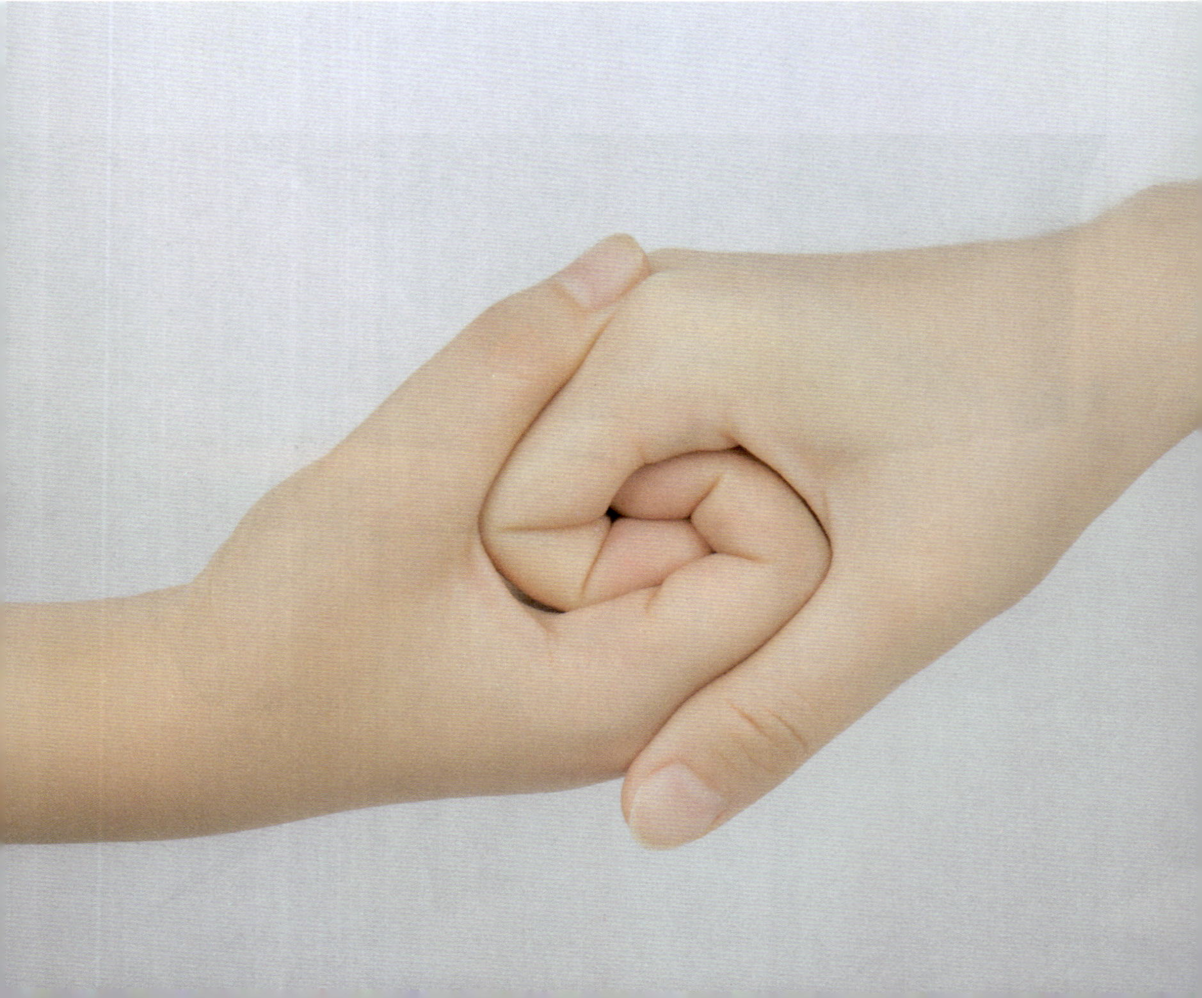

√ 善用资源

体重管理师犹如肥胖人士的私人定制导师，协助他们挖掘内心深处和周围的宝藏，并激励他们充分发挥这些优势。这些宝藏可能包括但不限于个人才智、亲朋好友的鼓励、社会福利以及专业机构的援助等。借助这些资源，肥胖的朋友将获得更多力量与支持，增强解决问题的信心和能力。

归根结底，支持性心理治疗通过一系列巧妙的方法，为肥胖的朋友提供理解、支持和引导，帮助他们认清问题，勇敢面对，激活内在潜能，提高应对技巧，从而实现心理治疗的目标。这种疗法强调体重管理师与肥胖人士之间的默契合作，以及治疗过程中的人文关怀与尊重。

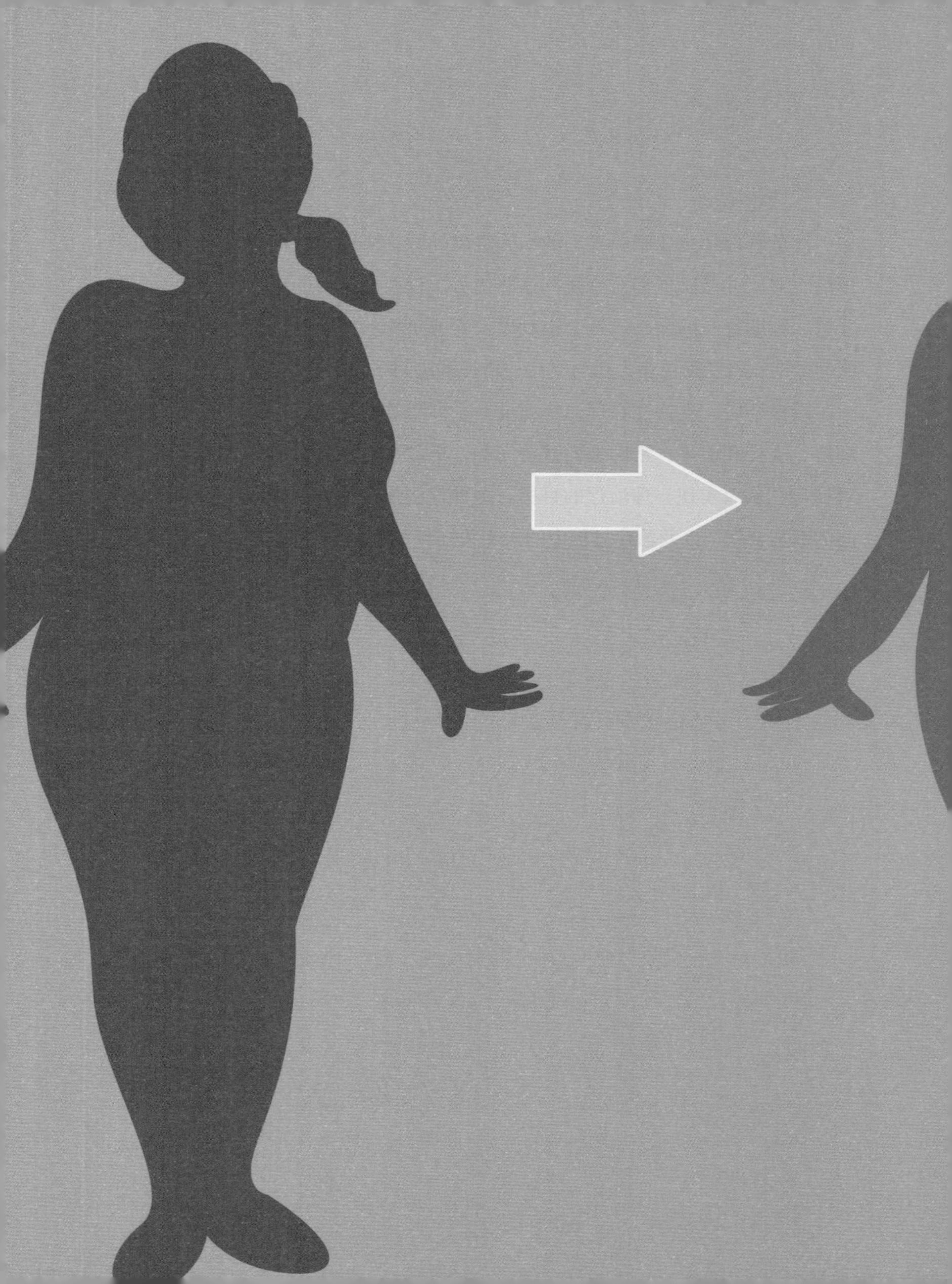

第七章 体重管理的行为干预

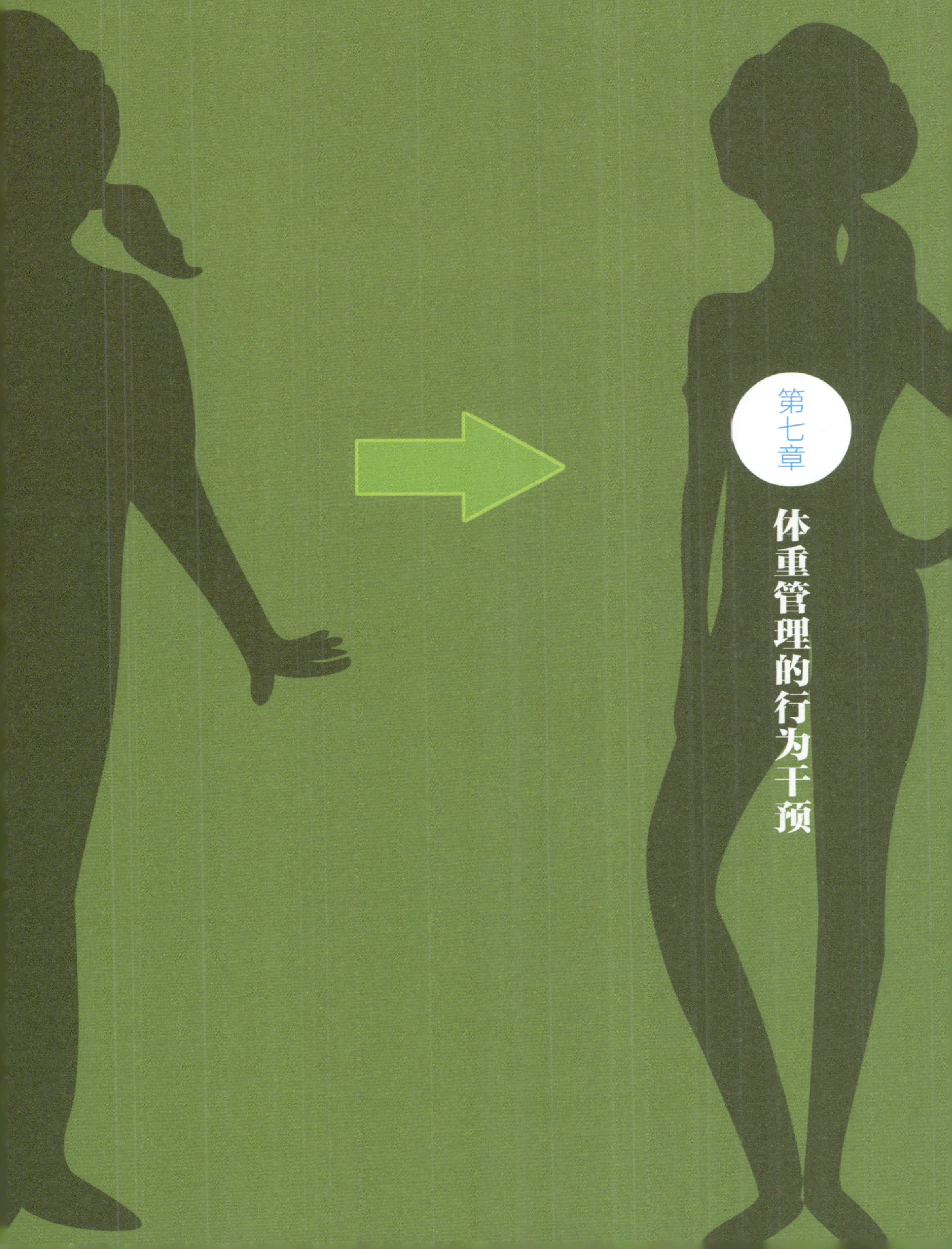

2015年，美国内分泌学会协同欧洲内分泌协会和肥胖协会发布了《肥胖的药物管理：美国内分泌学会临床实践指南》，它强调了生活方式干预的重要性。生活方式干预是指对超重、肥胖者实施多种生活方式策略，其中行为治疗应该被认为是超重或肥胖个体的一线治疗方法。

体重管理的行为治疗是一个复杂的过程，需要综合多个方面的内容来进行有效干预。我们将围绕专家支持、自我监控、生活方式、压力管理和效果评价等方面展开叙述，提供一套综合的体重管理行为干预方案。

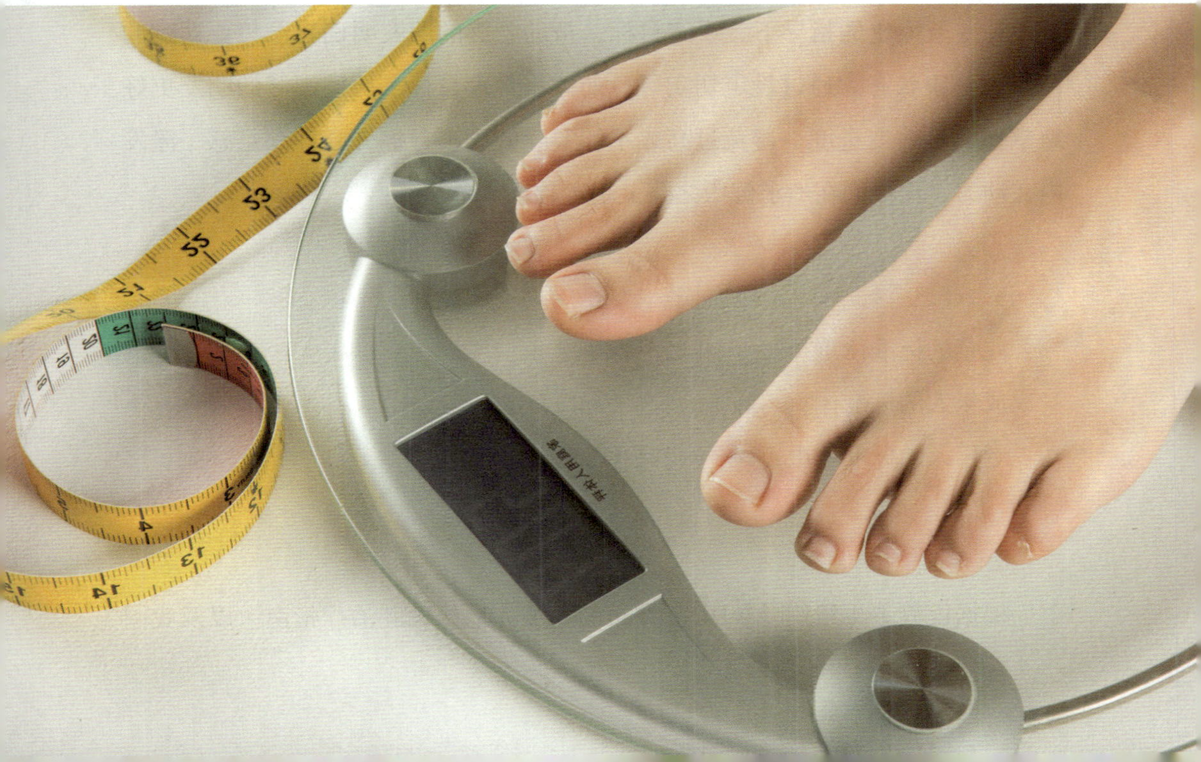

第一节　专家支持

提到专家支持，大家应该不陌生。在体重管理的心理干预上，专家的重要性已得到广泛认可。在体重管理的行为干预方面，专家支持同样扮演着举足轻重的角色。专业的体重管理人员能够为肥胖的朋友提供科学的指导和建议，帮助他们实现有效的体重管理，重获健康生活。

一、设定目标

在专业人士的指导下，设定目标，帮助肥胖的朋友明确自己想要达到的体重或健康状态。通过设定切实可行的体重管理目标，协助肥胖的朋友更好地掌握体重改变进度，避免过高或不切实际的要求，提升心理满足感，激发内在动力，让他们在追求健康之路上越走越远。

√ 理想（标准）体重的计算

儿童的标准体重（kg）=年龄×2+8

成年人的标准体重（kg）=身高（cm）−105

老年人的标准体重（kg）=身高（cm）−100

√ 减重过程中的目标

根据世界卫生组织（WHO）发布的《亚太地区肥胖治疗指南》以及我国

《中国成人超重和肥胖症预防控制指南》的建议，只要遵循以下策略，你将在3～6个月的时间内见证奇迹的发生。

首先，设定一个切实可行的体重管理目标。对于初涉体重管理的朋友，目标应在5%～15%。若是严重肥胖者（如BMI＞35 kg/m^2），可能需要达到20%以上。在达到这一目标后，继续努力，直至体重回归正常范围。这样的体重管理目标不仅切实可行，还能让你的身体焕发新生。

让我们看看美国的一项研究：一位肥胖人士在近3年的时间里成功减重5%～7%，结果他的糖尿病发病风险降低了58%！这足以证明，体重减轻不仅是数字的下降，还能显著降低慢性病的发病率。

二、专业指导

专业指导是指专家通过提供营养咨询和健康建议，帮助我们更好地调整饮食结构和运动方式。

想象一下，一位亲切的体重管理师站在你身旁，为你量身定制一份健康指南，助你破解饮食和运动的谜团。那就是专业级的营养咨询和健康建议所能带来的改变。

专业的体重管理师会协助你破解身体密码，制定合适的能量摄入量，让三餐变得更加科学合理。不仅如此，他们还会根据你的喜好和身体状况，设计出一套完美的运动计划，让锻炼变得更加有趣、有效。

就像一位贴心的私人教练，他们会教会你如何调整饮食结构，让营养摄入更加均衡，同时减少热量摄入。而在运动方面，他们会为你量身定制一份活力四射的运动计划，让你在享受运动的过程中，不知不觉地提升体能，达到体重管理的目标。

√ 身体基本数据

寻求专业人员指导的第一步是提供基本的身体数据，根据肥胖朋友的身体情况，为他们提供营养指导。最常见的身体基本数据有身高、体重等，并可据此计算出BMI值。

√ 计算每日所需热量

健康成年人每日摄入量=标准体重（kg）×每日能量供给量（kcal/kg），不同劳动强度的每日能量供给量（kcal/kg）见表7-1。

表 7-1　不同劳动强度的每日能量供给量（kcal/kg）

劳动活动强度	体重过轻	正常体重	超重 / 肥胖
重体力活动（搬运工等）	45 ~ 50	40	35
中体力活动（电工等）	40	30 ~ 35	30
轻体力活动（坐式工作）	35	25 ~ 30	20 ~ 25
休息状态（卧床）	25 ~ 30	20 ~ 25	15 ~ 20

√ 计算三大营养素每日摄入量

需要注意的是，与典型的“低碳水化合物”饮食不同，生酮饮食遵循高脂肪、适量蛋白质、低碳水化合物的原则，例如75%脂肪、20%蛋白质和5%碳水化合物。

√ 根据个人喜好，分配到一日三餐

要分配好三餐的食物能量，三餐中早餐占25%～30%，午餐占30%～40%，晚餐占30%～35%。早餐要吃好，午餐要适中，晚餐宜适当减

少，因为夜间的能量消耗低，进食过多容易蓄积热量而致肥胖。若喜好和需求不同，可酌情调整。

三、伙伴支持

俗话说：“三个臭皮匠，顶个诸葛亮。”在体重管理的道路上，如果能有个志同道合的小伙伴同行，你就能更加坚定地走下去。伙伴支持是指专家与肥胖人士之间，以及肥胖人士与他人之间相互支持和鼓励的良好形式。在体重管理过程中，伙伴支持犹如一股强大的力量，助力肥胖人士更好地坚持体重管理计划，提升动力和自信心。

想象一下，在体重管理突击营中，群友携手组成小队，相互监督、鼓舞，共同分享体重管理的心得与困境。这种同伴间的支持不仅让人感到温暖，还能帮助他们克服体重管理过程中的种种困难。

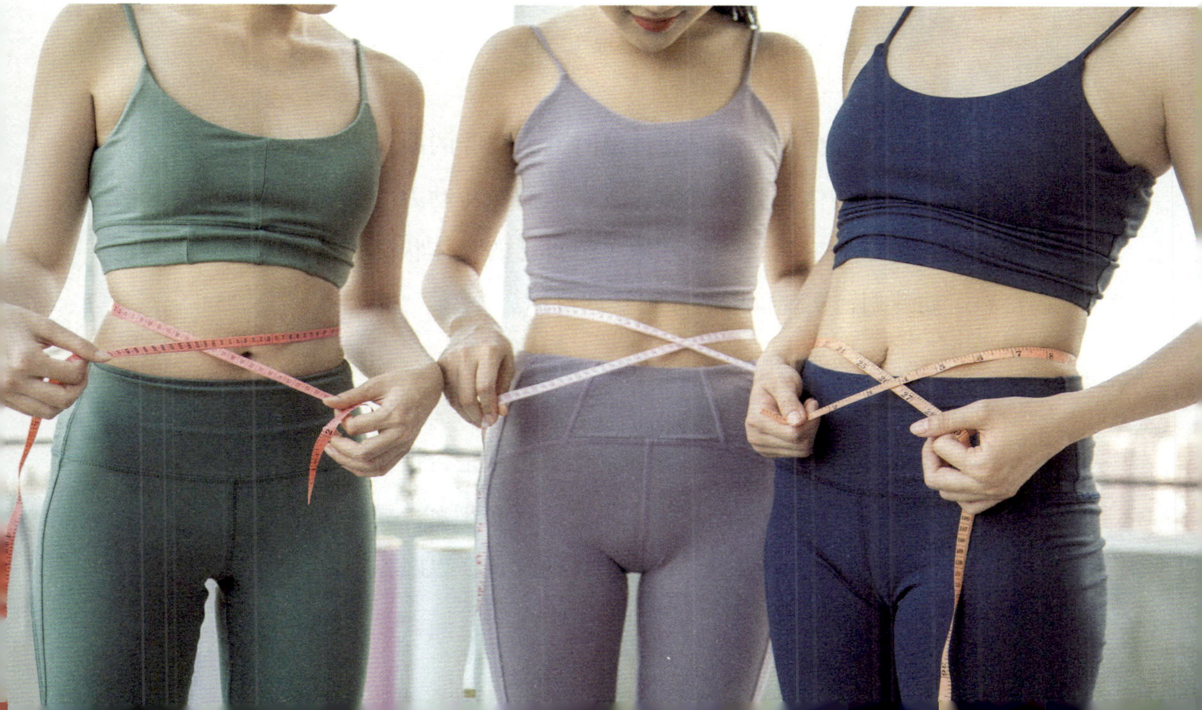

此外，专家作为伙伴支持的重要组成部分，可以定期与肥胖的朋友沟通，了解他们的进展和困惑，并提供有针对性的支持和帮助。这样一来，他们在体重管理的道路上就不会孤单，因为有一位充满智慧的导师陪伴在身边。

第二节　自我监控

在追求成功的体重管理道路上，自我监控能力至关重要。它犹如一位贴身的私人教练，能助我们深入了解自身行为、掌握进度、明确面临的挑战，进而调整和改变生活方式。而这一过程，是通过记录与追踪相关指标来实现的。

一、体重或人体成分分析测量记录

体重和人体成分分析的记录可以时刻为肥胖的朋友提供客观的数据，帮助他们了解自己的体重管理进展，激发他们保持动力的潜能。通过观察自己的体重和人体成分变化，能更好地了解自己的身体状况，从而根据需要调整饮食和运动计划，实现预期的体重管理目标。

√ 体重的测量步骤

（1）将体重秤放置于水平地面，检查指针是否指在零刻度。

（2）脱鞋，身穿单衣站立于体重测量仪底座上，身体站直。

（3）读取与记录体重测量仪上指针的读数，以kg表示。

注意：为了排除进食、水分、运动情况、环境等影响，每次测量的时候选定在一个时段、环境相同且身体状况没有很大差异的时候，更能比较出真实的体重管理效果。例如，每次都选取早晨、排便后、空腹时测量。

√ 人体成分分析测量记录

可以每个月做一次人体成分分析，将分析结果放在一起，进行指标对比，了解自己的身体成分变化情况。

二、尿酮记录

生酮饮食是一种高脂肪、低碳水化合物、蛋白质及其他营养素比例恰当的饮食方式。这种饮食方式的核心理念是将身体的主要能量来源从葡萄糖转变为脂肪。当你摄入大量脂肪，配合适量蛋白质和低碳水化合物时，身体会启动一种名为“生酮”的神奇机制。在这个过程中，肝脏将脂肪转化为酮体，成为身体的主要能量来源。这不仅有助于抑制食欲，还能激发一系列生理反应，从而达到体重管理的目的。

那么，如何才能知道自己是否已经进入这种脂肪代谢的状态呢？答案就在于监测尿酮水平。当你踏上生酮饮食的旅程，通过记录尿酮水平，你就能知道自己是否已经切换到脂肪燃烧的模式。这样一来，你便能更好地评估自己的饮食调整是否真正发挥了体重管理的作用。

秉承着无痛、操作简单、易携带、容易购买的原则，我们通常使用尿酮试纸来测量。

试纸的使用方法为：用尿杯接取尿液，手持试纸条终端，将试纸块完全淹没在尿液样本中1～2秒，取出试纸，等待0.5～1分钟后，与比色卡进行对比，读取数据，尿酮数据解读见表7-2。

表 7-2 尿酮数据解读

颜色	“+”数量	解释
浅黄色	Neg（－）	不含酮体，脂肪分解极少
浅灰色	+	酮体含量极少，脂肪分解极少
浅褐色	++	酮体含量少，脂肪分解少
紫红色	+++	酮体含量较多，脂肪分解较多
紫色	++++	酮体含量很多，脂肪大量分解

三、食物日记

食物日记是一种记录每天饮食摄入的方法。通过记录食物摄入，可以更好地了解自己的饮食习惯、饮食模式和摄入量，从而发现饮食中可能存在的问题，掌握摄入的营养平衡，并提供反馈以进行调整。

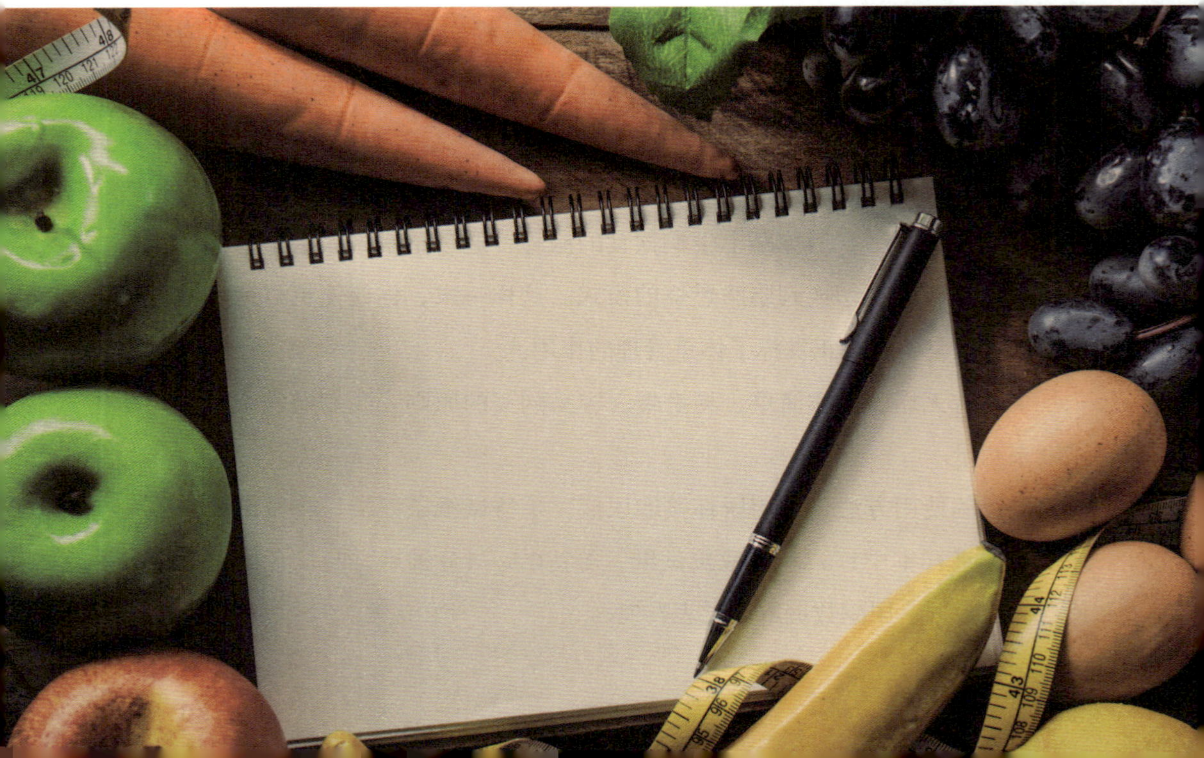

四、记录运动频率

记录自己的运动频率是了解自己身体活动水平的一种方法。通过跟踪自己的运动，可以更好地执行自己的运动计划。此外，记录运动频率还可以帮助我们随着时间的推移进行自我评估，了解自己的进展，并根据需要对运动计划进行调整。活动频率表见表7–3。

表 7–3 活动频率表

活动情况（例）				
日　期	运动项目	运动地点	运动强度	运动时间
2024.2.13	慢跑	公园	中	40 min
2024.2.14	拖地等家务	家中	中	30 min
2024.2.16	打篮球	篮球场	高	60 min

当然，我们并非每日都必须投身于运动之中。实际上，过于频繁的剧烈运动可能导致身体过度疲劳，反而产生负面影响。那么，如何才能找到适合自己的运动频率呢？

一般来说，每周进行3～7次有规律的体力活动是较为适宜的。这是因为，要想让体力活动产生预期效果，需要一定的积累时间。而且，一旦中断锻炼，之前的努力也将付诸东流。因此，合理规划体力活动的间隔时间至关重要，最好不要超过3天。

第三节 生活方式

行为医学研究发现，影响我们健康的关键因素，竟然是我们自己可控的健康行为，比如戒烟、讲卫生、坚持健康饮食和积极参与体育锻炼等。这么说来，在保持完美体重的过程中，调整不健康的生活方式，无疑成了至关重要的一环。

一、吃饭不看电视

当我们心不在焉时，对美食的感知便会出现偏差。想象一下，当我们全神贯注地沉浸在喜爱的电视节目中时，不知不觉已品尝了大量美食。直到瞥见空空如也的餐盘，才惊觉自己竟已进食过量。这种情况下，饮食规律极易失衡，进而诱发肥胖。

二、身边不放零食

“零食在手，肥胖我有”，零食放在触手可及的地方，会增加食用的机会。若零食成为日常饮食的常态，身上的肉肉也会悄然增多。

三、控制酒精摄入

酒精，是一种刺激食欲的神奇分子。它悄然无声地影响着我们的大脑对饥饿与饱腹感的调控，甚至还参与到中脑边缘奖励系统的运作。研究表明，酒精会阻止脂肪酸的氧化，助长脂质储存。

适度饮酒是否会导致肥胖？其实，适度饮酒未必会带来肥胖，但过量饮酒肯定会增加肥胖的风险。不论酒精含量高低（0.5%～65%），酒都含有热量。1 g酒精大约能产生7 kcal的热量，比如100 mL 56度的二锅头，其热量高达338 kcal。因此，在享受酒精带来的愉悦时，别忘了将它产生的热量计算在每日摄入热量之内。

有人会觉得，啤酒度数低，酒精含量少，喝啤酒应该不会摄入太多热量吧。然而，虽然啤酒的酒精含量和热量相对较低（32kcal/100 mL），但它容易让人过量饮用，从而诱发肥胖。此外，饮酒时的饮食行为也值得我们关注。比如，男性饮酒时可能会吃下更多的高热量食物，这将进一步增加热量

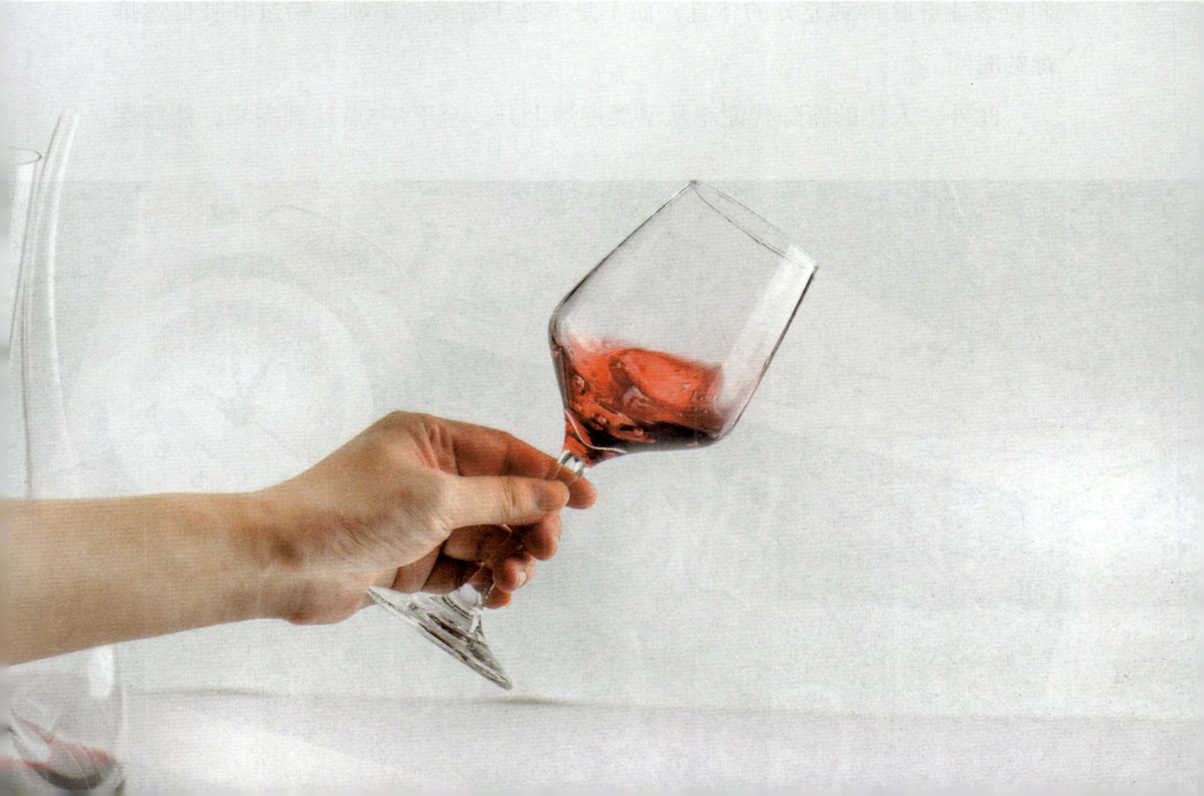

摄入，导致肥胖。

如何才能在这场美食与美酒的狂欢中保持理智呢？建议健康的成年男性和女性的每日酒精摄入量不超过15 g，相当于1罐啤酒（约450 mL），或1/5瓶葡萄酒（约150 mL），或1/5纸杯38度白酒（约50 mL）。欢愉与健康的权衡中，让我们牢记：酒精虽好，可不要贪杯！

四、限制熬夜和保证睡眠时长

人体犹如一部精密的机器，运行有其固有的规律。这个规律并不会因为我们的不良生活习惯而改变。不论晚睡的原因是什么，只要违反了人体的自然作息，众多器官就会受到不良影响。

例如，肝脏的排毒代谢黄金时段是在每晚11点至次日凌晨2点。这时，我们应该让肝脏得到充分的休息，而不是沉迷于游戏、追剧，错过肝脏自然排毒的时间。

此外，人体的新陈代谢率从早晨逐渐上升，至下午5点达到高峰，然后逐

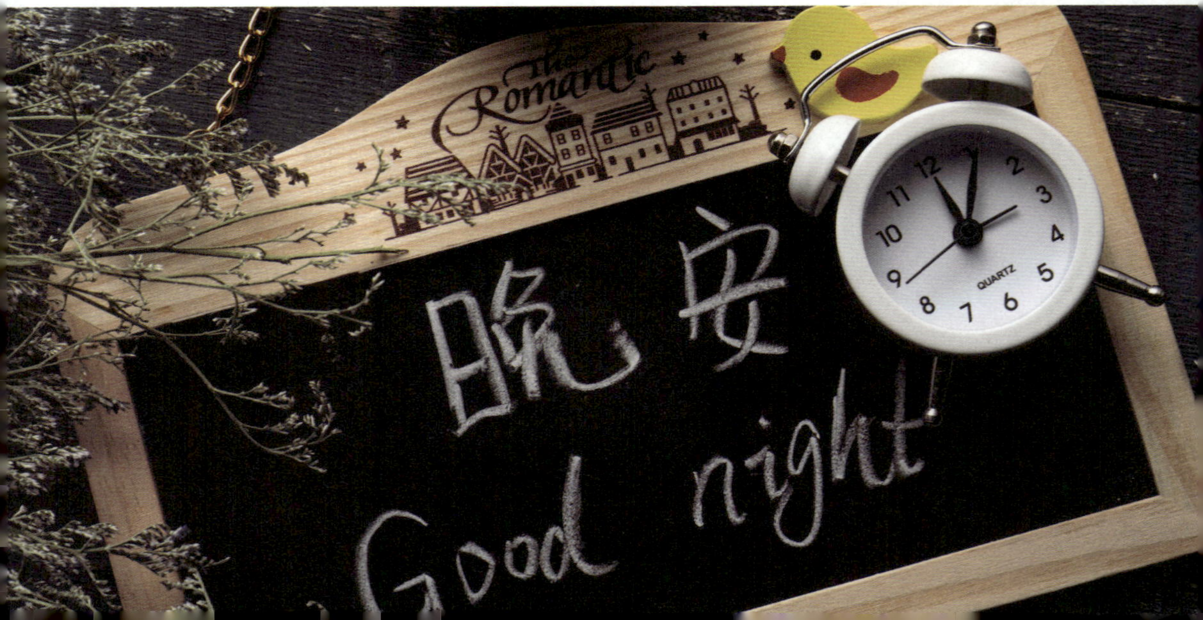

渐下降，直至入眠时降至最低。如果生活方式与这一规律背道而驰，人体就容易感到疲劳，免疫力与基础代谢率也会随之降低。而新陈代谢率与脂肪的代谢密切相关，它是预防肥胖的关键因素。新陈代谢旺盛的人，脂肪不易堆积，反之，则容易导致肥胖。

研究发现，睡眠时间过短或过长都容易增加肥胖风险。相较于每晚睡7～8小时的人，睡眠时间少于7小时或超过8小时的人，更易出现中心性肥胖。因此，肥胖人群要避免熬夜，尽量在晚上11点前入睡，并保证7～8小时的睡眠。

五、慢食运动

谈及慢食运动，或许大家会觉得陌生。从字面来看，这似乎是一场倡导缓慢进食的运动。然而，它远不止于此，它是一种对食物品质和口感的极致追求，更是协助大家掌握正确饮食习惯的良方。

√ 慢食运动的起源

慢食运动，源于欧洲国家意大利。在1986年的某一天，意大利美食专栏作家、社会活动家卡洛·佩特里尼路过罗马著名的“西班牙广场”的一家快餐店时，看到几十名学生坐在地上大嚼汉堡包，那副极其享受的模样令他大为震惊，他想：为什么我们的生活要这么快？于是，他向世人发出呼吁：即使在最繁忙的时候，也不要忘记享受传统的家乡美食。在他的带领下，一场名为“慢食运动”的革命从意大利开始了。

当时一个小小的想法，现在已经传遍了全球，成为一种流行的生活方式。这不仅仅是一种进餐方式，更代表着一种积极的生活态度。中国人口众多，大家的背景、文化、地域和饮食习惯各不相同，要同时让所有人受益，显然拥有再多的知识都满足不了这个要求，但是，慢食运动却能够做到。

√ 慢食运动的好处

1. 获得饱腹感信号

当美食诱惑摆在眼前，我们迫不及待地品尝，却忘了大脑还需要时间来告诉我们何时吃饱。在我们开始享用佳肴美馔时，大脑会逐步释放特定激素，告诉我们已经摄入了足够的食物，不必再进食。这个过程需要15～20分钟。然而，倘若我们在短短5分钟内狼吞虎咽地完成进食，大脑便无法及时作出反应，导致我们进食过多却仍感到不满足。正因为如此，放慢进食速度，给大脑留出足够的时间去感知饱腹感，才能让我们吃得健康，保持理想身材。

2. 减轻胃肠道负担

咀嚼是食物消化的第一步，也是刺激我们的味蕾、感受食物味道的一个过程。想象一下，你的牙齿在食物间游走，将其切碎、磨碎，为肠胃减轻负担。与此同时，大脑收到信号，兴奋地准备迎接美食的盛宴。咀嚼过程中，胃部肌肉渐趋放松，消化酶得以自由释放，食物的消化变得更加顺畅。提高咀嚼次数，放慢进食速度，你会发现，身体对营养的吸收也变得更加高效。

另外，慢食运动不但保留了吃饭的乐趣，还降低了热量的摄入，同时会启动人体的自愈机制。随着胃肠道功能的恢复，原来消化不良、胃胀、反酸等问题也就渐渐消失了。

3. 减少“垃圾食品”的摄入

更有趣的是，当你沉浸于咀嚼的美妙时刻，体内的瘦素和饥饿激素悄然恢复平衡。满足感不断增强，吃饭成为一种愉悦的享受。那些曾让你念念不忘的“垃圾食品”，在此刻失去了吸引力。

4. 享受生活的乐趣

“慢食”不仅仅指慢慢品尝美食，它更是一种生活态度，一种懂得珍惜和欣赏的细腻情感。它代表着我们对自然、对食材的敬畏之心，让我们在繁忙的生活中放慢脚步，细细品味每一口美食所带来的愉悦。

“慢食”风潮逐渐兴起，它让人们更加珍视慢生活的美好氛围和乐趣。这种生活态度如同一股清流，让繁忙的都市人有了喘息的机会，也让肥胖朋友意识到体重管理的重要性。只有摆脱多余的负担，才能真正享受到生活的无限魅力。

想象一下，在一个阳光明媚的午后，你悠闲地坐在户外，品尝着美食，感受大自然的馈赠。每一口都充满着幸福的滋味，让你不禁感叹生活的美好。这就是“慢食”的魅力，它让我们放慢脚步，用心去感受生活中的每一个细节。

√ 如何做到慢食？

1. 把注意力放在食物上

“慢食”不仅仅是慢慢地吃，更强调全神贯注地享受食物，让进食成为一种愉悦的体验。在慢食的理念中，我们将注意力集中到食物上，时刻关注进食的速

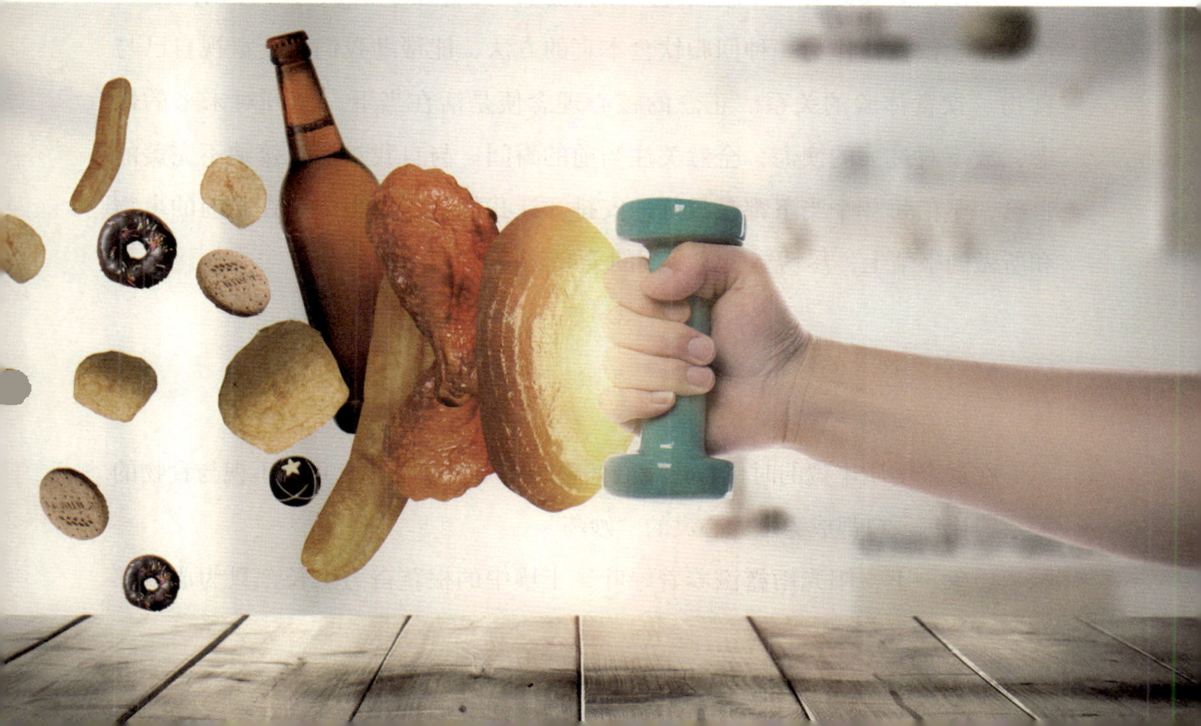

度，用心默数咀嚼的次数，让每一口都充满滋味。这种专注使进食过程变得更加有仪式感，同时也让我们的生活品质得以提升。

2. 时刻关注饱腹感

在慢食的过程中，我们应该时刻关注自己的饱腹感，当你开始感到饱的时候，就应该停止进食。

六、正念饮食

√ 什么是正念饮食

在日常生活中，种种诱人的事物纷至沓来，让我们应接不暇。每天，我们的头脑飞速运转，处理着各种事务。因此，在进食时，我们往往依赖于潜意识和习惯，而思绪却游离于手机、电视、工作等事物之间。在这个过程中，我们的身体感官几乎忽略了食物的存在。

然而，要实现体重和健康管理的优化，关键在于认识身心互动的重要性。正念饮食，作为一种回归饮食本真的方法，能帮助我们重新审视自己与食物、饮食体验的关系。正念的核心理念便是活在当下，抛开对未来的忧虑，放下对过去的懊悔，全然关注当前的瞬间。与自我对话，接纳不完美的自己，坚信每一个当下都是最好的安排。让我们将注意力集中在眼前的事物和所做的事情上，尽情享受这一刻的美好。

√ 正念饮食的原则

1. 学会欣赏、感恩和赞美食物

在这个物质丰盈的时代，让我们怀着感恩与赞美之心，重新审视与食物的关系，让每一口都成为滋养心灵的“妙药”。

想象一下，阳光雨露滋养着绿叶，土壤中的根茎奋力生长，只为成就那一道美味佳肴。正是这份来之不易，让我们对食物充满敬意。每当我们品尝美食时，不妨将这份感恩之情带入心中，用心感受大自然的奇妙馈赠。

正念饮食，不仅是对食物的尊重，更是对生命的敬畏。一口美食，一段温馨的回忆，让我们在忙碌的生活中放慢脚步，细细品味。当我们心怀感激地享受食物，不仅能体会到美食带来的愉悦，还能在悠然岁月中，感受心灵的升华。

在这个充满诱惑的时代，学会感恩美食，赞美大自然的馈赠，让我们远离暴饮暴食和浪费食物的行为。让每一口食物，都成为我们与大自然紧密相连的纽带，滋养我们的身心。

2. 启动身体所有的感觉器官

激发全身感知能力，调动你所能调动的各大感官，包括听觉、嗅觉、视觉以及大脑的想象力，全方位地去感受食物的色泽、香气、味道和形态，细细品味大自然的馈赠。

3. 集中注意力

专注当下，享受食趣，将注意力集中在食物上，用心慢慢地品尝每一口，沉浸在进食带来的愉悦之中。将正念饮食与慢食运动完美结合，让每一餐都成为一场身心愉悦的体验。用耳朵倾听食材的呼唤，用鼻子捕捉香气四溢的美食气息，用眼睛欣赏五彩斑斓的食材色彩，用舌尖品尝食物的味道，用大脑想象力去探索美食的无限可能。让每一口食物，都成为一场盛宴。

4. 感受身体信号

要懂得倾听身体的声音，每当品尝到美味佳肴，它便会轻轻提醒我们：“亲爱的，你已经吃饱了，别再多吃。”这个时候我们就要放下手中的筷子，结束这场美食盛宴。

5. 学会处理面对食物时的内疚和焦虑

当我们面对那些诱人的美味食物时，内心的挣扎如同莎士比亚笔下的哈姆雷特一般。我们都知道，在追求完美体重的道路上，这些美味的小零食绝对是最大的阻碍。那么，面对这样的困境，我们究竟该如何应对呢？答案是：坦然地去享受它。是的，你没听错，享受那些让你心跳加速的美食。不过，这个享受的过程可并非随心所欲，而是要带着平静的心态去品味，去体会。就在这个细细品味的瞬间，你可能会惊喜地发现，原来对这些美食的渴望逐渐减弱，甚至下一次再见时，你已经能控制自己的冲动，不再过量摄入。

要达到这样的境界，我们需要学会与食物和解，用更健康、更理智的心态去看待它们。不妨将这个过程视为一场有趣的探索活动，让自己在品尝美食的同时，也能了解到它们背后的故事和营养成分。这样一来，你不仅能享受到美食带来的愉悦，还能在不知不觉中提高自己的健康素养，何乐而不为呢?

所以，别再为了一时的快感而焦虑不安。让我们以平和的心态去面对那些让人难以抗拒的美食吧！在品味的过程中，你会发现，原来生活中的小确幸可以这样简单地实现。而在这个过程中，你也学会了如何更好地管理自己的体重与健康，让生活更加美好。

第四节　压力管理

忙碌的生活让人们不禁感叹压力如山。近期一项调查揭示了一个惊人的事实：有38%的成年人表示，在1个月内，他们曾通过进食或暴饮暴食来应对或回避压力。更令人担忧的是，这些人群中约有一半的人在接下来的1周内会再次陷入过量饮食的困境。因此，在寻求体重管理的过程中，学会压力管理至关重要。

那么，究竟哪些迹象才能真正表明一个人压力过大呢？是烦躁不安？还是食欲不振？接下来，让我们一同揭开压力的神秘面纱，看看它究竟会有哪些具体表现，详见表7–4。

表 7–4　压力的表现

生理方面	心理方面
肌肉紧张（比如肩颈部位） 恶心、忐忑或心慌 头疼 难以入睡或半夜总是醒来，以及（或者）早晨醒得太早 疲倦 心动过速 呼吸困难 无精打采 没有食欲或者暴饮暴食 磨牙	难以聚精会神或集中注意力 无法开始或完成一项任务 选择困难 担心或想着事情最糟糕的情况 纠结——总是翻来覆去地关注一个想法或是问题，而不是解决问题 容易发怒或沮丧，说话语气也比以往凶 忘记去做一些重要的事情（比如付账单）
社交方面	**情绪方面**
退出一些社交活动 在谈话中总是分心走神 回避他人（比如取消约会或户外社交活动） 总是想赖在床上，躲起来 不与这个世界接触 与朋友见面的次数减少	更容易掉眼泪或情绪更为敏感 暴躁或易怒 情绪低落或萎靡不振 感到焦虑或紧张不安
行为方面	
对他人疾言厉色 不吃饭 相比以往吃更多不健康的食物（比如巧克力、薯片、含糖的饮料） 在交谈中打断别人 回避你的同事 那些以往不会对你产生什么影响的事情，变得容易使你沮丧 列出的待办事项越来越多 把工作带回家里	周末也在工作 抱怨自己多么劳累 越来越频繁地休息 比以往犯更多的错误 错过最终期限或那些你以往不会忘记的会议 请病假的天数变多 通过社交网络来逃避生活 喝更多酒

面对这些压力，有没有什么好的方法去调节它们呢？接下来介绍几种缓解压力的方法。

一、闻香

我们的鼻子犹如一个神秘的王国，拥有上百万个嗅觉神经。这些神经如同忠诚的信使，捕捉到气味分子后，将信号传递至大脑，引发一场兴奋的旅程。鼻子不仅具有调节神经活动的功能，还能通过神经调节方式，控制腺体分泌，从而对人体内环境进行调节。

闻香，一种古老而神秘的艺术，如今已成为现代生活的一种时尚追求。香氛的魔力，在于它能帮助我们释放压力，减轻疼痛，甚至改善睡眠。

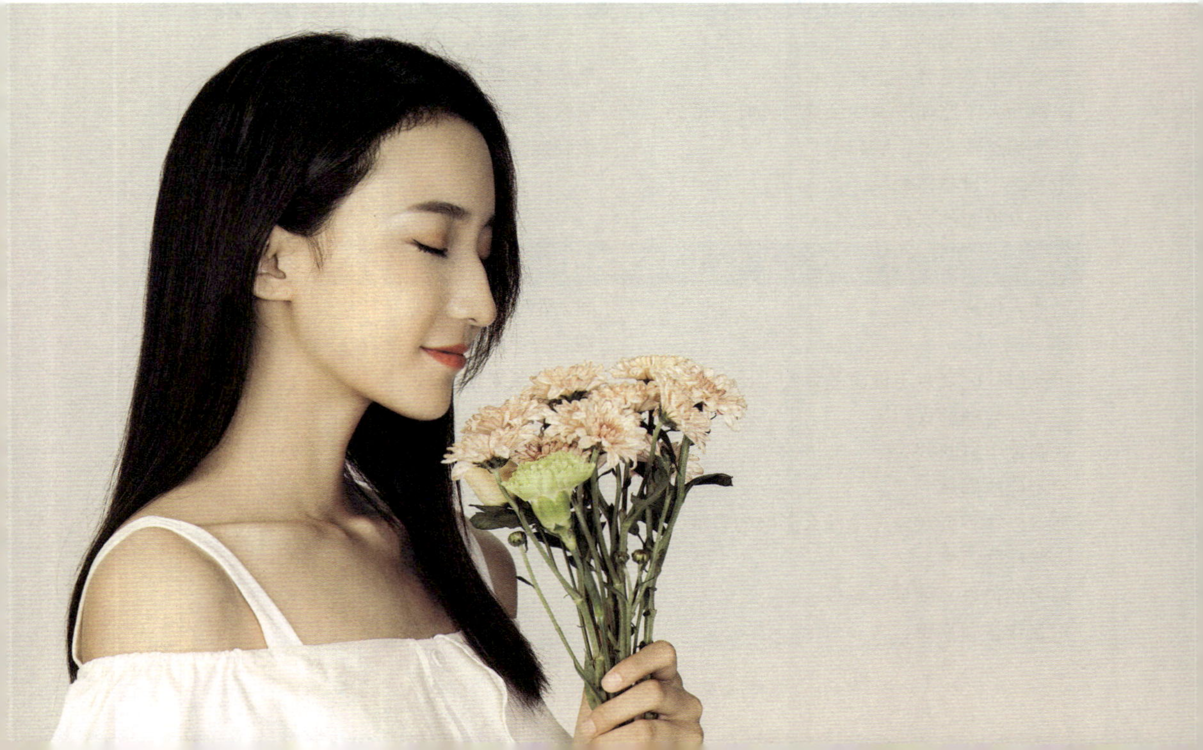

二、膈肌呼吸

众所周知，紧张时刻，深呼吸能帮助我们舒缓紧张情绪。其实，它还能有效缓解压力呢！腹式呼吸，又称膈肌呼吸，特点是吸气时腹部膨胀，而非胸部膨胀。一个放松休息的成年人，平均每分钟呼吸12～20次。有趣的是，呼吸频率越高，承受的压力可能越大。那么，如何减轻压力呢？答案之一就是放慢呼吸。

腾出些时间，让自己平静下来，然后将注意力集中在放缓呼吸上。目标就是每分钟呼吸10～12次。你会发现，呼吸越慢越长，副交感神经系统就越活跃，交感神经系统相应地关闭更多，从而让你变得更加放松。

√ 腹式呼吸的好处

腹式呼吸，如同神奇的开关，能让我们在忙碌的生活中找到片刻的宁静与放松。这种呼吸方式有节奏、高效，不仅能帮助我们摆脱过度应激的困扰，还能让身心得到全方位的舒缓。

想象一下，在重要的会议前夕，紧张的气氛弥漫着整个房间，这时你可以展开腹式呼吸缓解自己的紧张情绪；当堵车让焦急的心情濒临崩溃，你也可以借助腹式呼吸平复情绪；甚至在面对艰难的谈话时，这种呼吸方式都能让你保持冷静，应对自如。

这种神奇的呼吸方法随时随地都可以使用。无论身处喧嚣的都市，还是宁静的乡村，腹式呼吸都能为你带来身心的愉悦。它没有任何副作用，只会带来益处，是我们生活中的一个小小奇迹。

√ 如何进行腹式呼吸?

（1）一只手放在胸上部的位置，另一只手放在腹部。用鼻子吸气，有意识地努力把气吸进腹部而不是胸部。为了做到这一点，你可以试着在吸气的时候把肚子顶出去，就像故意做出啤酒肚的状态一样。

呼气时（最好是通过鼻子），让你的腹部自然地收缩。做的时候可以看着你的手，这会有所帮助：你放在胸部的手不应该发生移动，但是放在腹部的手应该随着每一次呼吸轻轻地起伏。

（2）设置一个计时器。在接下来的3分钟内将全部注意力都集中在腹式呼吸的轻柔起伏上。

（3）通过改变呼吸节奏来进一步减压。延长呼气的时间，使它比吸气的时间更长。先从腹部吸气并数到4，然后从腹部呼气并数到6或7，这样呼吸10次。你可以根据当前的舒适程度来改变吸气的时长，但最重要的是延长呼气的时间。

三、渐进式肌肉放松

渐进式肌肉放松法，这个神奇的方法已经得到了科学验证，它既能减轻压力症状，又能缓解失眠。通过有意识地收缩肌肉，我们模拟了身体对压力和焦虑的生理反应。接着，在放松肌肉的过程中，我们将身体从紧张的应激状态中解脱出来。

在繁忙的生活中，我们如同紧绷的琴弦，焦虑和压力无处不在。而渐进式肌肉放松法就像一把神奇的钥匙，帮助我们一点点解开紧张的枷锁，让身心得到彻底放松。在这个过程中，我们不仅能够感受到身心的愉悦，还能重拾对生活的热情。

√ 环境准备

找一个温暖、安静、光线柔和的地方。舒服地坐在椅子上，双脚平放在地板上。如果你想在结束练习之后就睡觉，你可以选择躺着进行这个练习。

√ 方法步骤

基本上，你要做的就是让身体从头到脚的每一块肌肉先紧张再放松。练习的时候，让每个肌肉群保持紧张状态5秒，然后再放松10～15秒。在切换每组肌肉时稍作停顿。吸气时收缩肌肉，呼气时放松肌肉，不过记住，要保持紧绷但是不要过度用力，避免拉伤。每当你放松的时候，唯一要做的就是专注于感受肌肉的变化。

（1）手握拳攥紧，并将力度延伸至手臂。保持收紧，注意那种紧绷感，然后放松。注意你的头部和手指上突然的松弛与轻松感。弯曲你的肘部并绷紧肱二头肌，让双手放松。保持住，然后再放松。伸直手臂，收紧上臂后侧的肱三头肌。保持住，然后放松。

（2）扬起眉毛，皱起额头。保持住，然后再放松。想象你的前额肌肉在放松时变得光滑和松弛。

（3）让你的两条眉毛相互靠拢，就像在皱眉一样。保持住，然后放松眯起双眼，让眼睛周围的肌肉紧张起来。保持住，然后放松。咬紧牙齿，收紧你的下巴。保持住，然后放松。

（4）紧闭双唇，把舌头绷直并贴紧上额，注意到喉咙的紧绷感。保持住，然后放松。

（5）把你的双唇紧紧贴在一起，就像噘嘴那样。保持住，然后放松。将头尽量往后仰，或让头尽量去靠着椅子。保持住，然后放松。

（6）用下巴靠近前胸，去感受脖子和肩膀后面的张力和紧绷感。保持住，然后放松。

（7）耸起肩膀，收紧你颈部和肩部的肌肉。保持住，然后放松。

（8）深吸一口气再吐气。注意紧张和松弛之间的对比，让每一块肌肉都放松，什么都不要想，只想着放松时的愉悦感。

（9）深深地进行一次腹式呼吸，然后收紧你的腹肌。想象你正在试着让肚脐贴近脊椎。现在释放你的呼吸并放松你的肌肉。去体会那种释放带来的放松，感受一股放松的力量从你的腹部流过。

（10）把你的意识带回到背部肌肉。当你慢慢吸气时，微微拱起背部并收紧这些肌肉。保持住，然后放松。

（11）伸直双腿，逐渐收紧臀部肌肉。保持住，然后放松。

（12）把脚趾向下压，以此来收紧小腿肌肉。保持住，然后放松。把你的脚和脚趾向上抬，使你的小腿收紧。保持住，然后放松闭上眼睛，继续平静而有节奏地呼吸，让你的腹部轻柔地起伏。大约1分钟后，慢慢睁开眼睛。你会注意到自己感觉非常平静和放松，就好像刚刚打了个盹。享受此刻的感觉，然后，带着这种平静开始你的一天或进入梦乡。

四、冥想

在探讨体重管理的心理干预时，我们也提到了冥想。在繁忙的生活中，你可以在任何一个时间点，任何一个可能的场所，找一个安静的角落，坐下并且冷静下来，开始一场心灵的旅程，将生活中的压力和焦虑通通释放。

这种神奇的冥想技巧，被誉为放松身心、释放压力的最佳“利器”。它就像一把神奇的钥匙，帮你打开紧闭的心扉，让你在喧嚣的世界中找到片刻的宁静。无论你在何处，无论你身处何种境地，只要愿意，你都可以尝试这种神奇的冥想方法。

√ 如何进行冥想?

（1）找一个你在几分钟内不会被打扰的地方，关上手机，锁好门，合上你的笔记本电脑，等等，抛开一切杂念。

（2）盘着双腿笔挺地坐直，而不要躺着。

（3）闭上你的眼睛，头微微低着，把你的双手放在一个舒适的位置。可以放在膝盖上，也可以自然垂着，总之，找到一个让你坐5分钟都会感觉舒适、不会动的姿势。

（4）闭上你的嘴巴、眼睛，先不用试图改变呼吸，等身体完全平静下来后，开始深深地吸气，然后呼出。在心里默默地从10倒数，每吸一次倒数一次，只专注于你的呼吸。

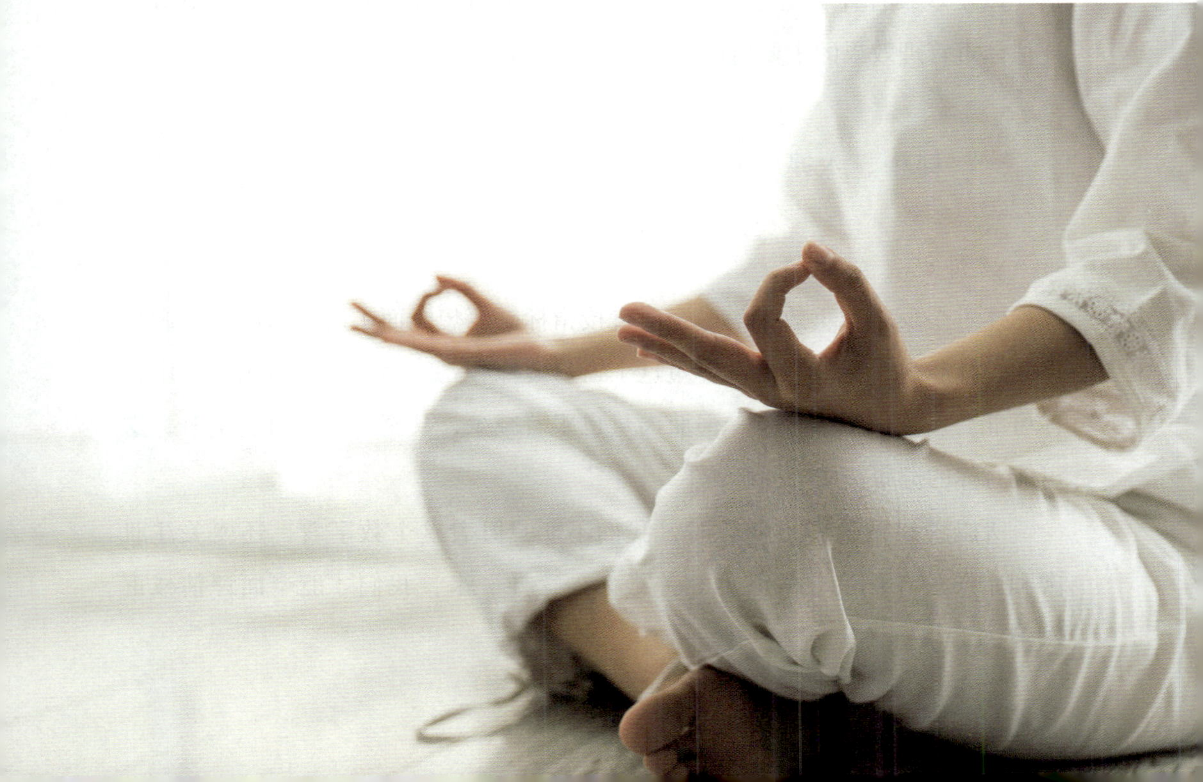

√ 注意事项

（1）如果你发现自己开始想别的事情，不要停下来，也不用因为走神而感到糟糕，继续重新倒数呼吸，将思绪拉回来。

（2）保证处于一个安静的、不被打扰的环境。

第五节 效果评价

肥胖的朋友们在进行体重管理的行为干预之后，我们还需对他们进行评估，以便观察各种干预方法在减轻体重方面的有效性，并确定其具体成效。评估体重管理效果的主要指标包括以下几个方面。

一、体重、人体成分的改变

√ 体重

体重是反映减重效果的一个最直接指标。要想全面了解减重的成效和身体的整体状况，我们需要从体重这个窗口窥探一番。然而，在减重过程中，你可能会发现体重下来了，但肌肉量也跟着减少，甚至体脂率有所上升，这可能对你的健康造成负面影响。

所以，在评价体重变化时，我们不能只盯着这个数字看，还要关注肌肉和脂肪的比例变化等其他相关指标。这样一来，我们才能全面评估减重效果。

√ 人体成分分析

人体成分分析作为评估减重效果的利器，涵盖了如下几个关键指标：体脂率、肌肉量、内脏脂肪和基础代谢率等。这些指标犹如身体的晴雨表，帮助我们全方位了解身体的成分变化和减重成果。

（1）体脂率。它可以告诉我们体内的脂肪含量，降低体脂率可是减重的重中之重。体脂率的下降能有效降低心血管疾病和糖尿病的发病风险。在评估减重成果时，要关注体脂率与健康的关系，确保减重带来的不仅仅是数字的变化，更是实质性的健康改善。

（2）肌肉量。肌肉量的变化揭示了减重过程中的代谢能力和健康状况。适度增加肌肉量，有助于提升基础代谢率，保持健康的体重。在评价肌肉量的变化时，要关注其对健康的影响。此外，要避免减重过程中肌肉量的过度减少，以免影响身体的代谢能力和健康状况。

（3）内脏脂肪。内脏脂肪的减少与代谢性疾病的改善息息相关，尤其是降低患心血管疾病的风险。一个健康成年人的内脏脂肪面积应小于100 cm^2。所以在减重过程中，要密切关注内脏脂肪的变化，确保减重效果与个人健康状况完美匹配。

（4）基础代谢率。基础代谢率越高，能量消耗越多，身体脂肪也更容易被利用，避免了热量过剩导致的肥胖。反之，基础代谢率较低，能量消耗减少，摄入的热量就容易转化为脂肪储存起来。基础代谢率就像人体的发动机，功率越高，消耗的能量越多，减起重来也就事半功倍。我们可以通过观察基础代谢率的变化，评估减重计划以及适当规律的运动对提高代谢能力的效果。

二、身体围度改变

身体围度，体重管理征程中的“风向标”，是衡量体重管理成果的关键指标。它通过精准测量身体各部位的围度，为你的瘦身之旅保驾护航。

√ 主要身体维度

（1）腰围。腰围是我们用来探测脂肪在腹部堆积程度（即中心性肥胖）的小小探测器。当体重管理成功后，腰围的缩小往往是最显而易见的胜利果实。在我国，我们把这个小探测器设定了性别界限，男性为90 cm，女性为85 cm，超过了这个数值就意味着你可能有中心性肥胖。当你成功减掉腰围，也就意味着摆脱了腹部脂肪的困扰，身体比例得以优化，腰部脂肪堆积也得到了有效遏制。

（2）臀围。这个衡量臀部大小的指标，在体重管理过程中，它的变化可能相对较小。但别急，如果身体的其他部分已经发生了显著的缩减，那么，臀围的变化也会成为体重管理成效的又一明证。减小臀围，不仅能优化身体比例，还能有效减少下半身脂肪的堆积。我们常常把腰围和臀围放在一起，计算出它们的比值，这就是腰臀比，它是评价体重管理效果的又一重要指标。

（3）胸围。想要了解胸部大小，胸围是最佳指标！在体重管理的过程中，胸围可能会有所改变，或减小，或保持原状。如果你控制体重的力度恰到好处，那么胸部脂肪的减少就会相对温和。然而，如果你进行体重管理过度，那么胸围可能就会明显缩水。在评估胸围变化时，可别忘了关注胸部形态的调整，以及它与身体其他部位的协调性。

（4）大腿围。它是衡量大腿肌肉和脂肪堆积的“高手”。体重管理成功后，大腿围的缩小意味着脂肪的减少或肌肉的增加。大腿围的缩小不仅可以优化下半身的比例，还能告别大腿的赘肉。

（5）上臂围。它是衡量上臂大小的“专家”。上臂围的变化可以让你的上臂看起来更加纤细，从而优化身体的整体比例。

√ 评价身体围度需要考虑的三要素

（1）改变幅度。设定个人的体重管理目标和期限，对身体围度的变化幅度进行把控。你会发现，体重下降的幅度越大，身体围度的改变也会如影随形，呈现出明显改变的趋势。

（2）身体比例的调整。检验身体围度改变是否为整体身材比例带来正能量。各部位的围度变化应该是和谐统一的，避免出现上下身比例失衡的尴尬状况。

（3）身体形状的优化。审视身体围度的改变是否与整体身材的改善保持一致。例如，腰围和臀围的缩水幅度较大，便能有效优化腰臀比例，让你的身材更加婀娜多姿。

三、血压、血脂、血糖、尿酸等的变化

在评价体重管理效果时，血压、血脂、血糖、尿酸等指标是衡量一个人的代谢健康状况及慢性病风险的重要依据。

√ 血压

正常范围内的血压对维持体内环境的稳定至关重要。一般来说，健康成年人的正常血压标准是：收缩压（高压）在90～120 mmHg之间，舒张压（低压）在60～80 mmHg之间。当血压超出这个范围，持续居高不下，就可能被诊断为高血压。

高血压堪称心脏、大脑和肾脏等器官的“隐形杀手”，严重影响生活质量。体重管理成为控制高血压的关键，通过减少内脏脂肪、增加运动和改善饮食习惯等方法，有望让血压回归正常。如果在进行体重管理后血压数值降低，并进入正常范围，这通常被视作体重管理的积极效果。

√ 血脂

血脂包含胆固醇、甘油三酯等身体必需的脂质。它们如同一把双刃剑，适量存在对人体有益，但一旦过量，则可能引发心血管疾病，给健康埋下隐患。

正常的总胆固醇水平应低于200 mg/dL，低密度脂蛋白胆固醇（“坏胆固醇”）应低于100 mg/dL，高密度脂蛋白胆固醇（“好胆固醇”）应在40 mg/dL以上，甘油三酯水平应低于150 mg/dL。

有效的体重管理策略无疑是降低血脂、守护心血管健康的关键所在，尤其是通过饮食调节，减少饱和脂肪酸的摄入。这不仅能降低总胆固醇和低密度脂蛋白胆固醇水平，还能提升高密度脂蛋白胆固醇含量，同时改善甘油三酯指标。当这些数据发生积极变化时，也就预示着心血管健康状况的逐步改善。

√ 血糖

血糖（血糖浓度）通常指的是血液中的葡萄糖水平。正常的空腹血糖水平应在3.9～6.1 mmol/L之间，超过这个范围，可能是糖尿病或糖尿病前期迹象。

通过体重管理，提高胰岛素敏感度，可以有效地降低血糖水平，预防或延缓糖尿病的发生、发展。当监测到血糖水平在体重管理后有所下降，尤其是餐前餐后血糖波动减小的情况，被视为体重管理的正面影响。

√ 尿酸

尿酸是人体嘌呤代谢产生的废物，通常通过肾脏排出体外。健康成年男性的尿酸水平为3.4 ~ 7.0 mg/dL，健康成年女性为2.4 ~ 6.0 mg/dL。过高的尿酸水平会引起痛风和其他健康问题。

通过改善饮食和增强身体活动能够降低尿酸水平。适当的体重管理，同时避免摄入高嘌呤含量的食物，可以减少尿酸的生成，对于痛风人群来说尤为有益。

综上所述，血压、血脂、血糖、尿酸的变化能显著反映体重管理的效果。体重管理促使这些指标改善的程度通常与慢性病风险的降低成正比。通过综合评估这些生化指标，可以更准确地了解体重管理对健康的影响。然而，在评价时应考虑个体差异、性别、年龄、遗传背景以及其他可能影响这些指标的因素。

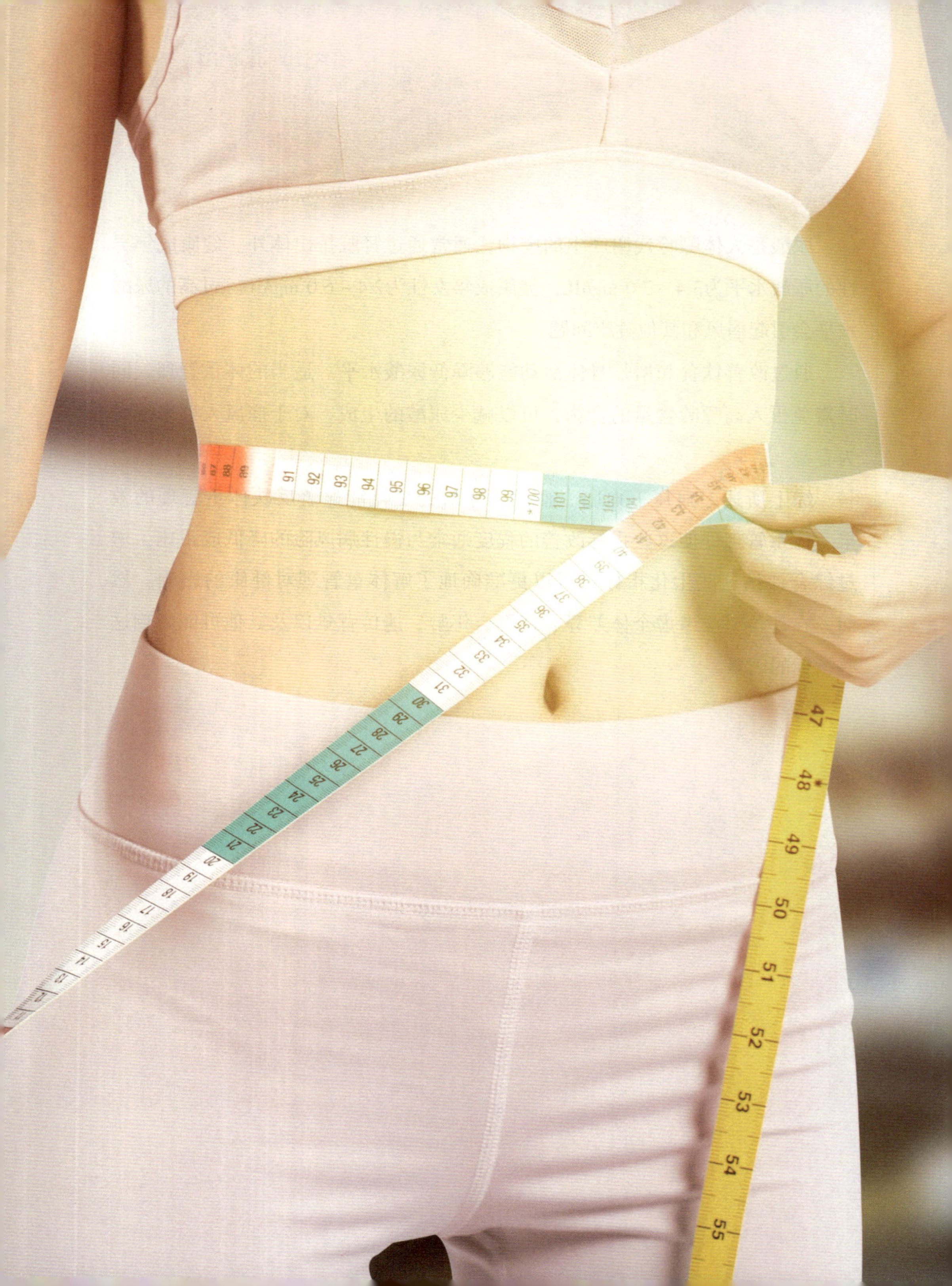

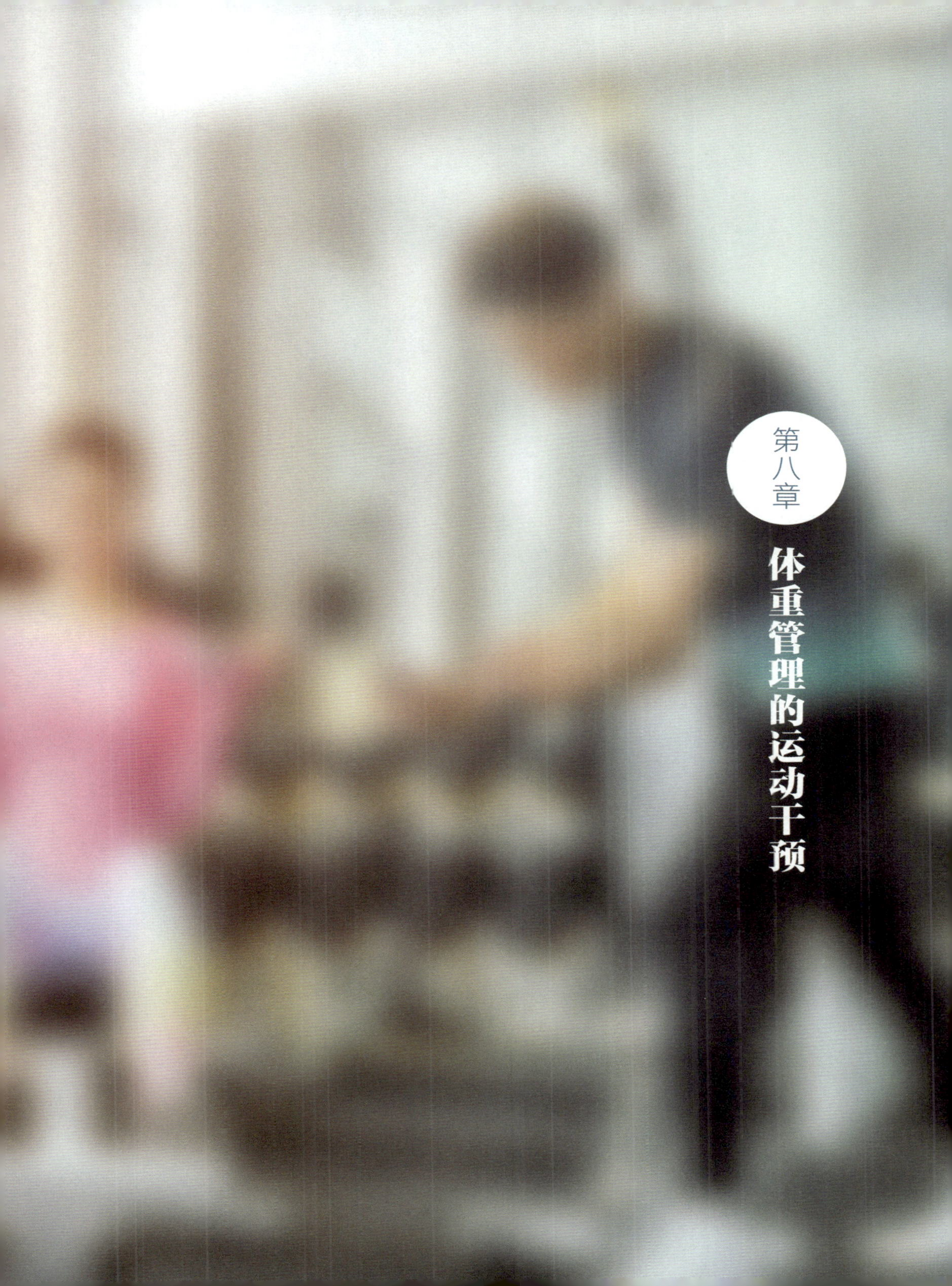

第八章 体重管理的运动干预

作为一种科学、健康且可持续的体重管理方法，运动干预日益受到大众的喜爱。我们要明白，体重管理并非一蹴而就的过程，而需要长期坚持和合理规划。在这段旅程中，运动干预起着举足轻重的作用。通过科学合理的运动，我们不仅能有效燃烧体内多余脂肪，还能塑造优美体型，提升身体素质。

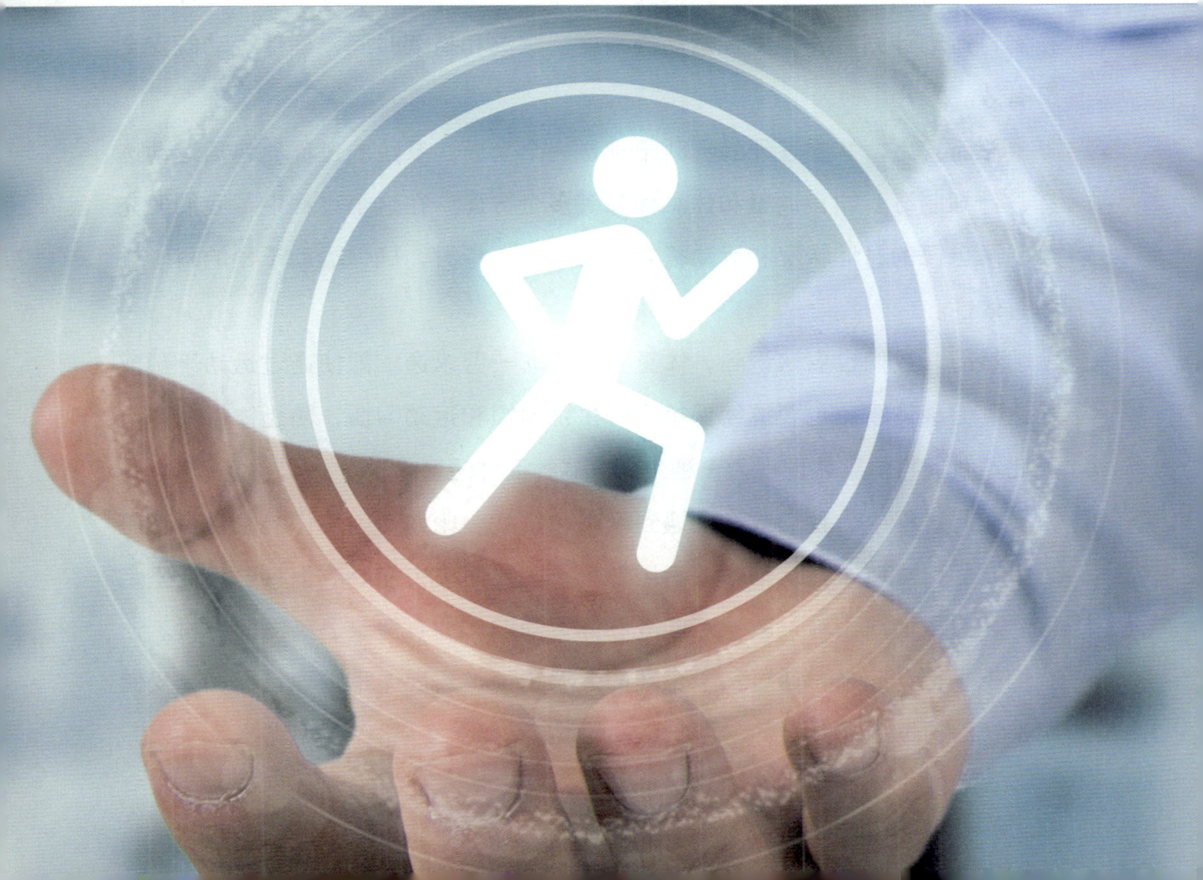

运动干预在体重管理中为何如此重要呢？这是因为运动有多重益处。首先，运动能加速新陈代谢，让体内热量消耗更迅速。当消耗的热量多于摄入的热量时，体重自然会逐渐下降。其次，运动能增强肌肉力量，提升基础代谢率。这意味着即使在休息时，我们的身体也能保持较高热量消耗，从而有效防止体重反弹。最后，运动还能帮助我们改善心理状态，缓解压力和焦虑，为体重管理提供有力的心理支持。

当然，运动干预并非一成不变的模式。每个人的身体状况、运动习惯和兴趣爱好有所不同，因此，我们需要根据实际情况制定个性化的运动计划。在制订运动计划时，要关注运动的强度、频率和持续时间，确保运动既安全又有效。

总而言之，体重管理的运动干预是一个全面、系统的过程，包括运动选择、计划制订、饮食调整和休息保障等多个方面。在这个过程中，我们要充分了解自己的身体状况和运动需求，寻求专业指导，确保运动干预的科学性和有效性。

然而，我们也应认识到，体重管理并非一劳永逸。即使通过运动干预成功达到健康体重，也要继续保持良好生活习惯和运动习惯，防止体重反弹。因此，我们将体重管理视为一种生活方式，而非短暂行动。

在此过程中，我们或许会遇到困难和挑战。比如，因工作繁忙、生活压力等原因而难以坚持运动，或者因效果不明显而失去信心。但只要我们坚定信念，勇敢面对困难，就一定能战胜体重问题，拥有健康、美丽的身材。让我们携手行动起来，通过科学合理的运动干预，实现体重管理目标，享受健康、快乐的生活！

第一节　运动干预的基本原理

在踏上充满活力的体重管理运动之旅前，我们先来揭开运动干预的神秘面纱。理解运动干预的基本原理，将使我们深知运动如何助力减重，同时揭示运动带来的诸多健康益处，远不止降低体重一项。

一、运动与能量代谢

首先，我们要深入了解运动与能量代谢的奥秘。能量代谢，如同身体内的能量转换器，不断地消耗和产生着能量。当我们投身于运动之中，身体急需更多的能量来驱动肌肉的高效运转，因此能量消耗也随之攀升。运动时，身体消耗的能量主要来自体内的糖原和脂肪。

跑步、游泳等有氧运动，就像为身体注入了强大的动力，它提升了心肺功能，加速了氧气和营养物质的输送，让身体更擅长利用脂肪作为能量。持久的有氧运动就像一场燃烧脂肪的大火，消耗大量脂肪，帮助减少体内脂肪堆积，让你轻松实现体重管理和塑形的目标。

而无氧运动，如举重、深蹲等，专注于打造肌肉力量和爆发力。在进行无氧运动时，身体主要依赖糖原来提供能量。虽然无氧运动不能直接燃烧脂肪，但它能增加肌肉量，提升基础代谢率，从而间接地促进脂肪消耗。

二、肌肉与基础代谢

肌肉，身体的黄金支柱，它不仅塑造我们的体型，增强我们的力量，更是基础代谢的关键角色。当肌肉量增加，身体就需要更多的能量来保持肌肉的正常运转，从而提升我们的基础代谢率。

运动干预，尤其是力量训练，能有效助力肌肉增长。定期进行力量训练，能刺激肌肉，提升肌肉质量和力量。这不仅有助于打造迷人的身材，还能提高基础代谢率，让我们在休息时也能消耗更多能量。

然而，肌肉增长并非一朝一夕之事，它需要的是持之以恒的锻炼和科学的训练方法。同时，合理的饮食也是推动肌肉生长的关键。确保充足的蛋白质摄入，以及适量的碳水化合物和脂肪摄入，为肌肉生长提供必要的营养支持。

三、运动对机体的作用

√ 调整身体代谢

首先，运动能提高胰岛素的敏感性，这意味着身体能更有效地利用血糖，进而降低血糖水平。不仅如此，运动还能抑制脂肪的合成，让我们远离肥胖的困扰。

更有趣的是，运动还能激发脂肪的氧化和分解。想象一下，脂肪在运动中被燃烧的过程，就像一部天然的体重管理机器，帮助我们加速燃烧脂肪，从而达到控制体重的目的。

√ 心血管健康

有氧运动如跑步、骑车等，是使肺部充满活力、心脏强健有力的神奇钥匙。这些运动能显著提高心肺功能，增强心脏和肺部的耐力，让你拥有更强健的体魄。

不仅如此，有氧运动还能促进血液循环，降低血压，减少心血管疾病的风险[1]。在享受运动带来的快乐的同时，还能够降低心脏病发作的风险，这是多么美好的一件事！

√ 骨骼健康

骨骼健康的重要性不言而喻。它不仅支撑着我们的身体，还参与了许多生理功能。保持骨骼健康，预防骨骼疾病，成了许多人关注的焦点。那么，如何为我们的骨骼健康保驾护航呢？答案就是：运动！

运动，尤其是力量训练，被誉为骨骼健康的“守护神”。它不仅可以增强骨骼的密度和强度，还能预防骨质疏松症等骨骼疾病。研究发现，力量训练对骨骼健康的益处尤为显著，因为它可以刺激骨骼生长和重塑[1]。

当你在进行力量训练时，肌肉的收缩会刺激骨骼，使其变得更加坚固。这就像在给骨骼施肥，让它们不断壮大。长期坚持力量训练，你会发现骨折的风险降低了，身姿更加挺拔，生活质量得到了显著提高。

√ 维护身体免疫

适度的运动就像一把神奇的钥匙，打开了身体抵抗力的大门！它能激发免疫系统的活力，让身体免受疾病的侵袭！

首先，运动是个神奇的催化剂，助力白细胞的诞生，还能提高它们的爆发力！白细胞作为身体的守护天使，它们战斗力越强，感染就越无处遁形。

其次，运动还能增强免疫细胞的功能，让它们更好地守护我们的健康。每当病毒、细菌企图入侵，免疫细胞就会挺身而出，将它们一一击败。

最后，运动还能帮助我们保持愉悦的心情。心情好，免疫力自然也会跟着提升。免疫力强大，疾病自然不会靠近。

√ 促进心理健康

运动不仅能够帮助我们释放压力，还能改善情绪状态，让我们重拾快乐。奥秘在于它能够促进大脑释放内啡肽等神经递质。这些神奇的物质能够有效调节我们的情绪，让抑郁和焦虑随风而散[1]。

此外，运动还能带来社交福利。在运动中，我们有机会结识新朋友，参与团队活动，增强人际关系的紧密度。大家在欢声笑语中挥洒汗水，共同追求健康与快乐，这样的场景是不是让你倍感温暖？

运动的益处远不止于此。它还能提高我们的生活质量，让我们在面对挑战时更加从容、自信。当你习惯了运动，你会发现，生活中的种种困扰和压力都无法击垮你。

√ 缓解疼痛

慢性疼痛，如关节炎、腰痛等，令许多人备受折磨。你可知道，适量的运动竟然是缓解这些痛苦的“良药”。运动，这位神奇的“疗愈大师”，不仅能增强关节的灵活性和活动范围，还能改善肌肉和软组织的血液循环，从而减轻疼痛。

√ 改善睡眠

运动不仅能够帮助你保持健康的体态，还能提高睡眠质量，让你在夜晚更容易入睡，白天精神抖擞。

运动为何有如此神奇的功效呢？原来，适度的运动能够调节我们身体的生物钟，促使睡眠激素的分泌[2]。这样一来，那些困扰你的睡眠问题便迎刃而解。

第二节　运动干预的类型

运动干预究竟都有什么样的运动呢？让我们来探索运动的多样化世界，一览运动类型的繁多风采。

一、有氧运动

有氧运动引领我们踏上一段充满活力与健康的心灵之旅。这种以有氧呼吸为主，持续性、有节奏的运动方式，如同生命的引擎，锻炼着我们的心肺系统，不断提升身体的耐力和健康水平。

跑步、游泳、骑自行车……这些常见的有氧运动，它们的主要特点就是持续时间长、强度适中，能让我们的心率和呼吸加速，从而帮助身体高效燃烧脂肪，实现体重的管理。

想象一下，在进行有氧运动时，身体的基础代谢率不断提高，脂肪被燃烧和消耗，这是一种多么美妙的体验！不仅如此，有氧运动还能提升我们的耐力和免疫力，让身体更加强健，生活更加美好。

不同的有氧运动，各具独特的魅力和趣味性，它们就像一片广袤的海洋，让我们在其中尽情畅游，享受身心愉悦的活力时光。让我们一起走进这场运动的“大狂欢”，释放内心的激情，追逐健康与快乐的生活！

（1）户外跑步。在大自然中尽情奔跑，享受清新空气和美丽风景的同时，还能感受身体的活力与力量。选择一条风景如画的路线，穿上舒适的跑鞋，让身体和大自然融为一体，释放心灵的压力，感受运动的快乐。可以根据自己的体力和时间来调整速度和距离。

（2）室内游泳。在游泳馆或家中的泳池游泳，感受身体在水中的轻盈与自由。游泳是一项低冲击力的有氧运动，不仅能够锻炼全身肌肉，还可以减轻关节负担。

（3）骑行。骑行就像在风中疾驰，可以感受到风吹拂脸庞的清爽。可以根据自己的体力和需求调节阻力和速度。骑行能够锻炼大腿和臀部肌肉，同时提高心肺功能。

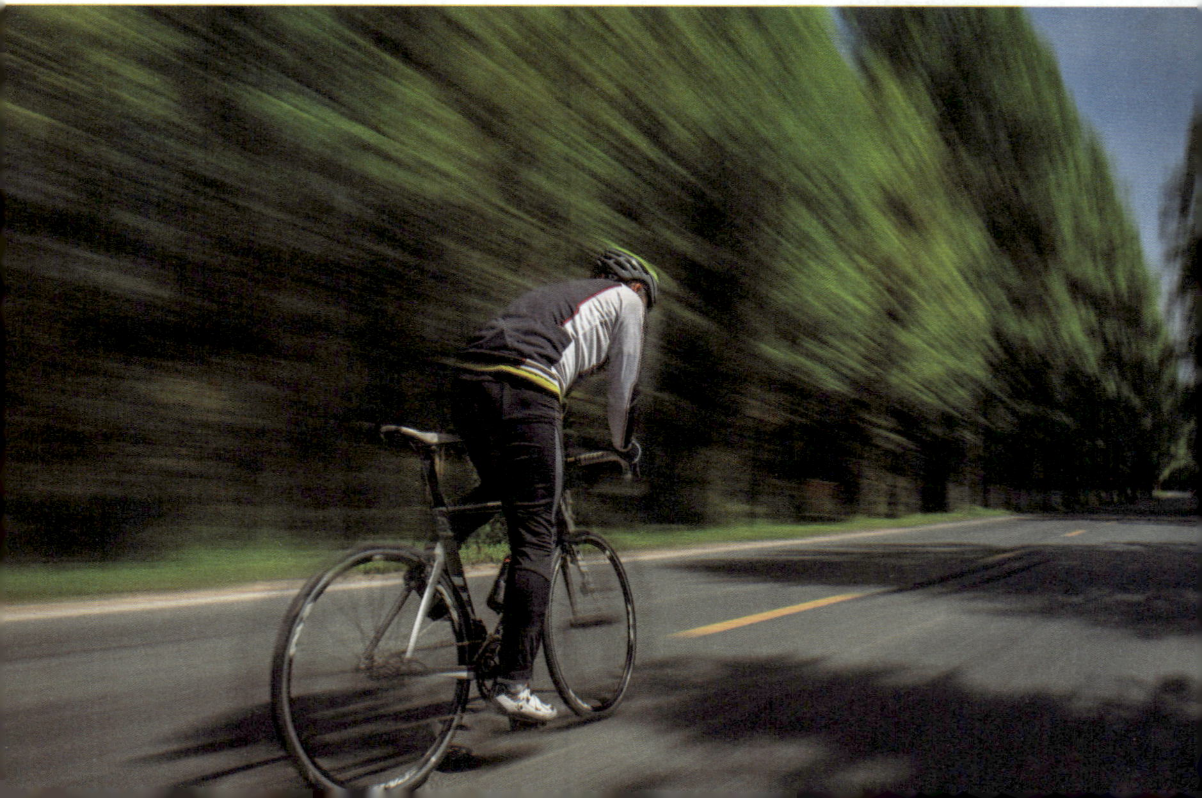

二、无氧运动

无氧运动，犹如一场力量的狂欢，让我们的肌肉在短时间内经历极致挑战，释放出惊人的力量与能量。这种运动形式以无氧代谢为主，特点在于高强度、短时间，使肌肉迅速收缩与放松，助力肌肉生长和力量提升[3]。举重、深蹲、硬拉等都是常见的无氧运动项目。

无氧运动的优势在于，它能够增加肌肉量，提升基础代谢率，从而更有效地燃烧脂肪。不仅如此，它还能增强身体的爆发力和耐力，全面提升身体性能。然而，高强度的无氧运动可能对身体造成负担，因此在进行这类运动时，务必适度控制强度和次数，防止过度训练导致身体疲劳和受伤。

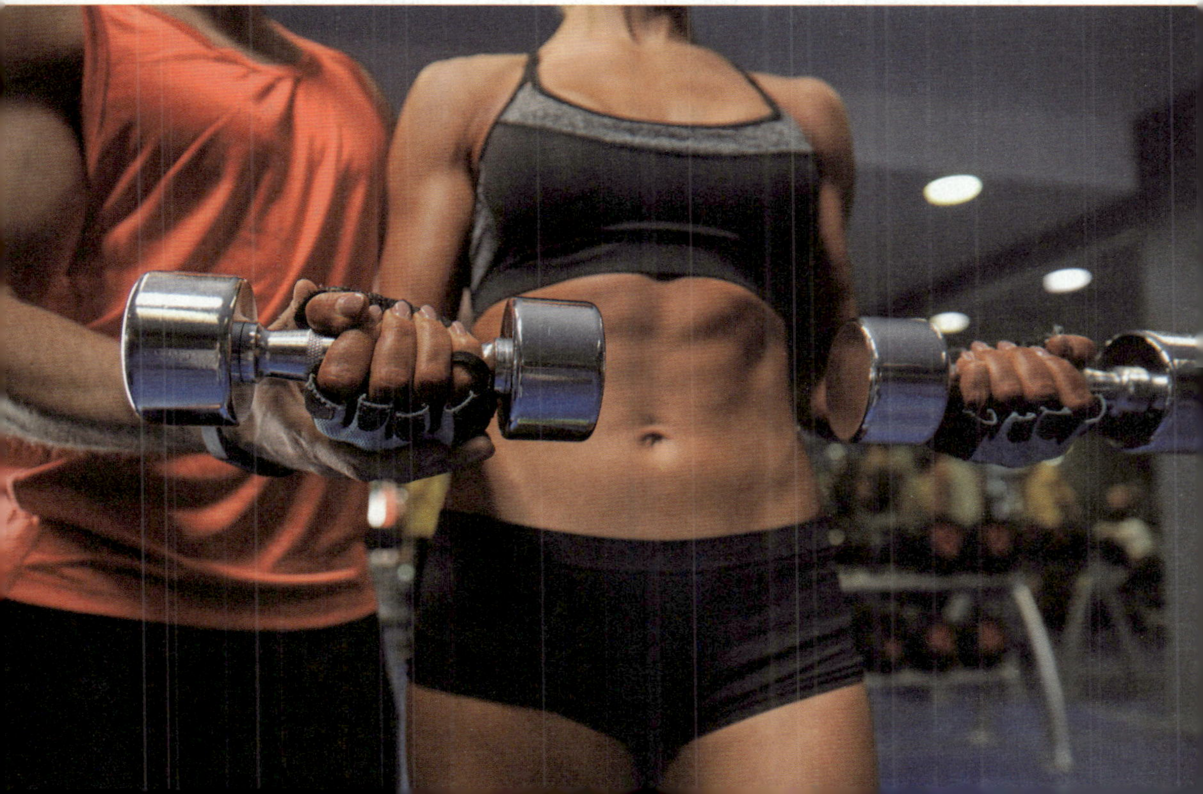

（1）杠铃深蹲。手持杠铃进行深蹲训练，能够锻炼大腿、臀部和核心肌群。在这个过程中要注意保持背部挺直，避免腰部受伤。

（2）哑铃弯举：手持哑铃进行弯举训练，能够锻炼手臂肌肉。可以选择不同的重量和次数进行练习，逐渐增加肌肉力量。

（3）引体向上：通过引体向上训练，能够锻炼背部和上肢肌肉。可以在健身房的引体向上器械上进行练习，或者在家中使用门框进行练习，运动过程中要确保安全。

三、高强度间歇性训练

高强度间歇性训练（HIIT）是一种融合了高强度运动与低强度运动的训练模式。短短10～20分钟的运动时间，让你的心率飙升至每分钟160～190次[4]，这就是HIIT的独特魅力。这种训练方式以时间短、强度大、效果显著著称，犹如一场激烈的“脂肪燃烧大战”。

在HIIT训练中，我们的身体犹如被点燃的火把，迅速进入燃脂状态。令人惊喜的是，这种燃烧脂肪的效果并非仅限于运动期间，甚至在运动结束后，身体依然在持续燃烧脂肪。

HIIT训练在体重管理领域被誉为一把神奇的钥匙。它以高强度和短时间为特点，能在短时间内迅速提升心率和代谢率，助力脂肪燃烧与消耗。此外，HIIT训练还能增强心肺功能，提高身体耐力，让你拥有更强健的体魄。

（1）Tabata训练。选择一个动作（如跳跃蹲起、俯卧撑等），以最大努力进行20秒，然后休息10秒。重复这个过程8次，总共进行4分钟[5]。这种训练方式能够迅速提高心率和代谢率，促进脂肪的燃烧和消耗。

（2）Sprint间歇训练。在田径场上或户外开阔场地进行全力冲刺训练。每次冲刺持续30～60秒，然后进行短暂的休息（如30～60秒）。重复这个过程多次，根据个人体力和需求进行调整。Sprint间歇训练能够迅速提高心肺功能和爆发力，同时促进脂肪的燃烧。

四、柔韧与平衡训练

想象一下，你的身体犹如一根柔美的柳枝，在风中翩翩起舞。这就是柔韧与平衡训练带给我们的神奇力量！通过瑜伽、普拉提等练习，不仅能让身体变得柔韧，还能拥有杂技演员般的平衡和稳定性。

在体重管理中，柔韧与平衡训练就像一位神通广大的“大管家”。它通过提高身体的柔韧性和平衡感，有效改善身体姿势和稳定性，降低运动损伤风险。同时，柔韧与平衡训练还能促进身体放松和恢复，缓解因久坐或不良姿势带来的疲劳和不适。

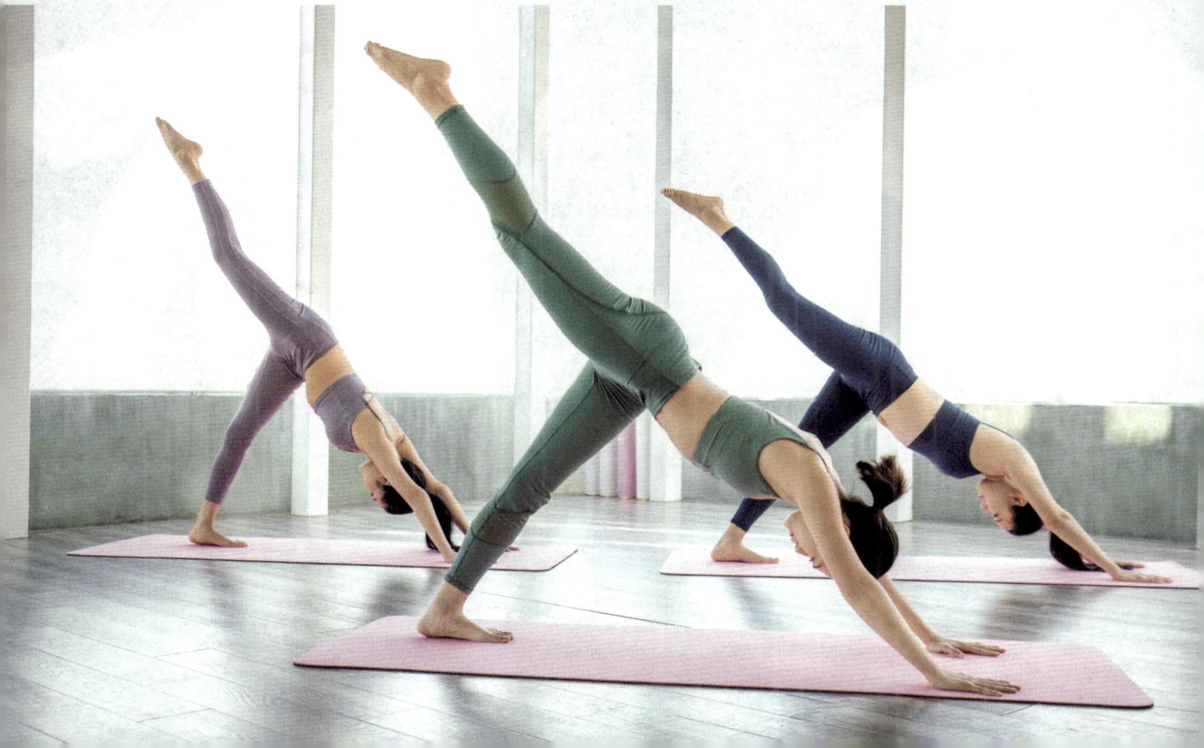

然而，柔韧与平衡训练也需要掌握一定的技巧。就像学习新技能一样，我们在专业教练的指导下进行练习，确保动作的正确和安全。所以，如果你想尝试这些训练，不妨寻找一位专业教练，让他助你一臂之力，享受柔韧与平衡训练带来的无尽乐趣和益处！

瑜伽体式练习：选择适合自己的瑜伽体式进行练习，如猫牛式、下犬式、树式等。通过呼吸与动作的配合，提高身体的柔韧性和平衡感。瑜伽练习可以在家中或瑜伽馆进行，根据个人需求选择合适的课程和专业指导。

太极拳练习：太极拳是一种融合了柔韧与平衡训练的武术运动。通过缓慢而流畅的动作和呼吸配合，能够增强身体的柔韧性和稳定性。太极拳练习可以在健身房、太极拳馆、公园甚至家中进行。

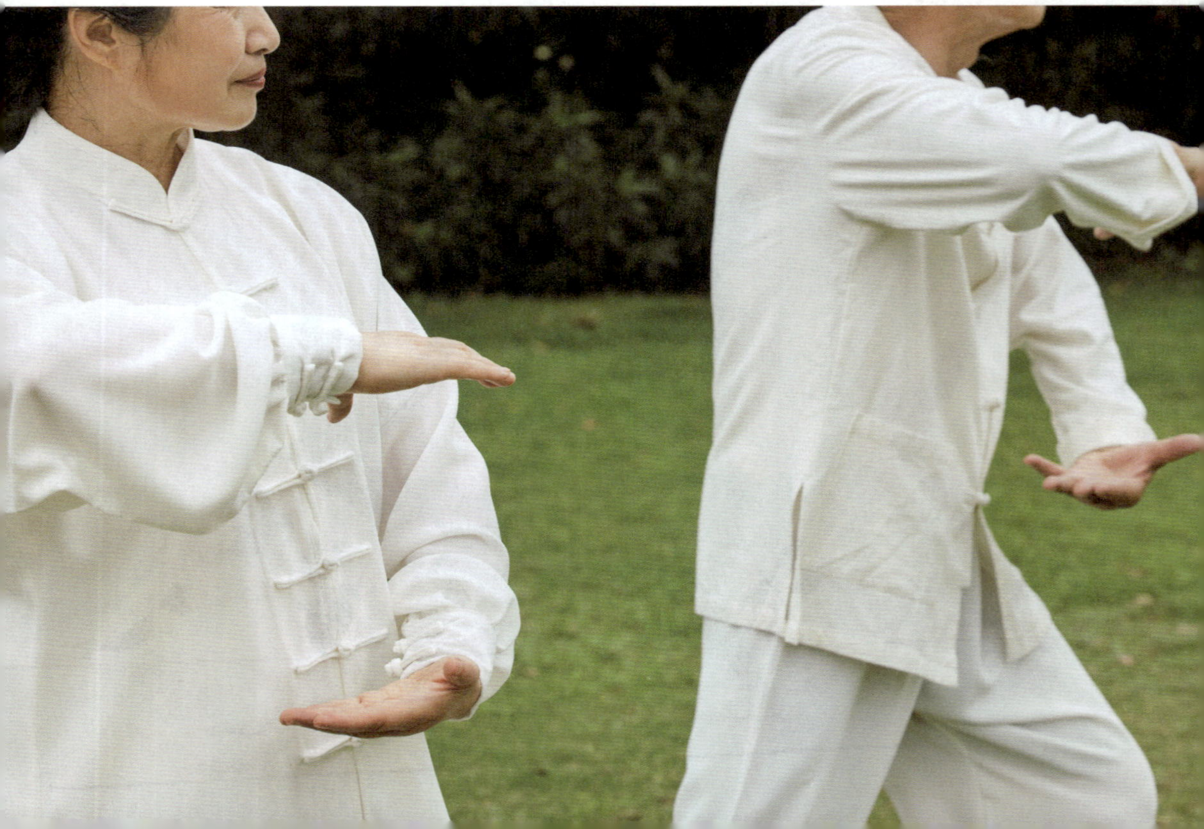

五、日常生活活动与碎片化运动

除了专门的运动训练，日常生活中的碎片化运动也对体重管理起着至关重要的作用[4]。所谓的碎片化运动，就是通过一些简单却实用的动作和活动，让身体动起来，从而增加活动量和能量消耗。像这样的活动，比如爬楼梯代替乘坐电梯、亲自操持家务、在工作间隙来一套简易的伸展运动等，就能让你的身体变得更加健康。

其实，生活就是一间巨大的健身房，而碎片化运动就是那些隐藏在这个健身房里的“神秘健身器材”。无须花费巨额会员费，也不用特意安排时间，只需利用日常生活中的零碎时间，就能轻松开启健康管理的旅程。这些看似细小的碎片化运动，聚沙成塔，能有效提升身体代谢率和热量消耗。同时，它们还能改善血液循环和心肺功能，让我们的身体更健康。

为了更好地利用碎片化运动进行体重管理，我们可以尝试在日常增加一些简单的活动。比如，午餐后散步10～15分钟，或者在工作间隙站起来活动一下身体。这些小小的动作，不仅能让你在忙碌的生活中保持活力，还能有效助力体重控制和健康管理。

（1）步行。在办公楼或购物中心等场所，尽量选择步行代替乘坐电梯，提高身体活动量。较近距离的通勤，也可选择步行的方式。

（2）做家务。积极参与家务活动，如扫地、擦窗、做饭等。这些活动不仅能够增加身体活动量，还能提高生活自理能力。

（3）办公间隙活动。在办公室工作中，定时起身活动、伸展等。通过简单的动作和活动，缓解长时间坐姿带来的疲劳和不适。

第三节 不同人群的运动干预

掌握如何通过运动干预来实现体重管理，无疑是一个备受关注的话题。究竟哪些运动适合普通人群？哪些运动适合体重管理人群？哪些运动能让我们充分享受到最佳的减重效果呢？接下来，就让我们一起来揭开这个奥秘吧！

一、健康人群的运动干预

随着健康意识的提高，越来越多的健康人群也更加关注体重，如何通过运动干预来合理控制体重，已成为大家关注的焦点。

√ 适宜的运动类型

（1）有氧运动。这是干预项目中最常见且成效显著的运动类型。对于健康人群来说，慢跑、快走、游泳、骑自行车等都是有氧运动的优质选择。每周进行3～4次或以上，根据个人体能来调整运动频率，让身体在活力四射的运动中得到锻炼。

（2）力量训练。推荐健康人群选择中等强度的全身力量练习或多部位力量训练。哑铃训练、俯卧撑、深蹲等都是适合健康人群的力量训练项目。每个肌肉群进行2～4组练习，每组重复8～12次，组间休息2～3分钟[3]，让肌肉有时间恢复，从而逐渐增强力量。

（3）柔韧与平衡训练。柔韧与平衡训练要循序渐进，切勿急功近利。慢慢地拉伸大肌肉群，提高身体柔韧性，让身体更加灵活。熟练后，可以尝试使用简单器械进行训练，如弹力带和拉力器等，进一步提升平衡和柔韧性。

√ 运动强度与时间

推荐中等强度运动，循序渐进。每周至少3～4次，每次持续15分钟以上，让心肺功能得到充分锻炼。此外，每周安排2～3天进行力量训练，每次15～20分钟，打造强健的体魄。柔韧与平衡训练也是不可或缺的，至少每周2～3天，让你在运动中更加游刃有余[3]。

√ 运动小贴士

（1）运动前务必做好充分的热身活动和拉伸，让你的身体迅速进入状态，预防运动损伤。

（2）为了收获理想的体重效果，保持运动的持续性至关重要。建议你制定一个合理的运动计划，并坚定地执行下去。

（3）在运动过程中，请时刻关注自己的身体反应。一旦感到不适，应立即停止运动，并向专业人士寻求建议。

二、特殊生理时期的运动干预

√ 孕期的运动干预

孕期，无疑是女性朋友们生命中一个珍贵而特殊的阶段。在这个奇妙的过程中，准妈妈们会经历一系列生理和心理的变化。那么，如何在孕期保持身体健康，缓解孕期不适，同时促进胎儿的生长发育呢？答案就是：适当运动[6]！

即使在孕期，适当的运动也能为准妈妈和宝宝带来诸多益处。

1. 适宜的运动类型

孕期女性适宜的运动类型见表8-1。

表 8-1　孕期女性适宜的运动类型

运动	作用
散步	提高心肺功能，促进血液循环，缓解孕期疲劳
游泳	①水的浮力可以减轻身体的重量，减少关节的压力 ②帮助孕妇放松身心，缓解焦虑
瑜伽	某些温和的瑜伽动作可以帮助孕妇提高身体的柔韧性和平衡性，缓解孕期不适

2. 运动强度与时间

孕期的运动应以轻松愉悦为主，像散步、瑜伽等低强度运动是最佳选择，而高强度和剧烈运动则应尽量避免[6]。每次运动时间不必过长，控制在

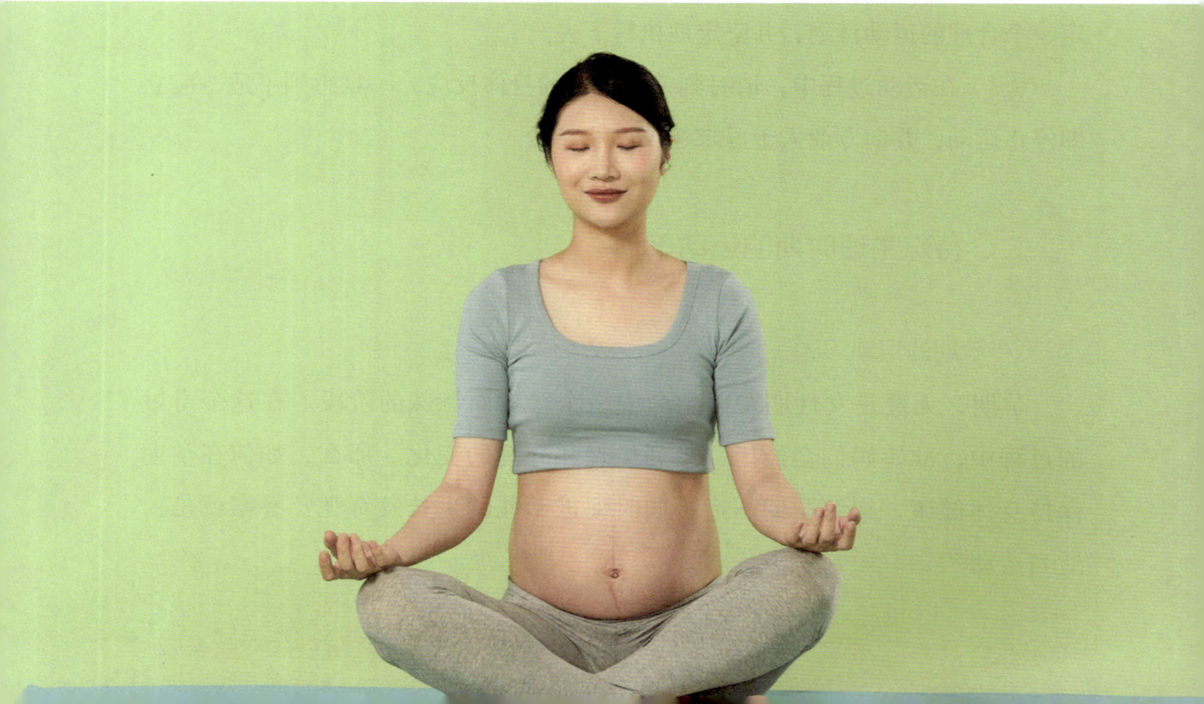

20～30分钟即可，每周进行3～4次，让身体得到适度锻炼。当然，运动过程中要注意身体反应，如有不适，请立即停止。

3. 运动小贴士

（1）避免在过热或过冷的环境中运动，保持室内温度适中，以舒适为宜。

（2）避免进行可能导致摔倒或腹部受伤的运动，如骑自行车、滑雪等。选择安全、平稳的运动项目，确保母婴安全。

（3）在运动前和运动后，进行适当的热身和拉伸，以预防运动损伤。

（4）在开始运动前，最好咨询医生的意见，了解个人体质和适合的运动项目。

√ 哺乳期的运动干预

哺乳期，无疑是宝妈们身体康复与乳汁分泌的关键阶段。在这个特殊时期，积极参与体育运动，不仅有助于产后身体机能的恢复，还能促进乳汁分泌，同时燃烧体内多余脂肪[6]，让妈妈们重拾健康美丽。

1. 适宜的运动类型

哺乳期女性适宜的运动类型见表8-2。

表 8-2　哺乳期女性适宜的运动类型

运动	作用
有氧运动	提高心肺功能，促进身体的恢复
力量训练	适当的力量训练可以帮助恢复肌肉力量，改善体型，但力量训练不宜过度，以免损伤身体
瑜伽和普拉提	提高身体的柔韧性和平衡性，有助于恢复体型，缓解哺乳期的不适

2. 运动强度与时间

哺乳期的妈妈们，选择中低强度的运动为宜，高强度和剧烈的运动请暂时回避。每次运动的时间可以控制在45分钟以内，每周安排3～4次，既能保持活力，又不会过度劳累。

3. 运动小贴士

（1）哺乳后不要立即进行剧烈运动，以免影响乳汁的正常分泌。

（2）运动过程中要补充足够的水分和营养，保持身体的活力。

（3）若在运动中感到乳房不适或疼痛，请立刻停止运动，并向专业人士寻求建议。

√ 更年期的运动干预

步入更年期，女性朋友们将迎来卵巢功能逐渐减退的挑战。但别担心，合适的运动可以成为你在这个特殊时期的最佳伴侣，帮你缓解不适症状，提升生活品质。

1. 适宜的运动类型

更年期女性适宜的运动类型见表8–3。

表 8–3　更年期女性适宜的运动类型

运动	作用
有氧运动	提高心肺功能，降低更年期的心血管疾病风险[6]
力量训练	增加肌肉量，提高基础代谢率，缓解骨质疏松和肥胖等问题
瑜伽和太极	缓解更年期的情绪波动和焦虑，同时提高身体的柔韧性和平衡性

2. 运动强度与时间

选择中等强度的运动，避免过度运动导致身体损伤。每次运动的时间可以控制在30～60分钟，每周进行3～5次，让你轻松保持活力。

3. 运动小贴士

（1）在运动前一定要进行充分的热身和拉伸，让你的身体逐渐进入状态，避免运动损伤的风险。

（2）注意补充钙和维生素D等营养素，让骨骼更加强壮，降低骨质疏松的风险[7]。

（3）如果在运动过程中出现不适或疼痛，应立即停止运动并寻求专业人士的建议。

三、单纯性肥胖的运动干预

单纯性肥胖是由于长期能量摄入超过消耗，使得体内脂肪堆积如山。这一人群要想摆脱肥胖的困扰，运动干预就成了不可或缺的法宝。它能够有效增加能量消耗，让身体进入燃脂模式，助力体重管理大业。不仅如此，运动还能调整身体代谢，让身体变得更加健康。

√ 有氧运动

中等强度的有氧运动，如游泳和骑自行车等，正是你寻求的体重管理利器！这些运动不仅可以有效地燃烧脂肪，还能提升心肺功能，增强心血管健康，让你的身体更加强壮。

为了达到理想的效果，建议每周进行至少250分钟的有氧运动，消耗的能量要达到15 000 kJ以上。持之以恒，你将会收获意想不到的惊喜。记住，运动不是一时的冲动，而是需要长期坚持的习惯[3]。

（1）运动方式。要保持身体健康，选择适合自己的运动方式至关重要。步行和跑步无疑是绝佳的选择，尤其对于轻度肥胖的朋友来说，它们能够帮助你强健骨骼和肌肉。如果你有任何骨骼或肌肉方面的问题，也无须担忧。

你可以尝试参加有氧操课程、骑公路车和游泳等运动。这些运动同样具有显著的效果，且对身体更友好。

在选择运动方式时，务必遵循一个原则：了解自己的身体状况。如果你不确定哪种运动适合自己，不妨咨询专业医生或健身教练。他们能为你量身定制合适的运动方案，让你在享受运动带来的愉悦的同时，达到健康的目的。

（2）运动强度。你可以从轻松的运动开始，然后逐步提高运动强度，最终达到中等至较大强度的有氧运动，让你的身体充满活力！

（3）运动频率与时间。为了防止体重管理后的体重反弹，肥胖的朋友们应尽量每天坚持运动。在初始阶段，你可以选择低强度运动来保持每天的锻炼频率。每天的运动时间控制在20～30分钟，以免过度疲劳或肌肉酸痛导致你放弃运动。之后，每1～2周逐步增加5～10分钟的运动时间，逐渐提高运动频率和时长，最终达到每天60～90分钟的运动目标。

√ 力量训练

增强肌肉力量，释放无限潜能！力量训练将成为你迈向健康、美丽的关键一步。它不仅能助力你打造梦寐以求的健美身材，还能提升基础代谢率，让燃脂变得更加高效。但在投身力量训练之前，请务必对自己的身体承受能力进行全面评估。我们的目标是，先提升肌肉耐力，进而实现肌肉量的增长。

（1）运动方式与强度。你可以尝试自由负重、弹力带、哑铃等锻炼方式。让每一组抗阻动作都充满挑战，重复8～12次，保证肌肉的增长。

（2）运动频率与时间。为了摆脱单纯性肥胖，建议每周进行2～3次大肌肉群训练。让每一肌群都有足够的时间恢复，至少间隔48小时再进行下一轮挑战。每一肌群的训练分为2～4组，组间间隔2～3分钟，让你的肌肉得到充分的休息与恢复。

√ 柔韧与平衡训练

肥胖的朋友关节周围的脂肪堆积过多，容易影响其伸展功能，在变换体位时更容易失去平衡。何不尝试一下柔韧与平衡训练，它能扩大关节活动范围，减少肌肉韧带受伤的风险。

（1）运动方式与强度。多采用静态拉伸法，感受到适度的拉紧或轻微不适即可。

（2）运动频率与时间。每周至少2～3次，可以每天进行训练。静态拉伸每次需保持10～30秒，每个部位练习60秒。

√ 运动小贴士

（1）运动前应进行适当的热身活动和拉伸，预防运动损伤。

（2）选择宽松、舒适、透气的运动装备，减轻运动时的不适感。挑选一双合适的运动鞋，以减轻关节受到的冲击。

（3）注意保持良好的运动姿势和动作，避免过度用力或过度伸展。

（4）肌肉、骨骼、关节疼痛或出现损伤时，应停止运动，评估身体状况后调整运动方式。

（5）在专业指导下进行长期运动并结合合理的饮食，是减轻体重的有效方法。

四、2型糖尿病的运动干预

2型糖尿病，一种与胰岛素抵抗和胰岛素分泌不足息息相关的疾病。运动干预，这位身怀绝技的神奇教练，擅长提高胰岛素敏感性，让身体细胞重新对胰岛素敏感，发挥其应有的作用。不仅如此，运动还能促进血糖的代谢和利用，让你的身体告别高血糖的困扰。

√ 有氧运动

有氧运动犹如身体的“焕新按钮”，它除了能显著提升心肺功能、增强身体耐力，还能对血糖的代谢和利用产生积极作用。

（1）运动方式。患有2型糖尿病的朋友适合进行持续的有氧运动，如快走、慢跑、骑自行车、有氧健身操等。这些运动都能让你在享受运动的同时，轻松呼吸新鲜氧气。

（2）运动强度。2型糖尿病朋友可以从较低强度的运动开始，然后逐渐提高运动强度，直至达到推荐的中等强度运动。这样既能保证运动效果，又能避免运动过度。

（3）运动频率与时间。每周进行3～7次有氧运动，每天累计运动30～60分钟，或每次持续20～60分钟。坚持规律的运动，让你的身体充满活力。

√ 力量训练

肌肉力量过低会增加糖尿病人群失能、出现并发症和死亡的风险。力量训练就像给身体注入“活力剂”，它能帮助增加肌肉量、提高基础代谢率，进而促进血糖的利用和消耗。

（1）运动方式与强度。选择较小负荷的低强度力量训练，如弹力带，让你轻松锻炼肌肉。

（2）运动频率与时间。每周进行2～3次全身力量训练，每组肌肉练习8～10次。每两次训练之间至少有48小时的休息时间，让肌肉得到充分恢复。

√ 运动小贴士

（1）在开始运动前，对心肺功能、血糖水平、并发症等进行评估，确保运动安全。

（2）血糖＞16.7 mmol/L时，应避免大强度耐力运动[3]。

（3）出现严重眼部病变时，避免高强度耐力活动和抗阻力运动。

（4）出现血糖控制不稳定或各种并发症时，应停止各种运动，及时寻求专业指导。

（5）注意控制运动强度和时间，避免低血糖和高血糖的风险。建议在餐后1～2小时内进行运动，以避免低血糖的发生。

（6）出现足部破溃、感染时，应避免下肢运动。

五、原发性高血压的运动干预

原发性高血压是一种常见的慢性疾病，运动干预可以帮助降低血压，改善心血管健康。

√ 有氧运动

有氧运动可以提高原发性高血压人群的心肺功能，增强其心血管的适应能力，从而降低血压水平。

（1）运动方式。推荐从大肌群参与、周期性、连续不断的运动入手。丰富多彩的运动项目等你来挑选，如健步走、慢跑、健身舞、柔力球、游泳、踏车运动等。选择自己热衷的运动，让热情驱使你长期坚持。其中，快走性价比最高，运动时间和强度轻松掌控，实行起来毫无压力。

（2）运动强度。轻度高血压的朋友可选择中等强度的有氧运动，而高血压较为严重的朋友应选择低强度运动，以避免过度运动导致血压进一步升高。

（3）运动频率与时间。建议每天进行有氧运动，每天累计进行30～60分钟为宜。

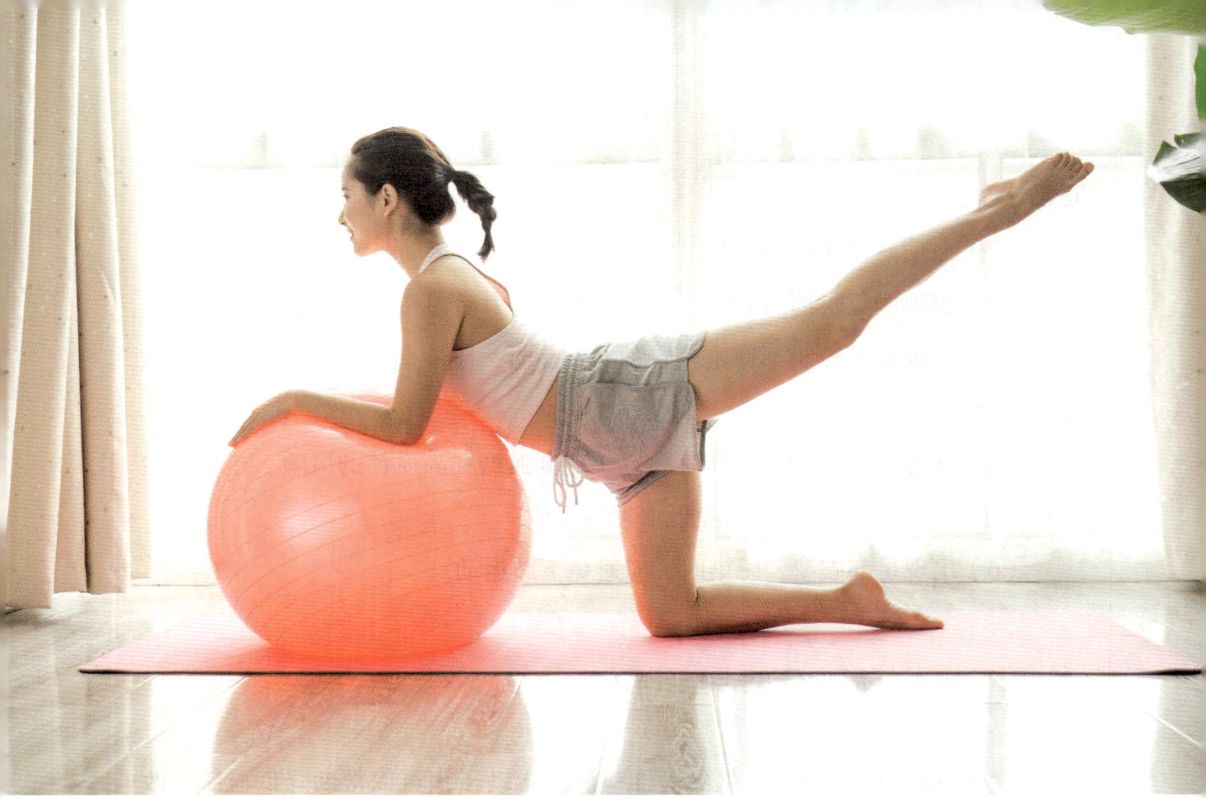

√ 力量训练与柔韧性训练

适量的力量训练和柔韧性训练可以帮助增强肌肉力量，提高身体的柔韧性，改善血液循环，有助于降低血压。可以每周进行2～3次抗阻运动和1～2次柔韧性训练[3]。

（1）运动方式与强度。高血压人群经过4～6周的有氧运动后，可增加力量训练，通常选择低阻力、高重复的运动方式。

（2）运动频率与时间。建议每周进行2～3次力量训练，每组重复10～15次。推荐每周进行2～3次柔韧性训练，可在每次运动前后进行。

√ 运动小贴士

（1）在开始运动干预之前，高血压人士应进行全面的身体评估，确保适合进行运动。

（2）运动强度应适中并循序渐进，避免高强度运动导致血压急剧升高。

（3）运动时可能会出现血压波动，因此运动前后要加强血压监测，根据血压水平调整药物治疗方案。

（4）如果高血压人士在运动过程中出现任何不适症状或血压控制不佳，应及时停止运动并就医。

（5）除了运动干预，原发性高血压人群还需要注意保持良好的生活习惯，如戒烟限酒、合理饮食、保持心理平衡等，以综合控制血压水平。

第四节　运动干预与安全

在激情四溢的运动场上，无论是身经百战的专业运动员，还是热爱运动的一般爱好者，都不可避免地遇到各种运动损伤。掌握这些运动损伤的真面目，将有助于我们更加游刃有余地预防和应对它们。

一、常见的运动损伤

√ 肌肉拉伤

肌肉拉伤，顾名思义，就是肌肉或韧带在运动过程中受到急剧收缩或过度牵拉导致的损伤，如韧带撕裂、肌肉断裂等[8]。

大腿后侧是肌肉拉伤的“重灾区”，除此之外，小腿肌肉、腹直肌、背部肌肉和上臂肌肉等部位也是易拉伤的“高频区”。拉伤的症状主要包括疼痛、肿胀和局部压痛。

√ 扭伤

扭伤主要发生在关节周围的韧带处，这些坚韧的纽带像守护神一样守护着我们的关节。然而，当韧带遭受过度拉伸或撕裂时便会发生扭伤。

在众多扭伤部位中，踝关节扭伤最常见，症状包括跛足、肿胀、皮下淤血等。

√ 骨折

骨折的发生是由于外力对骨骼完整性的破坏或连续性的中断。在运动中，骨折的概率更是居高不下，原因无他，皆是摔倒、撞击或过度用力等不当行为导致的。

骨折并不局限于某个部位，四肢骨折在运动中尤为常见。当骨折“光临”时，疼痛、肿胀、变形以及关节失去功能等症状接踵而至，给我们的生

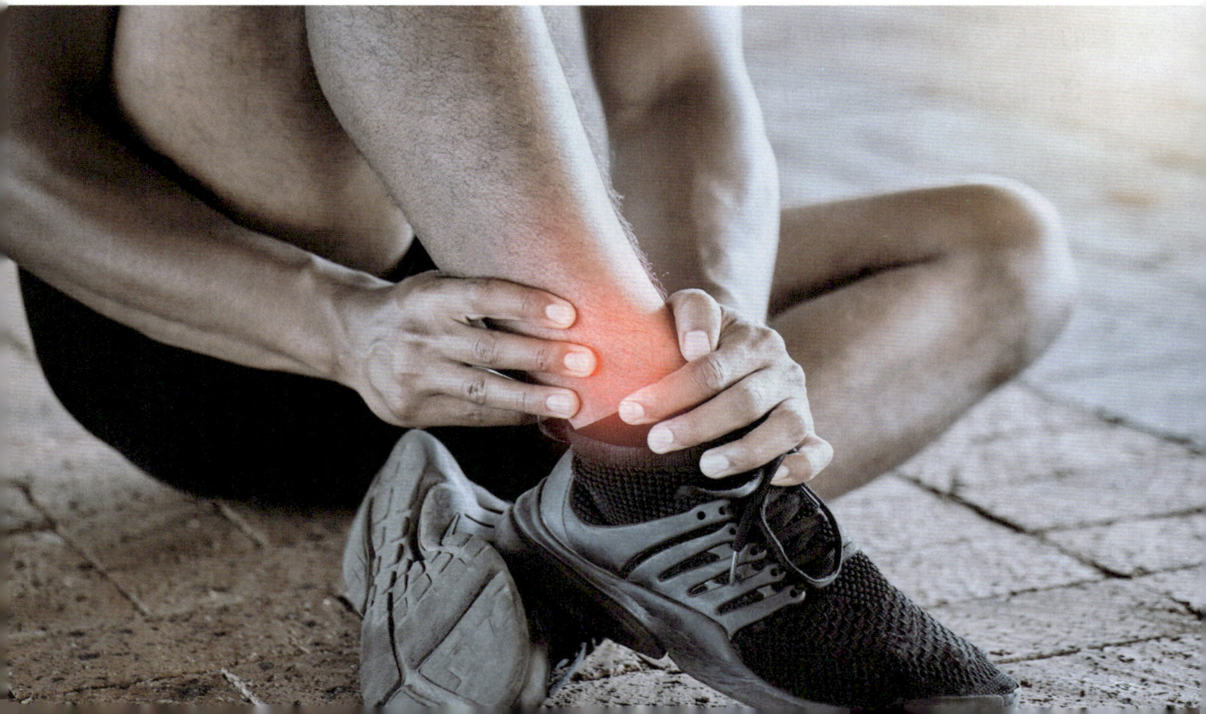

活带来诸多不便。

√ 脱臼

“脱臼”这个词，听起来就让人心生恐惧，通常是关节承受了强大的冲击力或扭曲力导致关节头从关节窝中滑出。

脱臼最明显的症状，就是疼痛。那种刻骨铭心的痛感，会让你瞬间明白什么叫“痛不欲生”。同时，关节周围会迅速出现肿胀。关节的功能也会受到影响，变得无法正常运作。更糟糕的是，脱臼的关节可能会发生变形，让人不寒而栗。

√ 关节炎

长期过度使用某些关节，悄然无声地催生了一枚“定时炸弹”——关节炎。膝关节炎、腕关节炎和肩关节炎是关节炎的三大“巨头”，常见的症状包括关节疼痛、僵硬和肿胀。

二、运动损伤的自我处理

√ 休息

运动损伤后，要暂停所有运动，给身体一个喘息的机会。这么做可以防止损伤进一步加剧，让身体有足够的时间去疗伤和修复。

√ 冷敷

受伤初期，冰敷是个不错的选择。冰敷可以收缩血管，减轻肿胀和疼痛。你可以选择用毛巾包裹冰袋，或者直接用冷湿毛巾敷在受伤处，每次大约10分钟，每隔3小时重复一次。

√ 抬高

如果受伤的部位在四肢上，那就尽量把受伤部位抬高，这样可以减少血液淤积和肿胀。

√ 药物治疗

适当使用一些非处方药，如止痛药或消炎药，可以缓解疼痛和肿胀。但请务必按照药物说明书的用法和用量来使用，如有需要，要及时就医，并避免长期使用。

√ 寻求专业帮助

如果自我处理后病情并未明显好转，或者受伤较重，务必及时寻求专业医生的帮助。医生会进行进一步的检查和诊断，并为你量身定制更精确的治疗方案。

三、预防运动损伤的方法

√ 风险评估

在开始运动之前，进行一次全面的风险评估至关重要。这包括心肺功能评估和运动损伤风险评估两大方面。通过科学、系统的评估，我们能更好地了解自己是否适合运动、适合哪种类型的运动，以及如何在运动过程中最大限度地降低损伤风险。

运动风险自我筛查可以使用体力活动准备问卷（PAR–Q），此问卷适合15 ~ 69岁的人群。体力活动准备问卷调查内容见表8–4。

表 8-4　体力活动准备问卷

请认真阅读以下 7 项问题，并如实回答	是	否
①医生是否曾经告诉过你患有心脏病或高血压?		
②在日常生活中或参加体力活动时，是否出现过胸痛?		
③在过去的 12 个月中，是否因头晕而失去平衡或直觉? 如果你的头晕与过度通气有关，请选择“否”		
④是否确诊患有其他疾病（除心脏病和高血压外）?		
⑤是否正在服用治疗慢性疾病的药物? 若选“是”，请填写疾病和药物名称:		
⑥目前（或近 12 个月内）是否存在骨、关节或软组织（肌肉、韧带或肌腱）的损伤问题，活动量大时是否情况有所加重? 如果曾经有损伤但不影响现在的体力活动，请选择“否” 若选“是”，请填写存在的问题: ______________		
⑦医生是否说过你应该在医务监督下进行体力活动?		

如果你在上述问卷的问题中有一个回答是“是”，那就需要在开始运动之前先去找专业人士咨询一下。但是，如果你回答的所有问题都是“否”，那你就可以开始执行你的运动计划了。不过，即使这样，你也应该循序渐进地、一步一步地来进行运动。

√ 热身和拉伸

在投身每一次激情四溢的运动之前，别忘了做好热身和拉伸准备。一场恰到好处的热身运动不仅能提升体温，还能增强肌肉的弹性和延展性。这样不仅能降低运动损伤的风险，提升运动成效，还能预防肌肉僵硬导致的肌力减弱和肌肉拉伤[9]。让肌肉更具弹性和灵活性，受伤的风险自然也就能降到最低。

√ 合适的运动装备

穿上专业级运动装备，让运动变得更轻松、更安全！一款适合你的运动鞋、一套透气舒适的运动服装，再加上必要的护具，将成为你健身道路上的得力助手。

选择一双具备卓越支撑和缓冲功能的专业运动鞋能有效缓解地面对脚部的冲击力，保护你的关节。

要想在运动时保持清爽、舒适，一定要选择具有良好透气性的运动衫。它们能让你的肌肤呼吸自如，排出汗水，让你在运动过程中始终保持干爽。此外，一条合身的运动裤也是必不可少的。它既能避免束缚感，又能确保运动过程不受干扰。

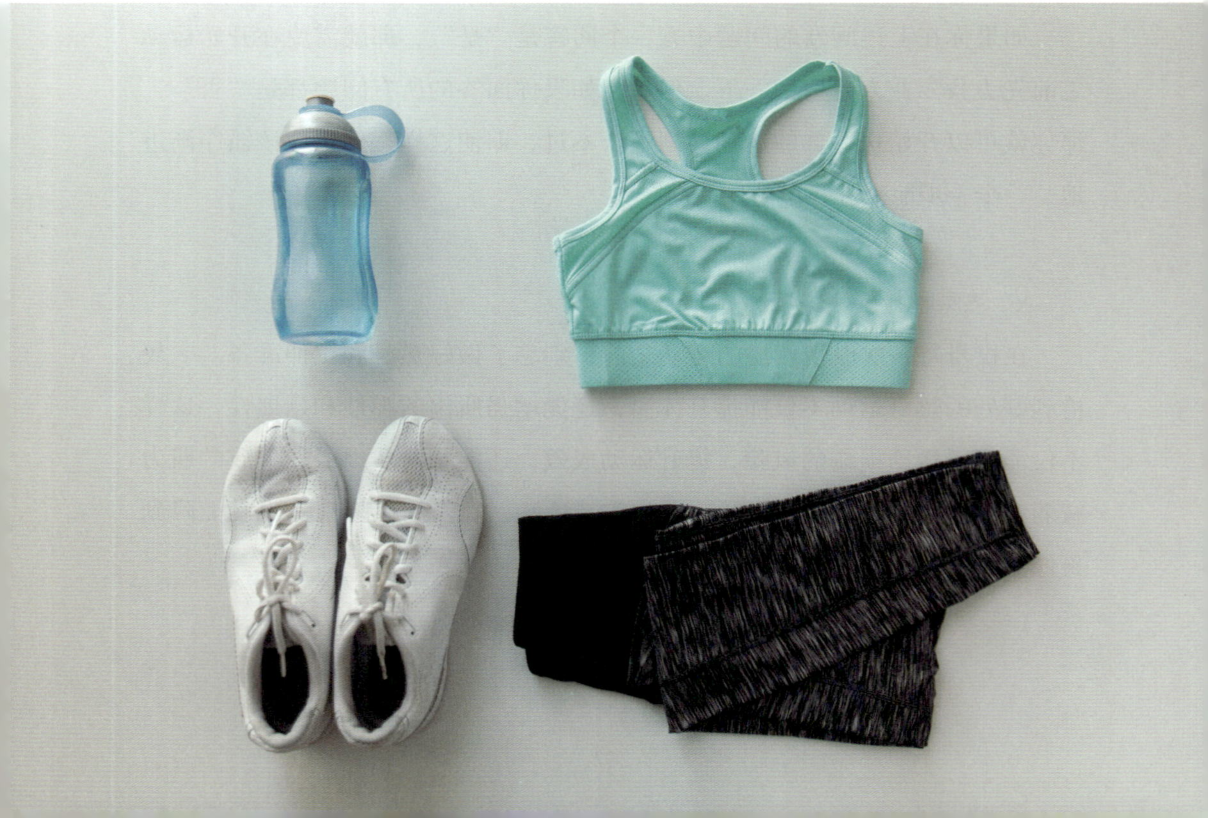

√ 逐步增加运动强度

运动养生，科学健身至关重要。要让身体逐渐适应运动，务必遵循循序渐进的原则。

首先，量力而行。每个人都有自己的体能基础，因此在开始运动之前，请先了解自己的身体状况，选择适合自己的运动项目和强度。从小运动量开始，逐步增加，让身体有足够的时间适应和准备。

其次，运动过程要循序渐进。不要企图一口吃成一个胖子，运动量的增加应逐步进行。从简单的热身运动开始，逐步加入有氧运动和力量训练。让身体在每一个阶段都有时间适应，避免突然增加运动强度或时长。

√ 保持良好的身体状态

保持充足的睡眠、均衡的饮食和适度的运动，无疑是通往健康体重的金钥匙。它们能帮助我们维持身体的最佳状态，同时降低受伤的风险。

√ 正确的运动姿势

运动的好处毋庸置疑，但错误的运动姿势可能给我们的身体带来伤害。参加由专业人员指导的运动课程，学习正确的运动姿势和技巧能够帮助我们减少运动中的损伤。

√ 注意运动环境

追求运动安全，选择合适的运动环境至关重要。理想情况下，我们应该优先考虑专业的运动场馆或运动地面。这些场所具备专业设施，有助于我们更好地开展运动，避免因场地条件不佳而导致的运动损伤。

然而，在现实生活中，我们可能总是无法找到理想的运动场所。在这种情况下，我们也应尽量选择缓冲性较好的地面，如橡胶、塑胶等材质。这类地面可以有效减轻关节承受的压力，降低运动损伤的风险。同时，还要确保场地平整、干净，避免在湿滑或不稳定的地面上进行运动。

√ 注意身体感受

在运动实践中，不妨将身体感受视为最珍贵的指南针。它能帮助我们更好地了解自己的身体状况，确保在锻炼中避免过度疲劳和潜在的风险。当我们感受到疼痛或不适，这是身体发出的警示信号，提醒我们放慢脚步，及时寻求专业建议。

√ 掌握应急处置技能

在日常生活中，运动损伤难以避免。如何及时应对，降低伤害程度？

（1）保持冷静，迅速评估伤情。遇到意外伤害时，首先要做到的是保持冷静。迅速评估伤情，判断受伤程度，以便采取恰当的救治措施。

（2）出血控制。若受伤导致出血，应立即采取措施进行止血。可以使用干净的纱布、衣物等压迫伤口，同时抬高受伤部位，以减缓出血速度。

（3）疼痛缓解。对于疼痛明显的伤者，可采取局部冷敷的方法缓解疼痛。冰袋或冷毛巾敷在受伤部位，有助于缩小血管，减轻肿胀和疼痛。

（4）关节损伤处理。关节损伤时，应限制受伤关节的活动，避免加重损伤。用绷带、夹板等固定受伤部位，并及时就医。

（5）骨折处理。遇到骨折情况，切勿随意搬动伤者。应尽量保持伤者原位，用干净的布料包裹受伤部位，并尽快送往医院就诊。

（6）肌肉拉伤处理。肌肉拉伤时，可采取局部冷敷和热敷的方法。初期冷敷，以减轻疼痛和肿胀；后期热敷，促进血液循环和松弛肌肉。

参考文献

[1]晏紫涵．田径运动在全民健身中的作用及实施途径[J]．文体用品与科技，2023 (15)：16–18．

[2]熊文丽．运动干预神经递质分泌改善睡眠[J]．当代体育科技，2023，13 (29)：24–27．

[3]吴为群．体重管理职业水平评价教材[M]．北京：中国医药科技出版社，2020．

[4]NIAS营养学国际研修项目组．现代体重管理系统[M]．南京：江苏凤凰科学技术出版社，2018．

[5]李璐雯，邓寒池．体育与健康课程中Tabata训练法的价值特征与实施策略[J]．体育科技文献通报，2023，31 (06)：151–152．

[6]刘敏，李玉华．女性特殊生理期的运动与营养需求[J]．体育科技，2013，34 (02)：70–72．

[7]沈健华．更年期女性的骨质疏松与营养干预[J]．实用妇科内分泌电子杂志，2019，6 (34)：98．

[8]续姜．田径运动训练中的常见损伤及预防研究[J]．鄂州大学学报，2023，30 (04)：88–90．

[9]李宗元．试论体育锻炼中运动损伤的预防[J]．田径，2023 (10)：81–83．

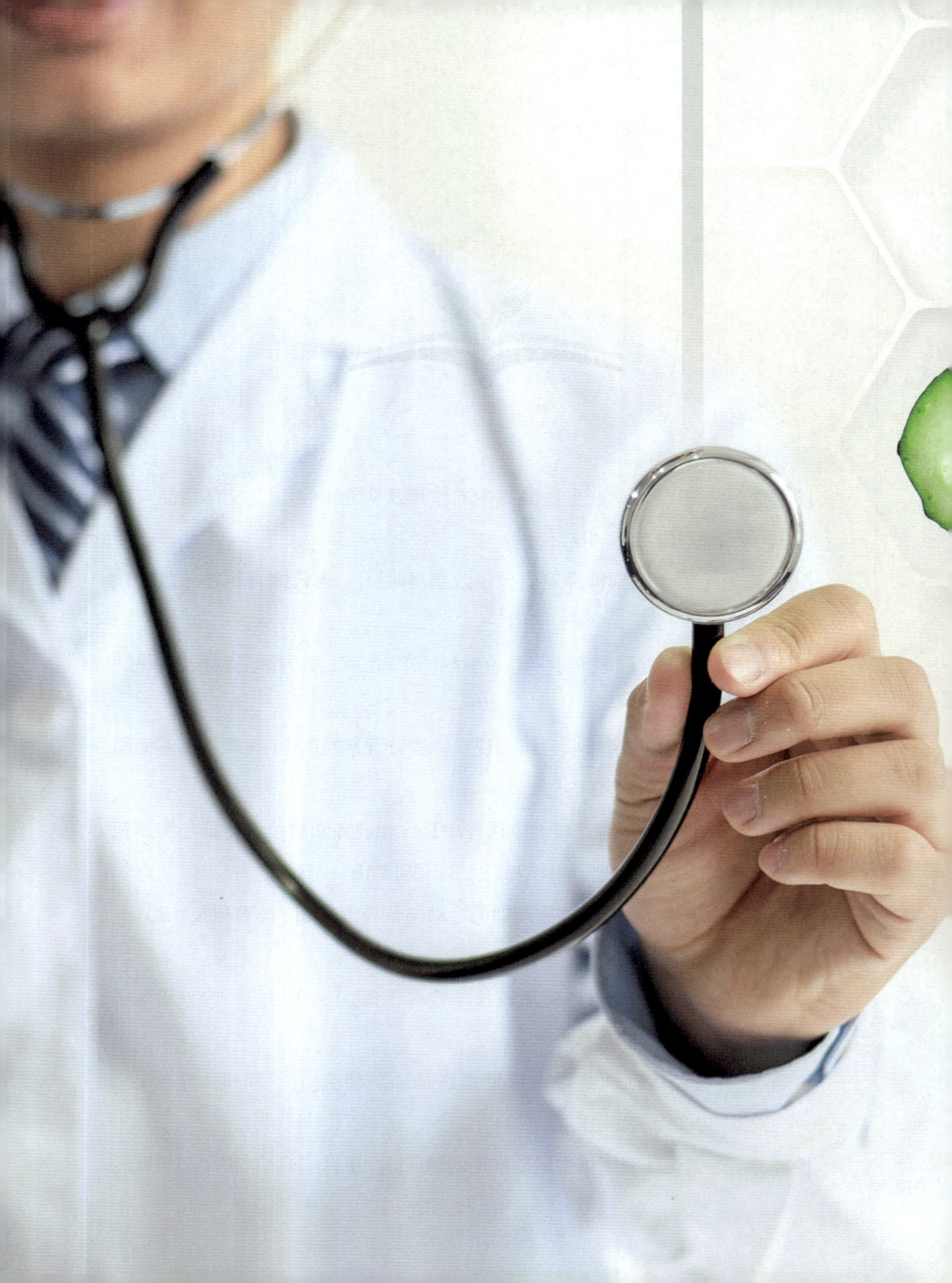

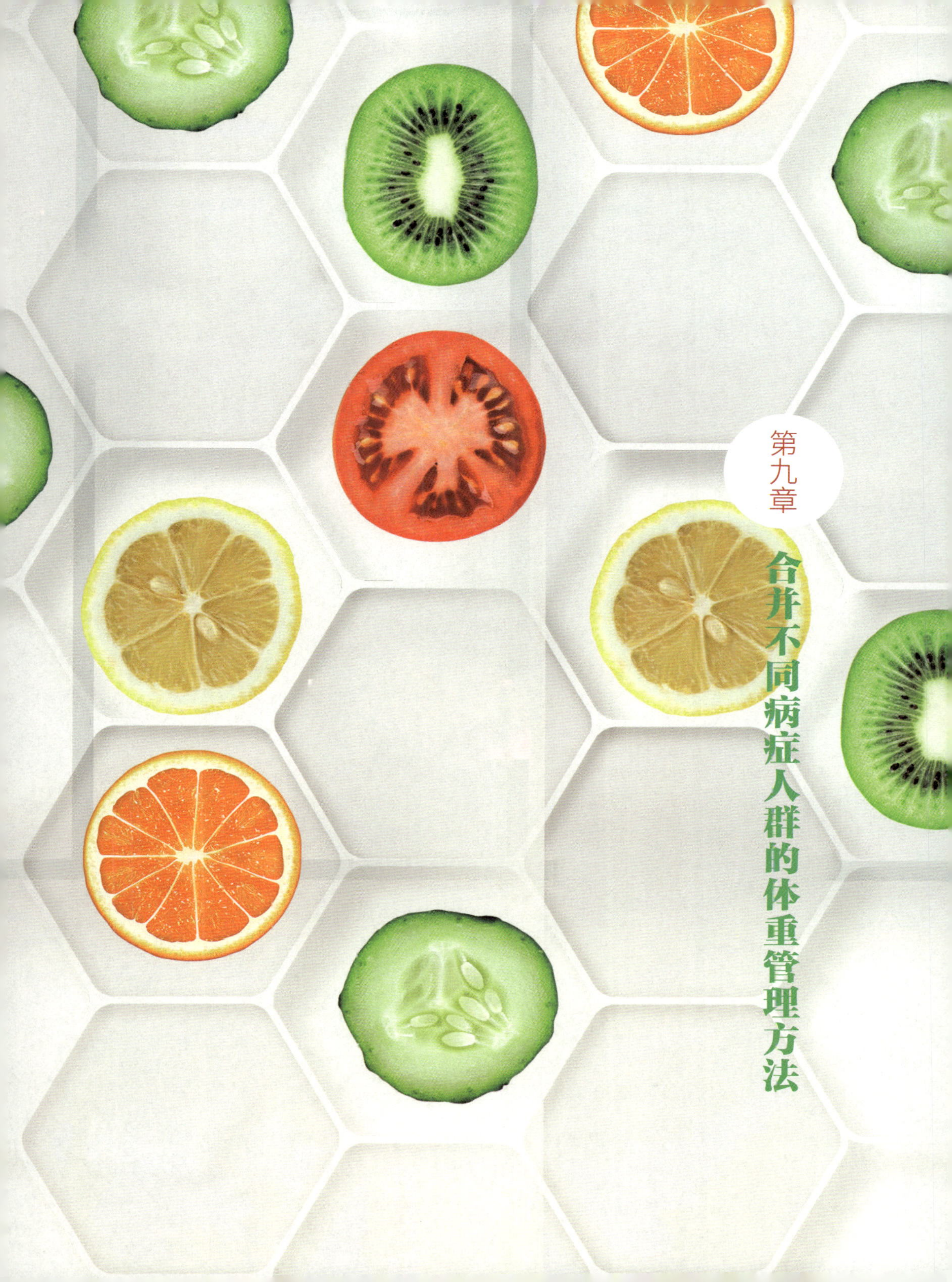

第九章

合并不同病症人群的体重管理方法

在探索体重管理的道路上，我们时常会发现，大多数肥胖的朋友并非仅需应对肥胖这一单一问题。他们往往伴随着高血压、高血脂、多囊卵巢综合征等多种病症。面对这类合并不同病症的人群，我们的首要任务是明确哪个问题最为关键。

以一位肥胖症朋友为例，他同时患有慢性肾脏病和高血压。在进行体重管理时，我们需要根据疾病的严重程度为疾病排优先级，确保当前最主要的问题得到优先解决。如果该肥胖人士合并的症状暂不适合减重，我们会先针对其主要病症进行管理，待病情稳定后再制订减重计划。

在处理合并症时，我们必须遵循科学原则，而非仅凭感觉随意指导。比如，针对某一种疾病我们可以查阅相关治疗指南、专家共识和科学研究，或参考专业书籍。尤其在饮食调理方面，切莫依赖小偏方治疗，而应确保指导方法的正确性。

另外，我们要对解决的问题有一个预估，比如腹泻、便秘、发热这类问题干预几天就可以见效；而糖化血红蛋白、尿酸、血脂的变化可能需要几个星期甚至几个月才能见效；像脑卒中、冠心病甚至需要长期观察。因此，我们要事先与肥胖人士和家属沟通，让他们知道可能在什么方面、什么时候有变化。不然他们会对当前的干预方法产生疑问：为什么干预一个星期了，我的血脂还是没有降到正常水平？

接下来我们就来了解一下几种常见病合并肥胖症的体重管理方法。

第一节 冠心病

冠心病，这个病大家一定不陌生。近年来，它的发病率和死亡率呈现持续上升的趋势，已经毫无争议地成为威胁我们健康和生命的“头号杀手”。让我们一起来揭开冠心病的神秘面纱，深入了解这个无处不在的隐形杀手，为我们的健康保驾护航。

一、冠心病的定义

我们的心脏犹如一个精密的发动机，依赖着大小动脉和静脉输送养分和氧气。其中，冠状动脉是负责为心脏供血的主要动脉。它们如同一条条生命

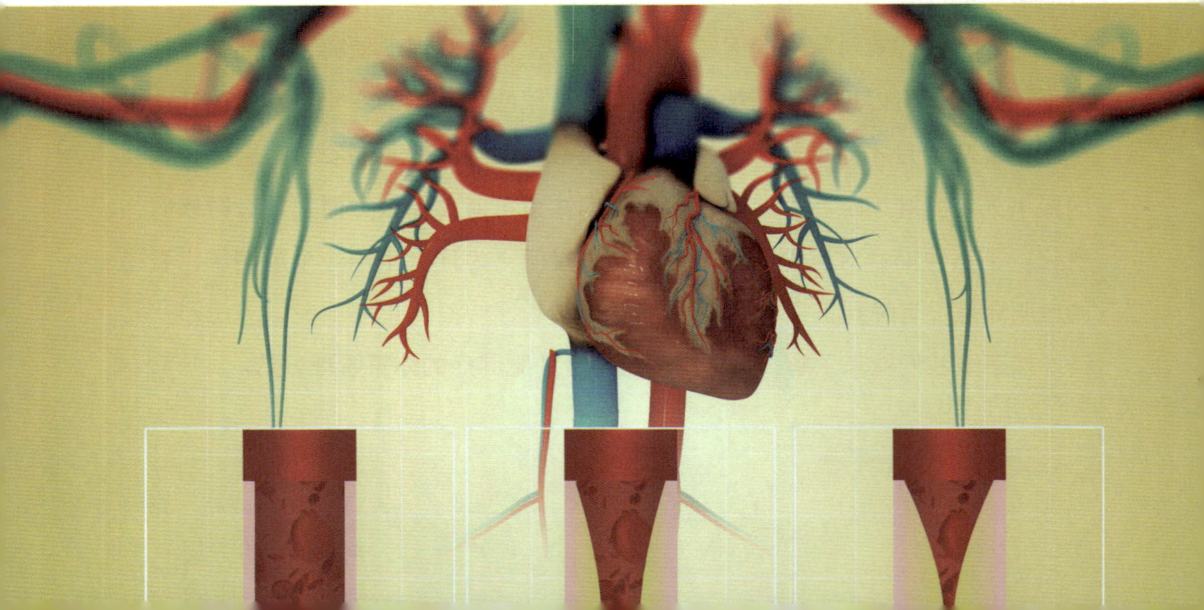

线，为心脏输送着充足的能量和营养。

然而，当冠状动脉受到血脂沉积等影响，导致血管腔狭窄或阻塞，心脏所能获得的能量和营养就会大打折扣，进而引发心肌缺血、缺氧，甚至坏死，最终演变成冠心病。

二、肥胖与冠心病的关系

肥胖与冠心病的关系就像一对好兄弟，亲密无间。肥胖就是一个隐形杀手，悄悄地在你体内埋下冠心病的种子。当肥胖的朋友遭遇血脂异常、血压升高和葡萄糖耐量下降等问题时，冠心病便有可能生根发芽。

为何肥胖会引发冠心病呢？不妨这样理解：肥胖的朋友们往往热爱美食，尤其在节假日，大鱼大肉地胡吃海塞让热量摄入过多，体重也随之飙升。这就像在体内埋下一颗定时炸弹，不仅会使血液中的胆固醇浓度上升，还会让血压居高不下，加重冠状动脉的病变。

三、冠心病人群的体重管理原则

√ 限制总能量，保持适宜体重

控制总能量摄入，这是体重管理的关键，也是冠心病管理的核心。对于冠心病人群来说，每天摄入的总能量必须与年龄、性别、生理代谢特点和身体活动强度相适应。一般来说，每日摄入量控制在25 ~ 30 kcal/kg是比较理想的。

在限制膳食总能量的同时，别忘了结合身体活动，让体重保持在适宜的范围。合适的体重，可不仅仅看数字，还要考虑年龄和身体的一些成分比例，比如瘦体重比例和体脂率等。理想的状态是，BMI值在18.5 ~ 23.9 kg/m^2之间，腰围小于90/85 cm（男/女）。

√ 控制胆固醇的摄入量

胆固醇在血液中犹如一名狡猾的“罪犯”，潜伏在我们身体里，悄悄地侵蚀着心血管。而在众多心血管疾病中，它最钟爱的“犯罪”目标就是冠心病。

那么，谁最容易成为这个“罪犯”的受害者呢？答案就是那些肥胖的朋友。因为肥胖朋友的血液中胆固醇含量往往高于健康成年人，他们就像被胆固醇“标记”的目标，更容易遭受心血管疾病的侵袭。

所以，为了心血管健康，我们必须严防死守，限制胆固醇的摄入。专家建议，动物源性胆固醇的摄入量应控制在每日200 mg以下。这样才能降低胆固醇在我们身体里“兴风作浪”的风险。

√ 控制脂肪的摄入量

想象一下，一场美食盛宴，香气四溢，各式佳肴琳琅满目。突然，你瞪大眼睛，惊呼：“天哪！这些都是脂肪！”然后，你果断挥舞手中的锅铲，将一切含脂肪的食物扫地出门，只剩下一碗白水煮青菜孤零零地摆在餐桌上。且慢！这样的做法，可真是有点“走火入魔”了！

要知道，脂肪家族并非全员反派。其中的一些必需脂肪酸，不仅是我们人体不可或缺的重要营养素，更是体重管理和降低血脂的好帮手。它们可真冤枉啊！所以，别再一棍子打死所有脂肪。

限制脂肪摄入，主要是限制反式脂肪酸的摄入，它可是危害健康的“超级反派”。然而，多不饱和脂肪酸和单不饱和脂肪酸可是你的贴心“闺蜜”，在控制脂肪摄入的同时，可要善待它们！尤其是n-3系列和n-6系列多不饱和脂肪酸，它们可是为你量身打造的“健康守护神”。

每日摄入脂肪总量可别超过膳食供能的25%，否则可就“翻船”啦！单不饱和脂肪酸适量来点，占总能量的10%左右，让身体充满活力。多不饱和脂肪酸可要充足，它们占总能量的6%～10%，让你的生活更加美好。

√ 补充植物甾醇

植物甾醇，又称植物固醇，与胆固醇的结构相似，堪称大自然的巧妙之作。它广泛存在于植物油、坚果、豆类等食物中，为我们的健康保驾护航。

植物甾醇拥有神奇的力量，能够抑制胆固醇的吸收，降低血液中的胆固醇浓度，从而降低心血管病的风险。它就像一位默默无闻的勇士，在我们体内发挥着保护作用。对于冠心病和肥胖人群来说，选择富含植物甾醇的植物油无疑是明智之举。

然而，也不能过量摄入植物油以获取更多的植物甾醇。因为过量的油脂摄入会对健康产生负面影响。那么，如何才能既补充植物甾醇，又保持健康的饮食习惯呢？一般来说，每天摄入25～30 g的食用油是较为适宜的。

值得一提的是，植物甾醇已被我国批准为新资源食品，并建议每天的食用量不超过3.9 g。

√ 摄入适量的糖类

糖类，被誉为我们身体能量的“引擎”，是生活中不可或缺的元素。然而，当糖类的摄入量超过机体所需，它们便会摇身一变，化作脂肪藏身于我们的体内。对于冠心病和肥胖的朋友而言，这些额外的脂肪无异于雪上加霜，加重了他们的病情。

如今，人们对单糖、双糖等精制糖的危害日益关注，原因很简单，它们能轻易地穿过肠道，涌入我们的血液。因此，控制糖类的摄入对于预防冠心病而言，至关重要。我们提倡以多糖类为主的食物摄入，尽量减少精制糖的摄入，甚至完全避免。

粗粮、水果和蔬菜不仅富含天然糖分，还拥有丰富的膳食纤维和维生素。在帮助管理体重的过程中，它们也对冠心病的预防起着至关重要的作用。

√ 摄入适量的蛋白质和植物蛋白优先

在体重管理中，蛋白质，尤其是植物蛋白的摄入，堪称至关重要的一环。蛋白质就像身体的高级燃料，不仅助力我们实现体重管理目标，还能让身体更强壮，更有活力。那么，如何才能让这份能量源源不断呢？

首先，建议蛋白质摄入量应占每日能量供应的15%～20%。这个比例中的植物蛋白应占据一席之地，如大豆及豆制品、全谷物等。它们不仅能提供丰富的蛋白质，还富含膳食纤维和其他营养素，让你在管理体重的过程中更加游刃有余。

而在动物蛋白中，鱼类则被誉为最佳的蛋白来源。尤其是海鱼，它们身上携带的大量多不饱和脂肪酸，就像心脏和体重的守护神。研究表明，这些脂肪酸能有效降低冠心病的患病风险，同时对体重管理起到积极作用。

√ 摄入足量的矿物质和维生素

在追求健康管理的道路上，矿物质和维生素的摄入同样不容小觑。我们的目标是确保营养素的摄入既不过量，也勿缺漏。首先，钠的限制摄入至关重要，每日钠盐摄入量应控制在5 g以下。接下来，要增加新鲜蔬菜的摄入，同时适量摄入低GI水果，以确保维生素充足，包括B族维生素、维生素C、维生素E等。

√ 摄入足量的膳食纤维

膳食纤维犹如血脂的调节大师，它具有降低甘油三酯和胆固醇的神奇功效。对于冠心病人群来说，膳食纤维的摄入量每日应达到25～40 g，而且要注意摄入可溶性膳食纤维，以达到7～13 g/d。

第二节　多囊卵巢综合征

在日常生活中，或许你曾遇到过这样一些女性朋友：她们身材丰满、体毛较多，月经周期不规律，甚至脸上还会时不时冒出痤疮。平时，这些症状并未引起她们的足够重视，总觉得不过是生活中的小困扰。然而，当她们计划怀孕时，却发现事情并非如此简单。原来，这些女性朋友很可能患上了多

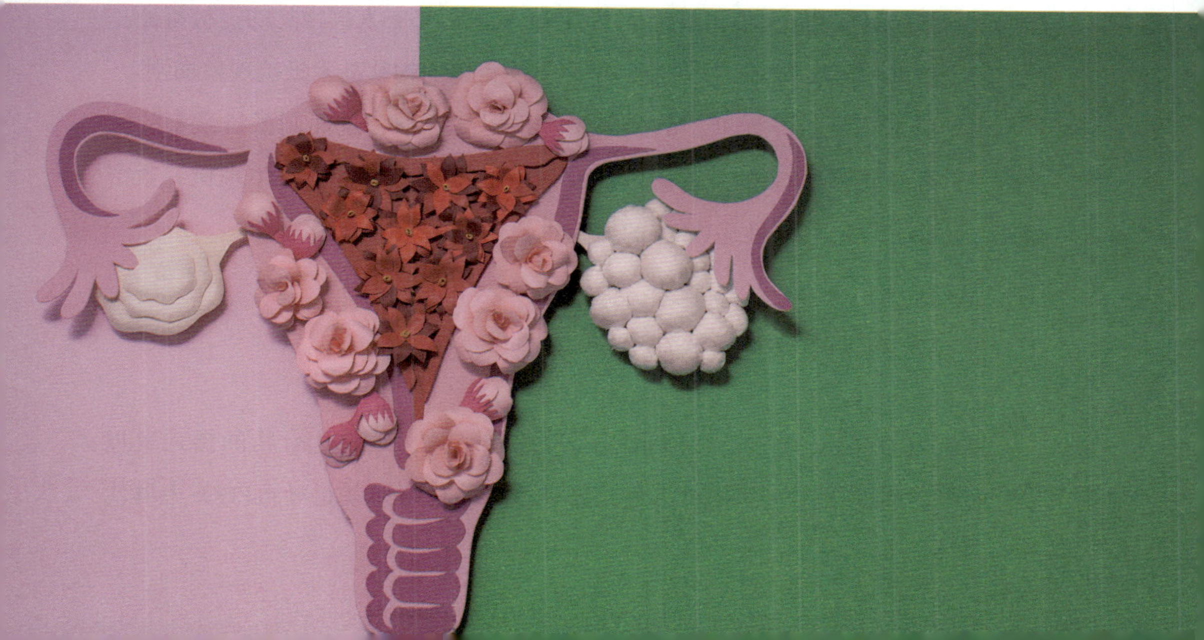

囊卵巢综合征!

一、多囊卵巢综合征的定义

多囊卵巢综合征（PCOS）是处在生育年龄的妇女常见的一种复杂的内分泌及代谢异常导致的疾病，这个疾病的特征是慢性无排卵（排卵功能紊乱或丧失）和高雄激素血症（妇女体内男性激素产生过剩），是最常见的女性内分泌疾病。

二、肥胖与多囊卵巢综合征的关系

PCOS，这个看似陌生的名词，其实影响着我国高达8%～13%的育龄女性。更令人惊讶的是，其中超过50%的女性伴随着肥胖。那么，PCOS与肥胖之间究竟有着怎样的关联呢?

观察一下，你身边有没有这样一些人，他们肚子上的肉堆积如山，而四肢却相对纤细？这就是我们所说的向心性肥胖，也是PCOS人群常见的身材特征。他们的脂肪堆积得不均匀，内脏脂肪增多，使得体内的胰岛素抵抗现象加剧。

由于胰岛素抵抗，血液中的胰岛素水平居高不下，进而刺激雄激素的过度分泌，而这正是PCOS的关键病因。没错，肥胖与PCOS的病理生理机制紧密相连，超重和肥胖的女性患PCOS的风险也会相应增加。

三、多囊卵巢综合征人群的体重管理原则

患有PCOS的女性，往往能量摄入过高，脂肪、碳水化合物的摄入量过多，而蛋白质的摄入比例相对不足，这种饮食结构可能就是导致PCOS人群代

谢紊乱和肥胖发病率较高的“罪魁祸首”。那么，如何破解这一难题呢？答案就是能量摄入控制和饮食结构调整。

√ 限制总能量摄入

对患有PCOS的女性朋友来说，控制总体能量摄入是解锁瘦身之谜的关键，同时还能降低血液中的睾酮和低密度脂蛋白胆固醇水平。对于那些超重或肥胖的PCOS人群来说，限制总能量摄入要比仅仅调整营养素比例更加重要。

√ 降低碳水化合物的摄入

胰岛素在人体内发挥着至关重要的作用，它调控着血糖水平，影响着代谢和生殖等多个方面。而碳水化合物作为能量的主要来源，又能刺激胰岛素的分泌。对于PCOS人群来说，胰岛素水平的升高可能导致一系列内分泌和生殖问题。

那么，如何降低胰岛素的分泌水平，从而改善PCOS人群的生活质量呢？

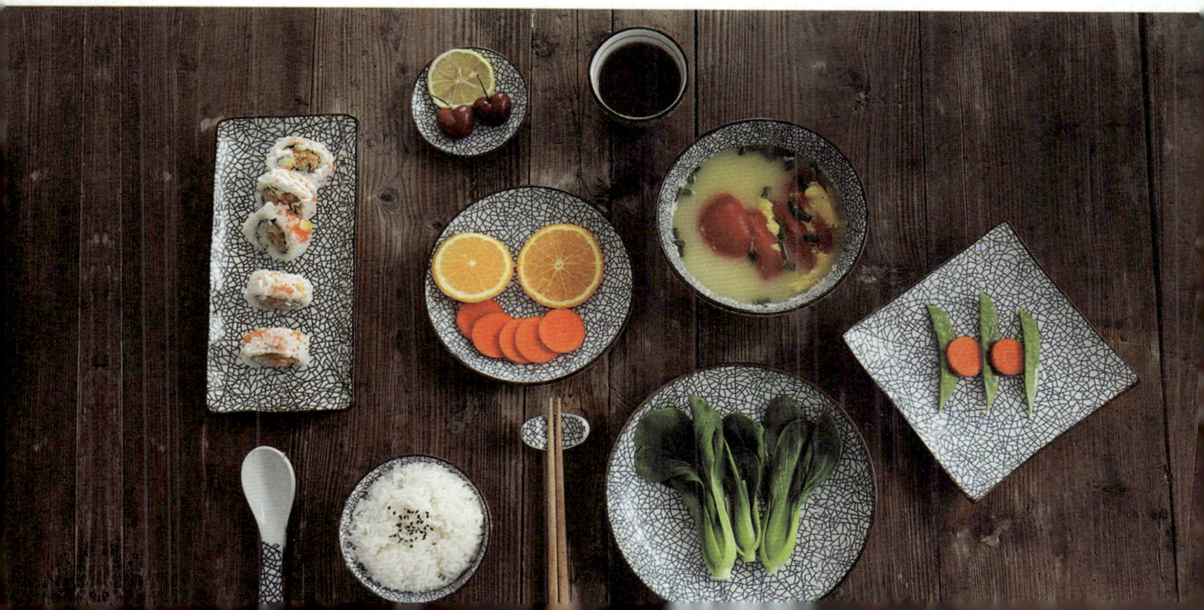

答案就是减少碳水化合物的摄入。少吃含碳水化合物多的食物，如白米、面食、甜食等，可以帮助减少胰岛素的分泌，进而对改善生殖健康和内分泌平衡产生积极效果。

值得一提的是，降低碳水化合物的摄入在体重管理过程中也是至关重要的。研究发现，适量减少碳水化合物的摄入，有助于控制体重，从而降低PCOS人群患上糖尿病、心血管疾病等慢性病的风险。那么，究竟摄入多少碳水化合物才合适呢？我国权威机构——中国营养学会在每日膳食推荐量中提出，健康体重的成年人碳水化合物的摄入应占每日摄入总能量的50%～65%。而对于超重或肥胖的PCOS人群来说，应根据自身情况适度降低碳水化合物的供能比。

√ 提高优质脂肪的摄入比例

在追求完美体重的道路上，优质脂肪的摄入可是你的得力助手。它不仅在管理体重时为你保驾护航，还能为你带来诸多益处。

劣质脂肪这个“坏蛋”，会加剧胰岛素抵抗，破坏脂代谢平衡，让身体陷入困境。对于患有PCOS的朋友来说，这可是个致命的打击。不过别担心，我们有解决问题的方法。

在饮食中加入长链n-3多不饱和脂肪酸，它可是种神奇的物质，能显著降低具有生物活性的雄激素浓度，助你摆脱困扰。每日摄入的脂肪供能比低于30%，增加不饱和脂肪酸尤其是n-3脂肪酸的摄入比例，会让身体更健康。

√ 适当增加蛋白质的摄入比例

根据我国膳食营养素参考摄入量（DRIs）的建议，健康成年人每天的蛋白质摄入量应占总能量的10%～20%。

而对于那些被肥胖困扰的朋友，短期内适量增加蛋白质摄入，就像给身体按下了重启键。它能够帮助我们改善胰岛素敏感性，让身体的糖代谢恢复正常；同时还能促进肝糖原的分解，为体重管理大战助力。研究发现，如果在总热量不变的前提下，将每天的蛋白质摄入量提高到超过40%，那么肥胖人群的体重、体脂以及血糖都会呈现出明显的下降趋势。

第三节　慢性肾脏病

慢性肾脏病又被称为“沉默的杀手”，由于发病悄无声息，病情大多进展缓慢，往往容易被人们忽视。肾脏是人体排出废物的器官，人体每时每刻都在进行新陈代谢产生代谢废物。肾脏“生病”了，代谢废物就无法排出，身体便会出现各种病症。

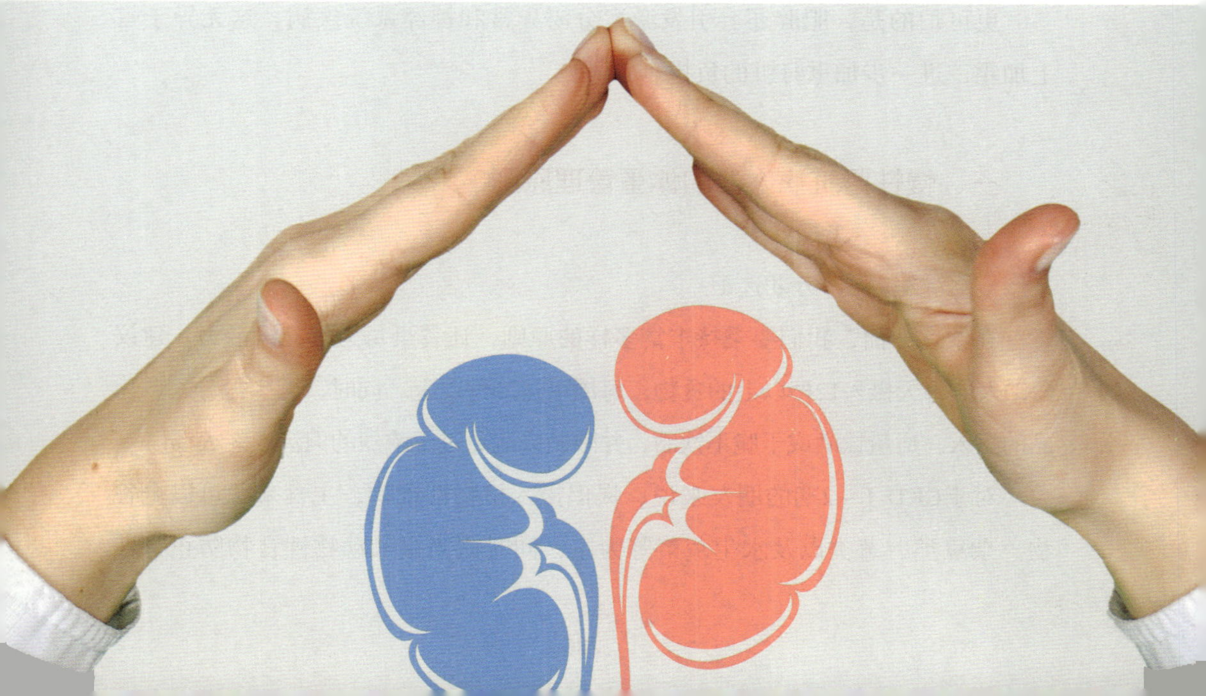

一、慢性肾脏病的定义

慢性肾脏病（CKD）是指各种原因引起的慢性肾脏结构和功能障碍（肾脏损害病史大于3个月）。随着CKD病情的发展，会导致肾功能出现不可逆性的损伤，代谢产物或毒物无法排出而在体内蓄积，最终发展为尿毒症。

二、肥胖与慢性肾脏病的关系

想象一下，你的身体被无数沉重的包袱压着，难以喘息。这种感觉，就像肥胖对人体内脏的压迫，尤其是对肾脏的损害。没错，肥胖就是一个隐形杀手，对我们的肾脏健康构成巨大威胁。

当肾脏被厚厚的脂肪层包围，不仅会压迫肾脏组织，导致局部肾脏组织缺血和缺氧损伤，更会干扰肾脏的正常代谢功能，各种有害物质会在体内肆虐，肾脏疾病也随之而来。

更可怕的是，肥胖还会引发激素分泌异常和神经系统疾病，这无异于雪上加霜，进一步加重肾脏的负担。

三、慢性肾脏病人群的体重管理原则

√ 食物多样，分期选配

在饮食方面，我们要秉持丰富多样的原则，让餐桌每天都充满活力。建议CKD人群每天摄入12种以上的食物，每周可达25种以上。同时，减少盐分、调味品的摄入，适量饮酒或干脆不饮酒，并限制或避免过于浓烈的肉汤或老火汤。

对于CKD 1～2期的朋友来说，提倡摄入植物性食物，主食来源可以全谷物、杂豆类、薯类以及水生蔬菜等为主，同时适当摄入动物性食物防止肾性贫血的发生。

对于CKD 3～5期的朋友而言应实行低蛋白饮食。每日蛋白质摄入总量为0.6 g/kg。在主食的选择上，要兼顾蛋白质的摄入量，其中优质蛋白占 60%。可以选择淀粉含量高、蛋白质含量低的食物，如红薯、土豆、莲藕、山药、粉丝等，替代部分或全部谷类食物。

即使在CKD 5期透析阶段，依然可以摄入植物性食物，依情况适当调整动物性食物、豆类、蔬菜和水果的摄入量。

√ 能量充足，体重合理，谷物适宜，主食优化

对于CKD人群来说，建议每日能量摄入量为30～35 kcal/kg。若你属于超重或肥胖人群，可通过减少500～750 kcal的能量摄入，让体重回归到适宜范围。那么，怎样的体重才算适宜呢？这可以根据BMI来判断。一般来说，BMI控制在18.5～23.9 kg/m^2即为适宜。对于65岁及以上的老年人来说，BMI可适当放宽至20.0～26.9 kg/m^2。

在主食方面，建议CKD 1～2期的人群以谷薯类为主，其中1/3为粗杂粮。而CKD 3～5期的人群则需实行低蛋白饮食，主食应在谷薯类的基础上进行优化。需要注意的是，米面食物中蛋白质含量较高且非优质蛋白质，过多摄入会加重肾脏负担。因此，应适当减少米面食物的摄入，转而选择蛋白质含量较低、能量密度较高的食物作为主食，如红薯、土豆、木薯、山药、芋头、沙葛等，或是红薯粉、土豆粉、木薯粉、西米、绿豆粉丝、豌豆粉丝等制品。水生蔬菜也是不错的选择，如莲藕、马蹄等，既能补充能量，又富含营养。

√ 蛋白适量，合理摄入鱼禽肉蛋奶

CKD人群控制饮食中的蛋白质种类和摄入量至关重要。优质蛋白质应占

蛋白质总摄入量的50%以上。那么，如何挑选适合自己的蛋白质食物呢?

首先，动物性食物中的白肉类食物，如鱼、禽类，是优质蛋白质的来源。而红肉，如猪肉、牛肉、羊肉等，由于脂肪含量较高，应尽量少吃。每周1～2次，每次不超过50 g，即可满足身体需求。当出现肾性贫血时，可以适当增加进食次数，以便补充血红素铁。

其次，蛋类和奶类虽然富含优质蛋白质，但含磷较高，需要适当控制摄入量。鸡蛋每天不超过1个，奶类不超过300 mL，就能满足身体对钙的需求。

最后，植物性食物中的大豆及其制品，如豆腐、腐竹等，是蛋白质和钙的优质来源。因此，在挑选蛋白质食物时，可以优先选择鱼、禽类，其次是大豆类，最后是蛋、奶、畜肉。

记住这个简单的原则：鱼禽类优先，大豆类次之，蛋奶畜肉最后。

√ 蔬菜充足，水果适量

首先，适当进食蔬菜和水果。每天摄入300～500 g的蔬菜，对CKD人群非常重要。值得注意的是，糖尿病和肾病人群可以适当减少水果摄入量，每日100～200 g即可。

其次，当出现水肿或高钾血症时，需谨慎选择蔬果，并计算其中的含水量和含钾量。绿叶蔬菜和瓜茄类蔬菜是优质的选择，清水浸泡并焯水弃汤后食用，口感更佳。水果则可根据个人情况灵活选用。

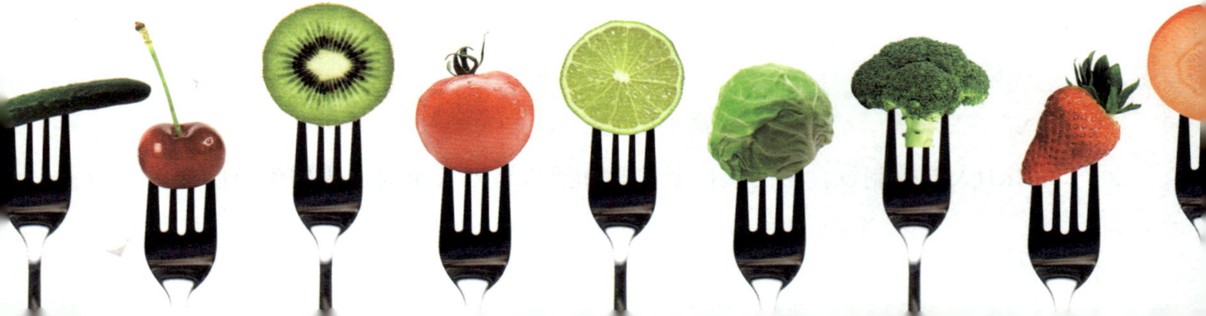

此外，CKD 3～5期的人群在关注水分和含钾量的同时，还需留意蛋白质含量。绿叶蔬菜约含蛋白质2～4 g/100g，瓜菜0～1 g/100 g，大部分水果1～2 g/100 g。选择含蛋白质较少的瓜菜和深色蔬菜、水果，让身体更健康。

蔬果中的化学物质更是神奇的存在，它们通过抗氧化、抗炎及改善肠道菌群等作用，帮助我们抵抗CKD。所以，CKD 3～5期的人群可以多选择含蛋白质少的瓜菜，适当选择深色蔬菜、水果。

√ 少油少盐，限磷控钾

对于CKD人群来说，盐的摄入量需要严格控制。我们建议每日盐摄入量不超过5 g，以免对身体造成负担。同时，避免进食烟熏、烧烤、腌制等过度加工食品，限制酱油、味精、鸡精等调味品的摄入。作为替代，患者可以选择天然味道，如山楂、柠檬、辣椒、花椒、醋等，让美食更加健康。

对于出现水肿的CKD人群，应在专业人士的指导下采取低盐膳食，每日盐摄入量不超过3 g；严重水肿应采取低钠膳食（钠＜1000 mg）或无盐膳食（钠＜500 mg）。

大家都知道，肥肉吃得太多会增加超重及肥胖风险，导致血压、血糖、血脂等指标升高，不利于CKD的控制。因此，CKD人群应适当控制油脂摄入，建议烹调油摄入量不超过25～40 g，脂肪占总能量的比例不宜超过35%。处于CKD 3～5期的人群，一定要注意适当增加富含中链甘油三酯或ω－3脂肪酸的油脂，如亚麻籽油、紫苏籽油等，作为能量补充来源。

CKD人群经常面临高磷血症、高钾血症等并发症。限制饮食中磷的摄入，是防治高磷血症的重要手段。瘦肉、蛋、奶、动物内脏（如肝、肾）等食物含磷丰富，海带、紫菜、芝麻酱、花生、干豆类、坚果、粗粮也不例外。然而，与动物性食物相比，植物性食物中的磷吸收利用率较低。因此，推荐CKD人群的膳食以植物性食物为主，控制每日膳食磷摄入量不超过800～1 000 mg，以维持血磷在正常范围。此外，CKD3 ~ 5期的人群在采取低蛋白饮食的同时，应多选用磷/蛋白质比例较低的食物，兼顾钙磷摄入。

根据具体情况，个体化调整钾摄入量。出现高钾血症的人群应及时就医，同时严格控制高钾食物摄入，每日钾摄入量不超过2 000 ~ 3 000 mg，维持血钾浓度在3.5 ~ 5.5 mmol/L的范围。

√ 适量饮水，量出为入

在人体健康方面，水的重要性不言而喻。对于CKD人群来说，掌握正确的饮水方法，至关重要。

我们的身体就像一部精密的仪器，时刻保持着水盐平衡。对于无水肿且尿量正常的CKD人群，每日饮水量宜控制在1 500 ~ 1700 mL，这样既能满足身体需求，又不会负担过重。

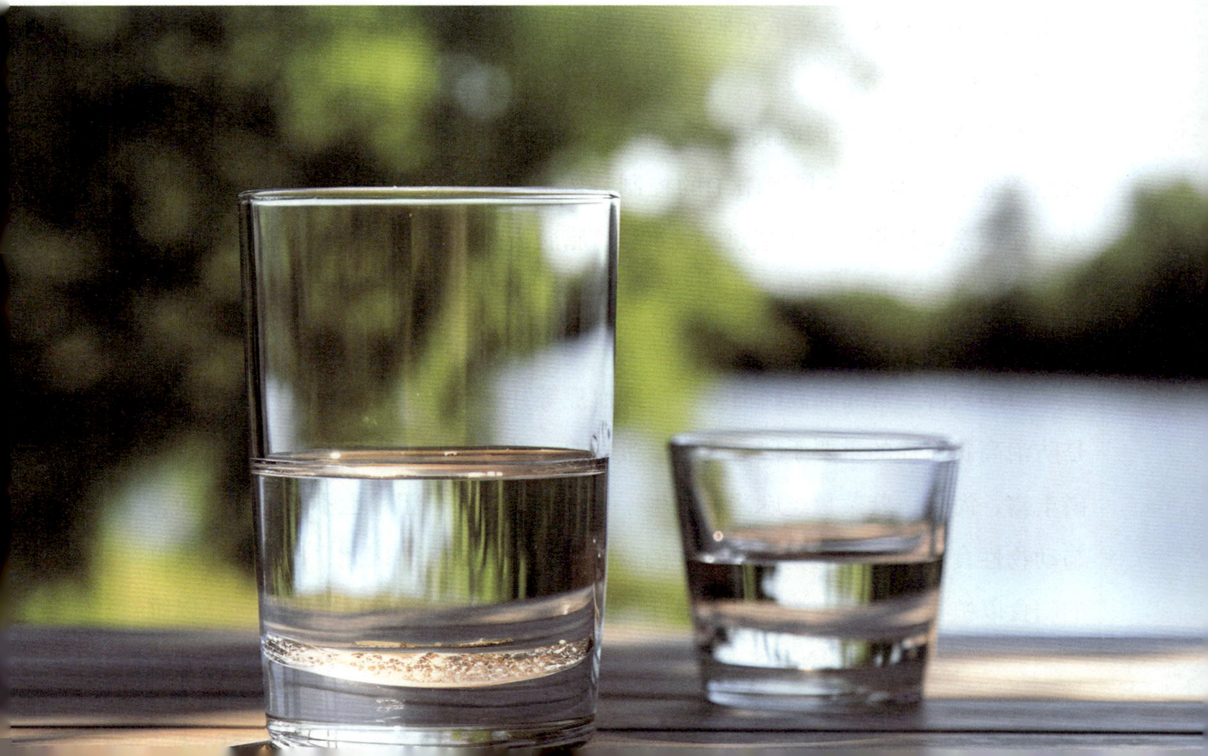

然而，当出现水肿和（或）尿量减少的情况时，CKD人群就需要根据每天的尿液排出量以及透析脱水量等指标，来规划自己的饮水量。记住，原则是“量出为入”，在专业人士的指导下，实行低盐饮食，避免水肿加重。

CKD人群需要更加关注饮食中的水分摄入。那些看似平常的食物，如汤、水果等，可能含有大量水分，过多摄入会加重水肿。因此，在享受美食的同时，也要心中有数，避免“水中毒”。

√ 合理选择营养健康食品，改善营养状况

CKD人群容易出现营养不足，同时还可能伴随微量营养素的缺乏，如B族维生素、维生素D、钙、铁、锌等。如果在实行低蛋白饮食时未采取适当措施，更容易导致营养不良，常见症状包括体重下降、水肿、瘦弱、肌肉减少等。因此，CKD人群需要定期进行营养监测和评估，并接受专业人士的营养指导，以预防营养不足的发生。

一旦发现营养风险，应及时进行膳食调整，并在必要时选用营养健康食品，如膳食营养补充剂、肾病型能量补充剂、特殊医学用途配方食品等，以纠正或预防营养不足。

√ 规律进餐，限制饮酒，适度运动

对于CKD人群来说，保持一日三餐及加餐的时间相对稳定至关重要，以防过度饥饿或暴饮暴食。尽量减少外卖和聚餐，适当享用零食，让美食成为生活的点缀。在加餐的选择上，建议在餐间食用水果、薯类等天然食物，避免过度加工的食品，以呵护肾脏健康。

酒精及其代谢产物对肾脏的损害不容小觑，它们会增加高尿酸血症、糖尿病、心血管疾病等患病风险，进一步加重肾脏负担。因此，CKD人群应严格限制饮酒，尽量做到不饮酒，尤其是CKD 3～5期的人群，应当坚决对酒说“不”。

运动对CKD人群来说也很关键。推荐进行有氧运动、抗阻运动和灵活性运动，每周3～5次，每次30～60分钟的中等强度运动，如快走、骑车、乒乓球、羽毛球、慢跑、游泳等。在条件允许的情况下，每周进行3次抗阻运动，如哑铃、俯卧撑、器械类运动等，有助于增强肌肉力量和耐力。

√ 定期监测，强化自我管理

CKD人群要定期检测自身情况，根据监测结果以及在专业人士的帮助下适时调整膳食、运动、行为和用药量等，保持健康的生活方式，以防治并发症，延缓肾脏疾病进展，提高生活质量。CKD人群定期监测指标见表9–1。

表 9–1　CKD 人群定期监测指标

时间	监测指标
每日	血压、体重、尿量
每周	通过饮食记录监测食物摄入情况
每月	营养风险筛查
每季度或每年	人体成分分析、握力、上臂围、小腿围、腰围或相关生化指标

自我管理能力是决定CKD人群成功执行肾病膳食计划的关键因素。需要重视、学习慢性肾脏病相关知识和自我管理技能，了解食物中能量、蛋白质、钠、钾、磷、钙含量，学习查询食物营养成分和解读营养标签，把自我行为管理融入日常生活中。

第四节　便秘

便秘有多痛苦，大概只有经历过的人才能懂。第一天拉不出来，腿都蹲麻了才挤出一点空气；第三天还是拉不出来，小肚子仿佛怀胎三月；第五天仍然拉不出来，感觉自己整个人都已经是粑粑做的了。健康体重的人便秘都如此难受，更不用说超重和肥胖的朋友在便秘的时候有多艰难了。

一、便秘的定义

便秘是指排便次数减少、粪便量减少、粪便干结、排便费力。

二、肥胖与便秘的关系

许多肥胖的朋友常常饱受便秘之苦，而便秘与肥胖往往如影随形。这两者互为因果，相互影响。

肥胖的朋友腹壁脂肪堆积，使得腹壁厚度增加，进而影响腹肌的收缩能力。在排便过程中，他们往往感到力不从心，从而导致便秘。再者，他们的体重基数较大，活动不便，运动量普遍偏少，这就容易导致肠道蠕动减缓，加大便秘的风险。

此外，肥胖的朋友大多偏爱肉类食物，膳食纤维和维生素摄入不足，使得便秘症状“雪上加霜”。他们中的一部分人在体重管理时，会选择节食这种方式。然而，节食导致的进食量减少以及膳食纤维和水分摄入不足，都对结肠运动产生了负面影响，从而令排便变得更加困难。

三、便秘人群的体重管理原则

√ 摄入优质的植物蛋白质

合并便秘的肥胖人群的蛋白质摄入量其实与健康人并无太大差别，每日蛋白质摄入量占总能量的10%～15%，就能帮助他们维持健康的生活状态。

那么，如何才能让这些肥胖的朋友获得足够的优质蛋白质呢？

对于肥胖人群来说，优质的植物蛋白是他们的最佳选择。优质的植物蛋白不仅能够满足他们的营养需求，还能避免因摄入过多动物性蛋白质导致的体重和血脂增加。

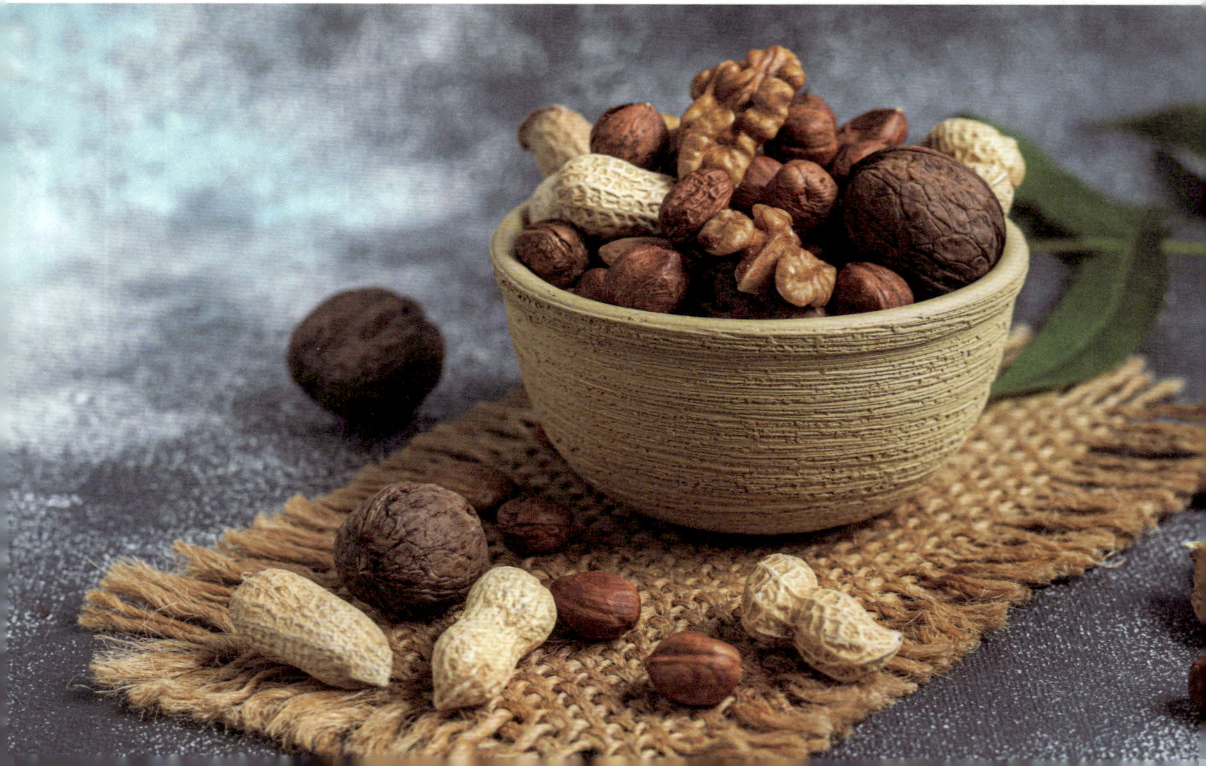

如果你是个肉食爱好者，摄入动物性蛋白质也不是不可以。但请记住，尽量选择鱼类蛋白或禽类蛋白，这样才能在享受美食的同时，兼顾健康。

√ 适当增加含油脂食物的摄入

便秘的朋友不妨增加一些富含油脂的食物，它们可是你的“肠道润滑剂”。像花生、芝麻、核桃，还有花生油、芝麻油、豆油等油脂，都能助你一臂之力，让肠道更加顺畅。

不过，吃油脂多的食物有讲究，并不是所有油脂都能让我们受益，要挑选富含不饱和脂肪酸的食物，这样才能更好地滋养肠道。

√ 适当提高碳水化合物的摄入

肥胖的朋友在遭遇便秘困扰时，可以尝试在短时间内适度增加碳水化合物的摄入。一旦症状基本消失，便可根据排便状况逐渐减少碳水化合物的摄入。此外，尽量减少单糖和双糖食物的摄入，多摄入多糖类食品。

√ 增加水的摄入

水的摄入对促进排便有不可或缺的作用，便秘的时候排出的粪便很干，主要是因为里面缺少水分。因此，要十分注意水的摄入量，切记不能太少。建议保证每日饮水在1500 mL以上，同时，要减少摄入含咖啡因的食物（如浓茶、咖啡等）。

√ 保证足量膳食纤维的摄入

膳食纤维，这位肠道的好朋友，对于便秘的朋友来说，其重要性不言而喻。它就像一位肠道保健专家，能帮助维持大便的体积，促进肠道蠕动。不仅如此，膳食纤维还能提高粪便的含水量，促进肠内有益细菌茁壮成长，从而让排便变得更加顺畅。

如果你实在不喜欢富含膳食纤维的食物，可用膳食纤维制剂作为替代品。它们包括麦麸、甲基纤维素等，为你的肠道提供额外保护。但要注意，大量摄入膳食纤维制剂可能会引发腹胀，甚至影响肠道通畅。因此，有肠梗阻问题的朋友要避免使用。

总的来说，膳食纤维是我们的肠道守护神。与其依赖补充剂，不如直接摄入富含膳食纤维的美食。每天保证摄入25～40 g以上的膳食纤维，让你的肠道保持健康。

第五节　哮喘

我们总是开玩笑说："说你胖，你就喘。"那么，肥胖和哮喘究竟有何关系呢？在日常生活中，我们不难发现，肥胖的朋友确实不太擅长体力活

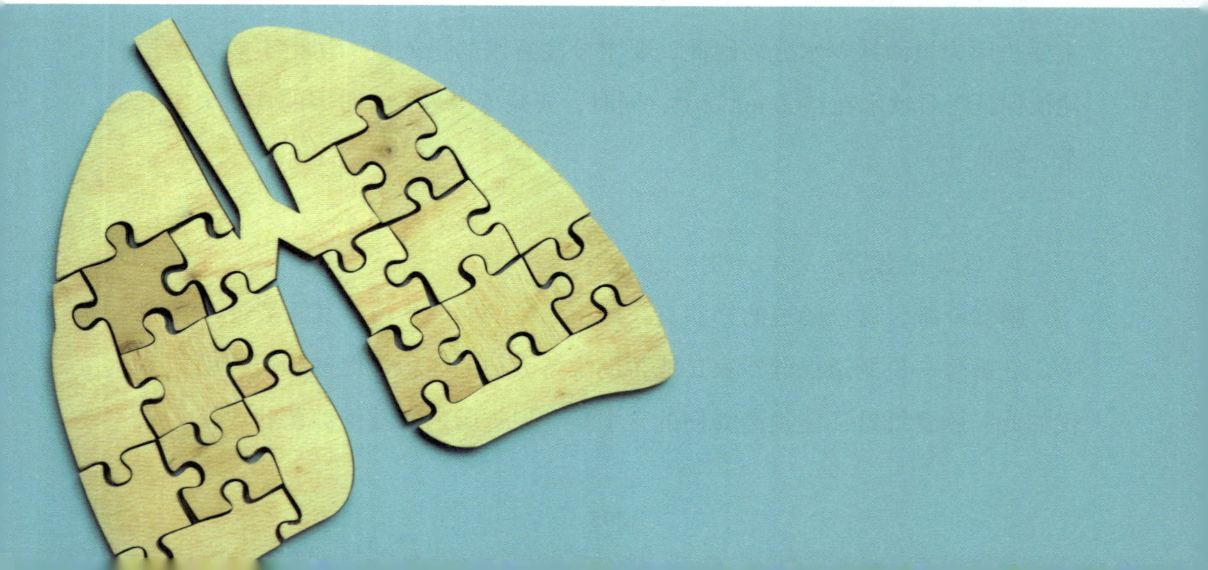

动，稍微活动一下就喘得上气不接下气。其实，这个现象并非偶然，背后的原因早在1999年就被科学家们揭示出来了。

研究发现，肥胖与哮喘之间存在密切关联，BMI≥30 kg/m^{2}的人群哮喘发病风险是体重正常者的2.5倍。看来，“说你胖，你就喘”这句玩笑话并非空穴来风。

一、哮喘的定义

哮喘是由不同种类的细胞以及细胞组分参与的慢性气道炎症性疾病，临床表现为反复发作的喘息、气急，伴有或不伴有胸闷或咳嗽等症状，随着病程延长可导致气道结构改变，即气道重塑。

二、哮喘和肥胖的关系

肥胖影响哮喘发病与疾病进展的机制近年来有多方面研究，但是仍然没有研究透彻。一方面，肥胖人群常常存在内分泌代谢紊乱，这会导致多种炎症因子的表达增加，使机体氧化应激反应增强，促进炎症细胞在气道的聚集，从而引起哮喘。另一方面，肥胖可以通过影响气道壁厚度、呼吸频率、吸气力量等影响肺功能，但对儿童和成人的肺功能造成的影响是有区别的。

三、哮喘人群的体重管理原则

√ 蛋白质不可过量

蛋白质对于改善人体的营养状况、增强机体免疫功能起着至关重要的作用。然而，对于哮喘人群来说，并非越多越好。摄入过量的蛋白质反而会使哮喘症状加重，阻碍康复进程。这主要是因为过量蛋白质会增加氧的消耗，使他们不得不增加吸气量，以满足身体需求。

那么，哮喘人群应该如何合理摄入蛋白质呢？建议蛋白质摄入量占总能量的14%～18%，其中大豆蛋白、鸡蛋蛋白、乳类蛋白等优质蛋白质应占到2/3。这样的蛋白质摄入比例既能满足身体需求，又不会给哮喘人群带来负担。

√ 提高脂肪的摄入量

哮喘人群适当增加脂肪摄入，实际上是有益处的，它能减少二氧化碳的排放，缓解饭后喘息不适。此外，充足的脂肪还能减轻过高碳水化合物负担，节约蛋白质资源，并助力脂溶性维生素的吸收。

特别重要的是，脂肪摄入应以单不饱和脂肪酸和多不饱和脂肪酸为主。每日脂肪供给量应占总能量的32%～36%，以植物油为佳，还可适时以深海鱼油等做补充。

√ 降低碳水化合物的摄入量

碳水化合物是身体能量的主要来源，但摄入过量却可能给身体带来负担。尤其对于哮喘的朋友来说，掌握好碳水化合物的摄入量，至关重要。

当摄入过多的高碳水化合物时，身体产生的二氧化碳就会增多，呼吸系统的负担也随之加重。这可是哮喘人群不愿看到的局面。

不仅如此，一次性迅速、大量地摄入碳水化合物，还会让身体陷入“困境”。血糖急速升高，代谢负担加重，胰岛素分泌增多，这可能会导致呼吸肌无力，让哮喘症状加重。

所以，建议哮喘人群每日碳水化合物的供能比例最好不要超过50%，避免过快、过多地进食净碳水化合物类食物，比如糖果、白面包等。这样，我们就能把身体的“负担”降低，让哮喘症状得到控制。

√ 减少食盐的摄入量，同时注意抗氧化营养素的补充

食盐，这种每日不可或缺的调味品，哮喘人群摄入过多竟然会加重哮喘症状!

当食盐摄入过多时，气管会对各种刺激因子产生过强或过早的收缩反应，不仅如此，这种反应还会被进一步强化。想象一下，你的气管像一条被过度拉伸的橡皮筋，频繁地收缩，那么哮喘症状势必会加重。因此，对于哮喘的朋友来说，每日食盐摄入量应当控制在5 g以内，以降低病情恶化的风险。

然而，生活总是充满惊喜。在哮喘朋友的饮食世界中有“盐”的困扰，也有“镁”的关爱。镁，这个神奇的元素，能直接作用于支气管平滑肌，使气道扩张，从而缓解哮喘症状。所以，哮喘患者要注意在日常饮食中补充镁。

此外，微量元素家族也是我们不能忽视的重要角色。尤其是具有抗氧化作用的硒，它能够帮助身体抵御自由基的侵害，减轻炎症反应，对哮喘人群的康复大有裨益。

√ 补充足够的维生素

补充足够的维生素，尤其是维生素A、维生素C、维生素E及胡萝卜素等，能够助你远离哮喘的困扰。这些维生素犹如身体的守护神，能够有效减轻机体的氧化应激反应，降低支气管平滑肌的痉挛程度，从而预防支气管哮喘的发作。

√ 适量饮水

对于持续性哮喘的患者来说，由于大量出汗，身体失去大量水分，因此，保持水分平衡至关重要。为了让你的身体保持良好状态，建议每日按照体重×30 mL的水量饮用，甚至更多。

在选择饮用水时，尽可能选择白开水、矿泉水等。避免过度依赖含糖、碳酸饮料，以免加重身体负担。

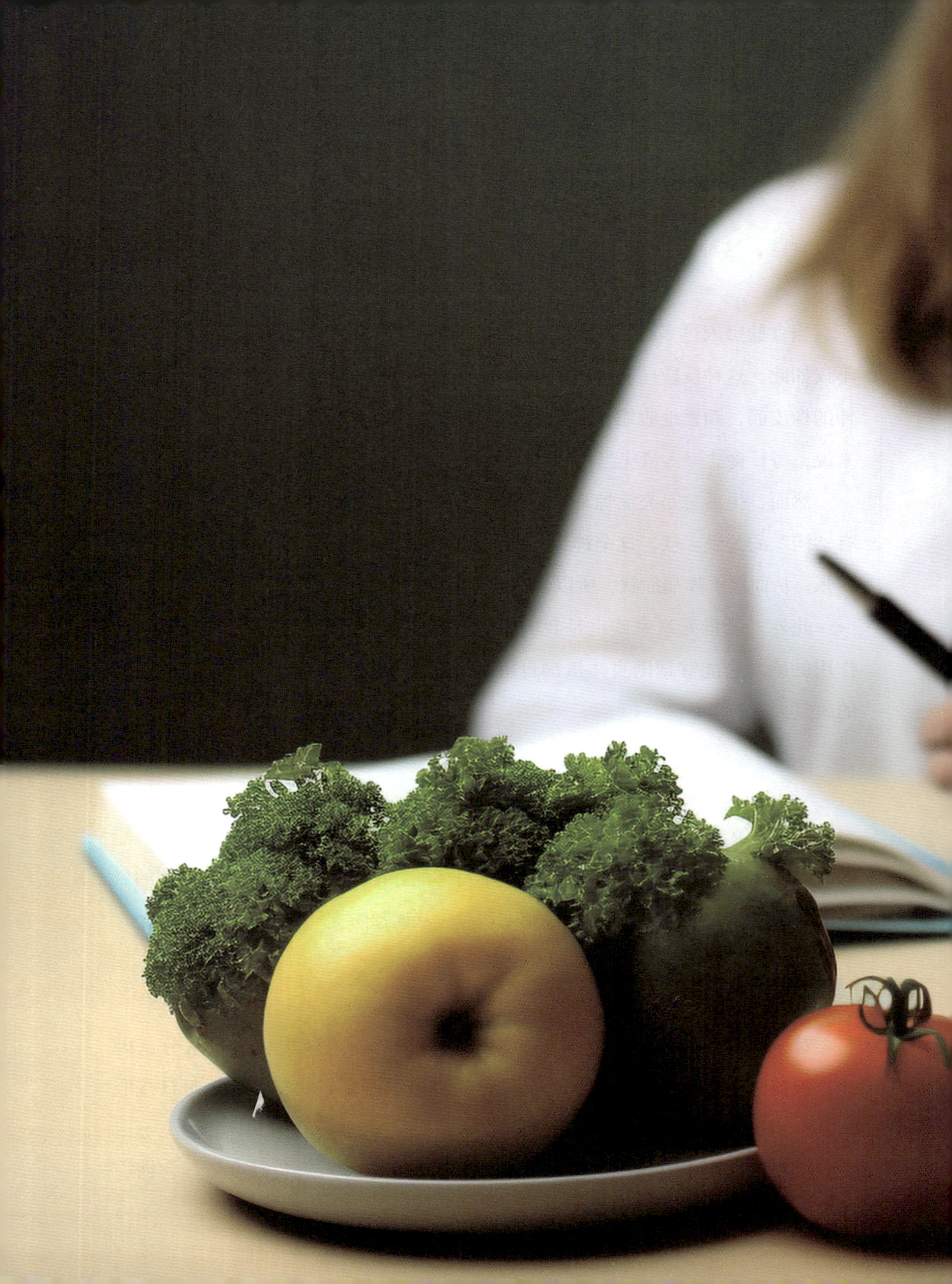

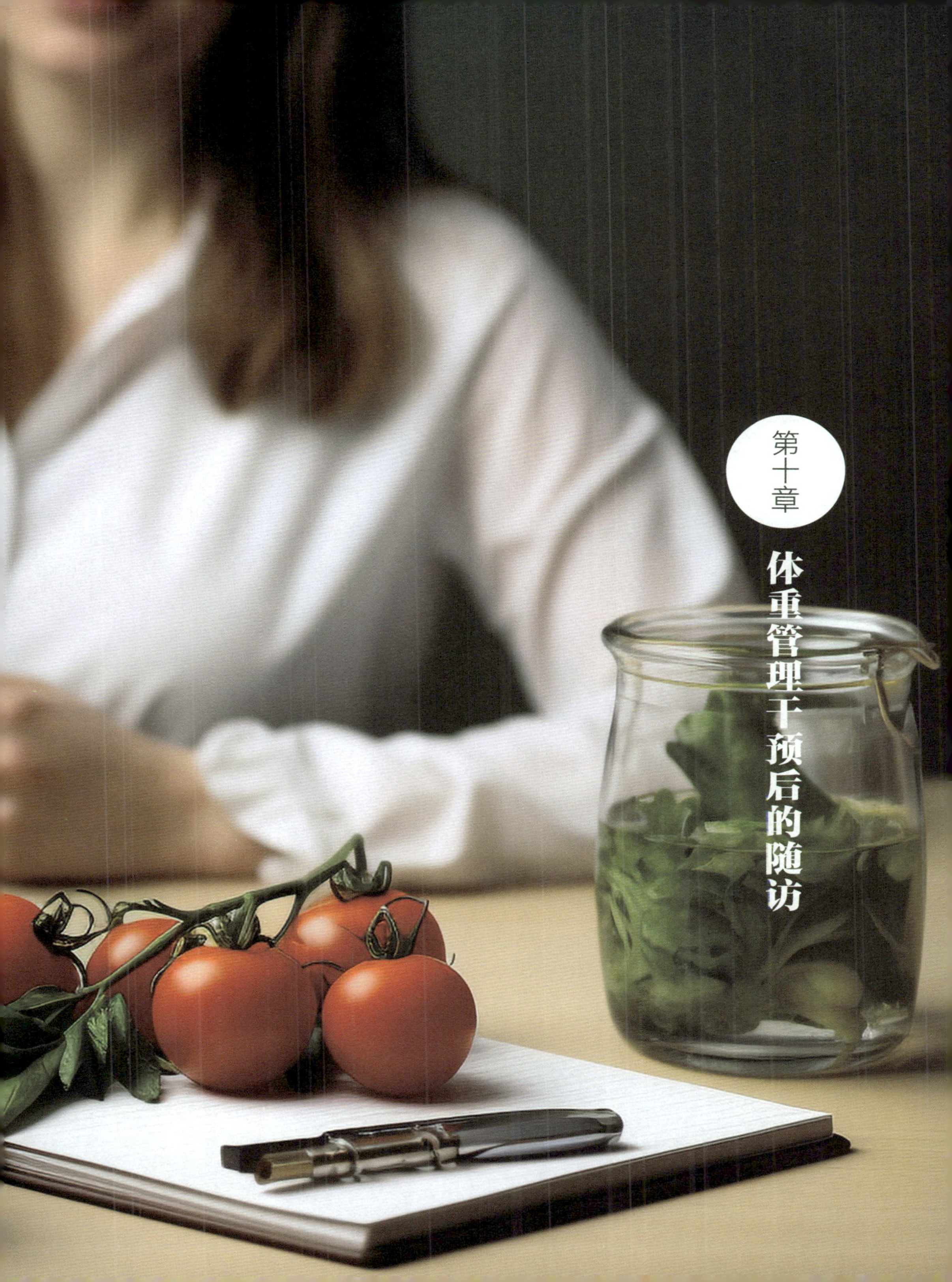

第十章 体重管理干预后的随访

我们对肥胖及其并发症的了解已颇具深度，针对不同人群的体重管理策略也日趋丰富。然而，征程尚未结束，后续仍需跟进。在为肥胖人士量身定制营养、膳食、运动、心理、行为等干预方案之后，我们还需定期随访，以确保他们在体重维持阶段也能够适应并遵循量身定制的体重管理方案，同时评估治疗目标或预期成果能否得以实现。

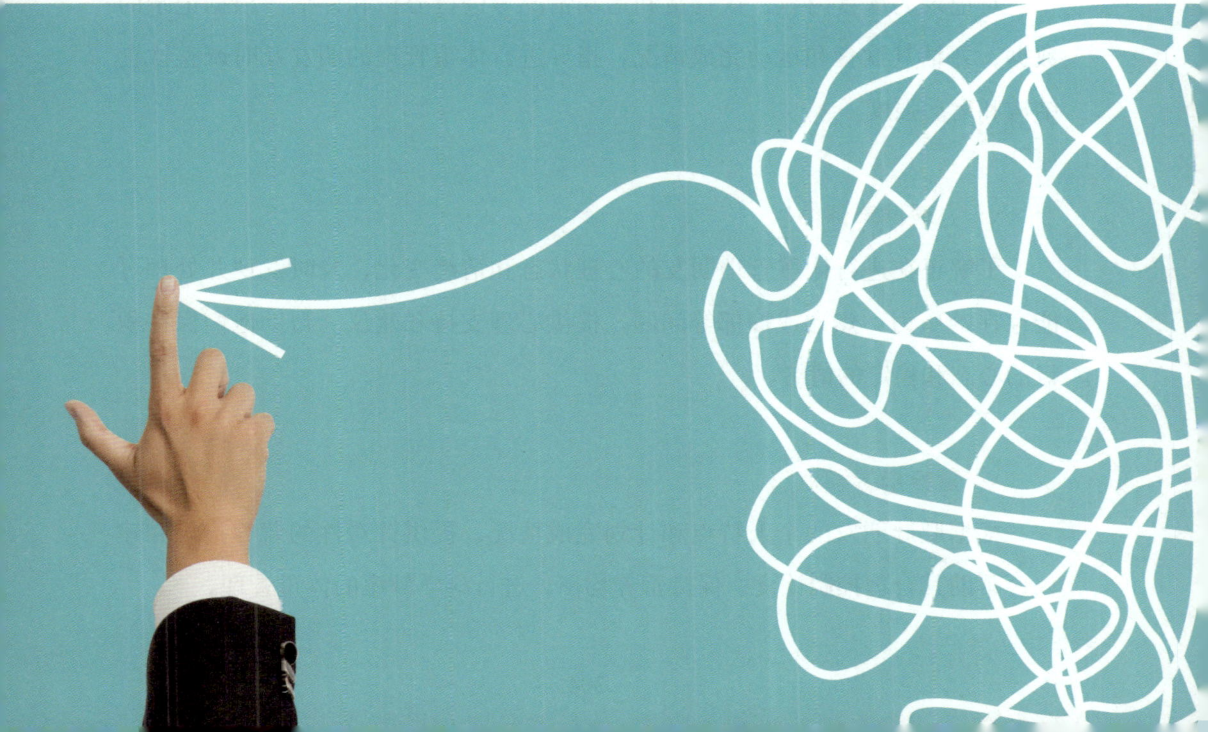

一、随访内容和方式

√ 身体及实验室指标监测

定期监测肥胖的朋友在体重管理过程中体重、体脂率、腰围、臀围、大腿围、尿酮等身体指标，量身打造曲线图，直观追踪变化趋势。对数据进行专业分析，评估体重变化是否达标，适时调整体重管理方案。

全方位关注血压、血糖、肌酐、尿酸、白蛋白等指标，评估营养健康状况。

√ 饮食和运动记录

对记录的饮食内容、饮食量和运动情况等进行分析和评估。根据记录的数据，评估其饮食和运动完成情况，指导进行体重管理的朋友及时调整饮食结构和运动强度。

√ 心理健康评估

了解正在进行体重管理朋友的心理状态和情绪变化，及时发现并处理可能存在的压力、焦虑或抑郁等问题。提供心理支持和建议，帮助他们保持积极的心态和稳定的情绪。

√ 营养指导和建议

根据肥胖朋友的个人特点和计划完成情况，提供针对性的营养指导和建议，帮助其合理控制饮食，保持营养均衡，进行科学健康的体重管理。

√ 运动指导和建议

设计不同阶段的个性化运动方案，包括有氧运动、力量训练等，帮助肥胖朋友保持运动习惯。提供正确的运动姿势和频率建议，指导他们逐步增加运动量，提高身体代谢率。

二、随访要求

√ 随访频率

根据肥胖朋友的个体情况和需求，灵活调整随访的频率。在体重管理过程的起点，建议把随访频率调至最高档，比如每周或每两周一次，以便及时发现问题和调整方案。

随着体重管理步入正轨，干预效果逐渐稳定，我们可以适时降低随访频率，让它成为生活中的一种常态化安排。这样才能确保体重管理之路一路顺风，干预效果持续稳定。

√ 随访形式

针对不同人群的随访，我们可以灵活运用多种通讯工具，如电话、在线平台等，确保高效、便捷地提供支持与指导。优先选择面对面交流，以便深入了解肥胖朋友的需求，为他们提供更具针对性的建议。

√ 随访持续性

体重管理成效的保持，关键在于随访的持续性。要想避免体重反弹或病情复发，我们需要确保随访的持续性和连续性。为此，制定一份长期的随访计划就显得尤为重要。这样，我们就能定期对体重管理期的朋友进行随访和评估，持续地提供支持和指导，帮助他们维持健康的体重和生活方式。

就像呵护一棵茁壮成长的小树，我们不断关注它的成长动态，根据需要调整养护策略。在这个过程中，定期随访的专业人士就像园丁一样，为体重管理期的朋友提供量身定制的指导方案，让他们在享受美食的同时，也能保持苗条的身材。

三、随访的重要性

√ 持续了解减重效果

随访就像一位贴心的私人助手，时刻陪伴在肥胖朋友体重管理旅程的左右。帮助他们持续跟踪干预效果，提供实时数据反馈，让他们随时调整体重管理策略，确保他们的努力不会白费，让体重管理效果更加持久稳定。

√ 建立信任和互动

随访不仅是数据的收集者，更是肥胖朋友与专业人士之间的沟通桥梁。它帮助肥胖朋友与专业人士建立信任，让他们之间的互动更加顺畅。这种信任和互动，会让肥胖朋友对体重管理计划更加有信心，激发积极性，让合作更加愉快。

√ 提供支持和鼓励

在体重管理的道路上，肥胖朋友可能会遇到种种困难。这时，随访就像一位温暖的大管家，为他们提供持续的支持和鼓励，帮助肥胖朋友拨开困境的迷雾，让他们保持积极的心态，激发追求成功的信心和动力。

√ 及时调整干预方案

体重管理的过程并非一帆风顺，难免会出现问题。随访就是解决问题的神器。它可以帮助肥胖朋友发现并分析问题，为他们提供量身定制的解决方案，确保体重管理计划一直走在正确的道路上。

√ 促进长期维持健康

随访就像一位健康生活的导师，引领大家走向美好的未来。它帮你养成良好的生活习惯，让你享受健康带来的快乐。更重要的是，它让你明白，健康的生活方式可以如此美好，让你愿意一直坚持下去。

体重管理是一场持久战，并非一蹴而就。它是一个循环往复的过程，制定计划——执行计划——评估效果——修改计划——执行计划……在这个过程中，肥胖的朋友将逐步培养良好的习惯，摆脱不良症状，体重管理也逐步达到健康的目标。只有当体重管理圆满完成，我们才能欢呼胜利，认可这份努力的价值。

附　录 / 轻刻纤生体重管理方法

轻刻纤生严格遵守大健康市场规则，致力于按照国家及行业内高标准研发生产，有自己专业的体重管理师团队，倾力打造全新健康体重管理方案。在确保整个方案操作安全的基础上遵循健康原则，结合快乐体重管理的理念，我们给大家设计了一套全新的体重管理计划——轻碳体重管理法。我们来看看这个方法是如何帮助大家进行体重管理的。

体内有两大代谢路径，分别为糖代谢和脂肪代谢。除此之外，还有蛋白质代谢，这条代谢路径只发生在极端情况下，如长期营养不良的人群或患有恶病质的人群，一般不讨论。我们的身体就像一家工厂，生产线分为两个部分。其中一个部分是快速加工的糖代谢，它能迅速为我们提供能量。另一个部分则是慢工出细活的脂肪代谢，它负责分解脂肪，为身体提供能量。

当身体需要补充能量时，由于糖吸收得快，生产线上的“糖代谢”优先启动。然而，当人体糖原不足时，身体便会切换到“脂肪代谢”模式。这样一来，脂肪就开始分解，为身体提供能量。因此，脂肪燃烧的关键在于糖原储备不足。

那么，如何才能让身体从糖代谢转向脂肪代谢呢？秘诀就在于控制碳水化合物的摄入。通过这种方式，身体可以启动脂肪分解，并利用脂肪代谢产生的酮体作为能量来源。神奇的是，在这个过程中，你无须挨饿就能达到体重管理的目标。

管理体重的秘密武器众多，从低脂饮食法到生酮饮食法、阿特金斯饮食法，再到轻断食、药物干预、运动助力和手术治疗，各有千秋。然而，体重管理是一场持久战，找到既健康又容易坚持的方法至关重要。

轻刻纤生体重管理法分三大阶段。

第一关——启动脂肪燃烧引擎

在第一关，你将学会如何把控每日碳水化合物的摄入（上限50 g），让你的身体逐渐适应脂肪作为主要能量来源。放心大胆地摄入优质脂肪，让身体告别碳水化合物的依赖。与此同时，适量摄入蛋白质，为身体提供必要营养。肉类和新鲜蔬菜将成为你的美食搭档，让你在享受美食的同时，还能启动燃脂模式。

第二关——平台期的挑战

闯到第二关，你的身体会启动自我调节机制，进入能量节约模式时，体重下降可能出现暂时停滞。别灰心，这是身体在考验你的毅力和智慧。这时，何不调整策略，为身体注入新活力？适量增加优质碳水，让身体汲取更多能量；适度运动，犹如给身体燃起一把火，助力你轻松突破平台期。

第三关——保持胜利果实

恭喜！你已经成功来到了最后一关。目前，你已经闯过了体重管理的重重关卡，终于获得了理想的体重。接下来你要学会锁定成果——维持体重，防止反弹。在这个阶段，你将学会如何保持健康的饮食习惯，摄入优质碳水、充足的蛋白质，让身体充满活力。与此同时，你还将学会如何应对生活中的诱惑，坚守健康的饮食原则。

以上的每一关一定要在医生或者专业的体重管理师的指导下进行，根据大家的体质特征，量身定制涵盖营养、生活方式和运动的全方位个性化方案，并实时监测饮食、水分摄入和运动状况，打造一种全新、健康的体重管理方式。这种方法将思维、饮食和运动有机结合，从根本上改变我们的生活方式，助力实现健康体重，让人生旅程更加美好！